Achim Denner

Analyse und Training der wirbelsäulenstabilisierenden Muskulatur

Springer
Berlin
Heidelberg
New York
Barcelona
Budapest
Hongkong
London
Mailand
Paris
Singapur
Tokio

Achim Denner

Analyse und Training der wirbelsäulenstabilisierenden Muskulatur

Springer

Der Autor

Dr. Achim Denner ist wissenschaftlicher Leiter des Forschungs- und Präventionszentrums (FPZ) Köln sowie Vorsitzender des Vorstands der FPZ-Stiftung.

Dieses Werk ist meiner Frau Ina und unseren Kindern Sebastian und Katharina als Dank für ihr Verständnis und ihre stets liebevolle Unterstützung gewidmet.

Mein besonderer Dank für die Förderung dieses Werks gilt Dr. med. Hermann Uhlig, Prof. Dr. med. Toni Graf-Baumann, Klaus Schmitz, Dr. Peter Konrad, Frank Schifferdecker-Hoch, Arkadij Kozirjatskij, Johannes Gabriel, Joachim Maatz, der Fa. Schnell , dem Springer-Verlag, den Mitgliedern der FPZ-Gruppe sowie allen Mitarbeitern, Partnern und Kunden des FPZ Köln.

ISBN 3-540-63806-7 Springer-Verlag Berlin Heidelberg New York

Die Deutsche Bibliothek – CIP-Einheitsaufnahme
Denner Achim:
Analyse und Training der wirbelsäulenstabilisierenden Muskulatur/Achim Denner. - Berlin ; Heidelberg ; New York ; Barcelona ; Budapest ; Hongkong ; London ; Mailand ; Paris ; Signapur ; Tokio : Springer, 1998
ISBN 3-540-63806-7

Umschlaggestaltung: de'blik Konzept und Gestaltung, Berlin
Satz: Dr. A. Denner, Köln
SPIN: 10628054 19/3133 - 543210 – Gedruckt auf säurefreiem Papier

VORWORT

Dr. Hermann Uhlig, ein niedergelassener Facharzt für Orthopädie aus dem hessischen Lohfelden bei Kassel, hat in einem vierjährigen Zeitraum die Kraft und Leistungsfähigkeit der wirbelsäulenstabilisierenden Muskulatur bei 1040 seiner Rükkenschmerzpatienten untersucht. Ergebnis: 1007 Patienten wiesen ausgeprägte muskuläre Defizite im Bereich der gesamten Wirbelsäule auf. Mit anderen Worten: 97% der Rückenschmerzpatienten einer orthopädischen Praxis sind muskulär dekonditioniert.

Wie soll man diese Erkenntnis bewerten? Ist es überhaupt möglich, die wirbelsäulenstabilisierende Muskulatur reliabel und valide zu evaluieren? Können evtl. überlagernde morphologische oder psychische Störungen für das Phänomen verantwortlich sein? Welche Konsequenzen ergeben sich für die Therapie? Die Eindeutigkeit der gewonnenen Erkenntnis provoziert eine Vielzahl von Fragen.

Die Medizin favorisiert derzeit ein biopsychosoziales Modell zur Erklärung des Phänomens Rükkenschmerzen. Wechselbeziehungen zwischen dem natürlichen Alterungsprozeß, akuter Schädigung, beruflichen Belastungen, dem allgemeinen Gesundheitszustand, der physischen Fitneß sowie psychosozialer Faktoren sollen danach für Rückenschmerzen verantwortlich zeichnen. Kritiker vertreten die Ansicht, daß die Charakterisierung des Rückenschmerzes mittels der akademischen Worthülse biopsychosoziales Syndrom mehr zur Mystifizierung des Problems als zu dessen Lösung beiträgt.

Im Jahr 1990 begann eine von mir geleitete Arbeitsgruppe an der Deutschen Sporthochschule Köln mit biomechanischen Untersuchungen der Hauptfunktionsmuskelgruppen von Rumpf und Halswirbelsäule. Anhand von intensiven Literaturrecherchen fanden wir heraus, daß der wirbelsäulenstabilisierenden Muskulatur zwar von vielen Autoren eine zentrale Bedeutung für die Entstehung und Beseitigung von Rückenschmerzen zuerkannt wurde, die biologischen Komponenten des Rückenschmerzes Muskelkraft, Muskelkorsett, muskuläres Defizit, muskuläre Dysbalance, muskuläre Insuffizienz jedoch nicht exakt definiert waren. Es existierte weder ein differenzierender analytischer Ansatz noch aussagekräftiges Referenzdatenmaterial zur Evaluation und Charakterisierung der komplexen wirbelsäulenstabilisierenden Muskulatur.

Mehr als 100 wissenschaftliche Forschungsstudien ermöglichten uns zwischen 1990 und 1998 die Entwicklung eines Analyse- und Trainingskonzepts zur Quantifizierung und Optimierung der wirbelsäulenstabilisierenden Muskulatur. Dieses beinhaltet:

1. eine standardisierte biomechanische Funktionsanalyse der Wirbelsäule,
2. alters- und geschlechtsspezifische Referenzdaten für die Kraft und Leistungsfähigkeit der Rumpf-, Nacken- und Halsmuskulatur von beschwerdefreien Personen, Rückenschmerzpatienten sowie hochtrainierten Athleten,
3. 10 bis 12wöchige Aufbauprogramme zur ambulanten Rekonditionierung von Rückenschmerzpatienten mit unterschiedlichen Dekonditionierungsstadien sowie darauf aufbauend
4. ein langfristig orientiertes Trainingsprogramm zur weiterführenden Prävention,
5. ein Qualitätssicherungskonzept, das von einem interdisziplinären Qualitätszirkel aus Fachärzten für Orthopädie, Chirurgie, Innere Medizin und Allgemeinmedizin, Diplompsychologen, Trainingswissenschaftlern, Diplomsportlehrern und Physiotherapeuten erarbeitet wurde.

Die wissenschaftlichen Grundlagen für die Analyse und das Training der wirbelsäulenstabilisierenden Muskulatur sind in dem vom Springer-Verlag in 2. Auflage publizierten Nachschlagewerk „MUSKULÄRE PROFILE DER WIRBELSÄULE" im Detail dokumentiert.

Das vorliegende Praxislhandbuch verfolgt die Zielsetzung, diese komplexe Thematik für Mediziner, Therapeuten und Trainer verständlich und auf das Wesentliche beschränkt in didaktisch ansprechender Weise aufzubereiten. Jeder Teilaspekt wird - von wenigen Ausnahmen abgesehen - auf einer Seite dokumentiert. Übersichtliche Inhaltsverzeichnisse und kapitalbezogene Paginierung in Kombination mit einem detaillierten Sachverzeichnis sollen dem Praktiker dabei eine schnelle Orientierung ermöglichen.

Das Praxishandbuch dient darüber hinaus als Grundlage einer Zusatzausbildung, die von der Deutschen Gesellschaft für Manuelle Medizin (DGMM/FAC e.V.) und dem Forschungs- und Präventionszentrum (FPZ) Köln gemeinsam angeboten wird.

Ich hoffe, daß die gewählte Kombination aus wissenschaftlich validierten sowie praktisch erprobten Methoden und systematischem Erfahrungswissen zur Anerkennung und weiteren Verbreitung der noch jungen Disziplin Analyse und Training der wirbelsäulenstabilisierenden Muskulatur beiträgt.

Dr. Achim Denner

INHALTSVERZEICHNIS

INHALTSVERZEICHNIS

INHALTSVERZEICHNIS

SEITE INHALT

KAPITEL 1: ANSATZ

KAPITEL 1

ANSATZ

Die **Wirbelsäule** ist aufgrund ihrer spezifischen Konstruktion an der gesamten Motorik des Körpers beteiligt. Sie hat sowohl statische als auch dynamische Funktion sowie eine Schutzfunktion für das Rückenmark (Junghanns 1986; Kapandji 1985).

Die **Wirbelsäulenmuskulatur** ist primär für die Stabilisierung sowie für die Flexion, Extension, Lateralflexion und Rotation der 23-25 Bewegungssegmente der Wirbelsäule verantwortlich.

Eine voll funktionsfähige Wirbelsäule erfüllt folgendes **Anforderungsprofil**: 1. Optimale Mobilität in allen Segmenten und Bewegungsebenen, 2. optimale und ausgewogene Muskelkraft und -leistungsfähigkeit der Rumpf-, Nacken- und Halsmuskulatur unter statischen und dynamischen Arbeitsbedingungen (Parviainen u. Denner 1992).

Biomechanische Untersuchungen mit 3.748 Personen führten zu der Erkenntnis, daß Rückenschmerzpatienten dieses Anforderungsprofil nicht erfüllen, sondern ein **komplexes Dekonditionierungssyndrom** aufweisen (Denner 1995).

Rückenschmerzen gelten als Symptom, nicht als Krankheit. Der Begriff **„Rückenschmerzen"** soll akute und chronische (rezidivierende oder persistierende) Schmerzzustände im Bereich der Wirbelsäule bezeichnen, die sich nicht auf einen spezifischen Krankheitsprozeß zurückführen lassen. Diese Schmerzen haben eine degenerative oder funktionelle Ätiologie. Betroffen sind in den meisten Fällen die zervikale und die lumbosakrale Region.

Es lassen sich verschiedene Stadien und Verläufe unterscheiden:

- akute/subakute Rückenschmerzen,
- rezidivierende/andauernde (vorwiegend somatisch bedingte) Rückenschmerzen,
- chronifizierte Rückenschmerzen.

Zwischen diesen Stadien finden sich Übergänge sowie Wechselwirkungen hinsichtlich chronifizierender somatischer und psychosomatischer bzw. psychosozialer Faktoren. Für die Erklärung von Rükkenschmerzen gelten **biopsychosoziale Modelle** als angemessen (Pfingsten et al. 1996; Elkeles 1994).

Eine Vielzahl wissenschaftlicher Studien haben signifikante Korrelationen zwischen Beschwerdebild und Dekonditionierung ermittelt und nachgewiesen, daß die **wirbelsäulenstabilisierende Muskulatur** eine potentielle **biologische Komponente des Rückenschmerzes** ist (Denner 1995). Methodische Ansätze zur Quantifizierung und Optimierung der wirbelsäulenstabilisierenden Muskulatur erhalten ihre Legitimierung und Positionierung durch das aktuelle epidemiologische, sozialmedizinische, volkswirtschaftliche und trainingswissenschaftliche Datenmaterial.

1.2 EPIDEMIOLOGIE

VERBREITUNG UND CHARAKTERISTIKA VON RÜCKENSCMERZEN

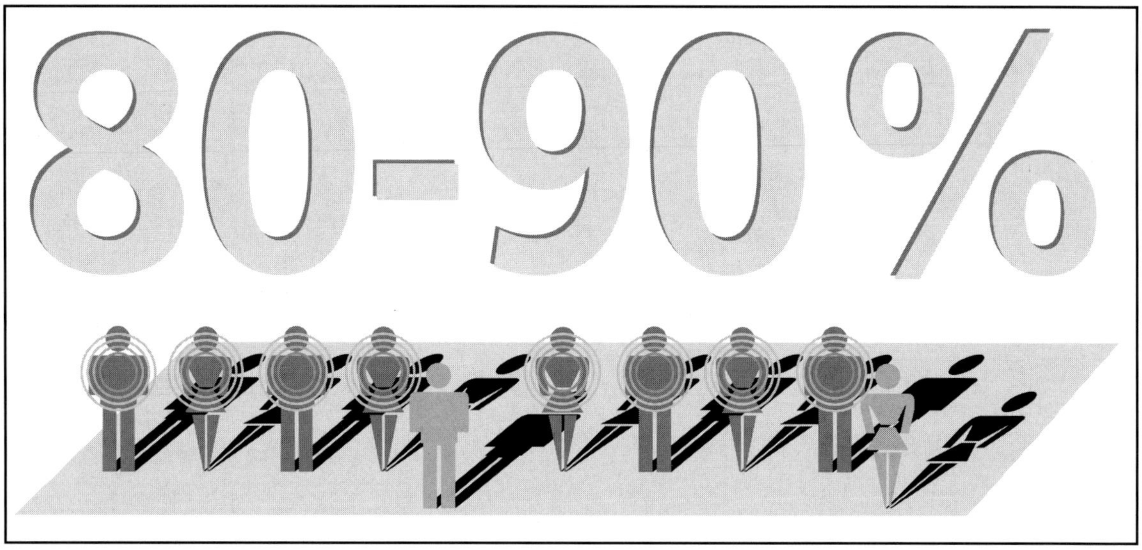

Lebenszeitprävalenz von Rückenschmerzen in westlichen Industriestaaten (basierend auf Raspe 1991)

Rückenschmerzen zählen zu den häufigsten, kostenintensivsten und am wenigsten verstandenen medizinischen Problemen moderner Industriegesellschaften (Graves et al. 1990; Mayer 1985).

Für die Bundesrepublik Deutschland liegen **repräsentative Erkenntnisse** vor (Raspe 1991; Raspe u. Kohlmann 1994; Elkeles 1994). Eigene Untersuchungen mit ca. 4.000 Teilnehmern ermittelten darüber hinaus repräsentative Zahlen für Großunternehmen aus den Branchen Medien, Banken und Telekommunikation.

Folgende Erkenntnisse können als gesichert betrachtet werden:

- 80-90% aller Erwachsenen verfügen über persönliche Erfahrungen mit Rückenschmerzen
- 31-42% aller Erwachsenen leiden aktuell unter Rückenschmerzen von mittlerer Intensität
- 10% der Bevölkerung leidet an schweren, i.d.R. chronischen und behandlungsbedürftigen Rückenschmerzen
- 16-18% aller Erwachsenen sind im Bereich des Rückens völlig beschwerdefrei
- die herrschende Rückenschmerzepidemie ist von leichten Rückenschmerzformen geprägt (Merkmale: geringe Intensität, kurze Dauer)
- Rückenschmerzen sind i.d.R. unspezifisch, idiopathisch und klinisch stumm
- Rückenschmerzen sind ein Teil komplexer Störungen und treten nur in ca. 10% aller Fälle isoliert auf
- ca. 2/3 aller Fälle betreffen die Lendenwirbelsäule, ca. 1/3 die Halswirbelsäule (Brustwirbelsäule: ca. 2%)
- das typische Auftreten von Rückenschmerzen läßt sich als chronisch-rezidivierend charakterisieren

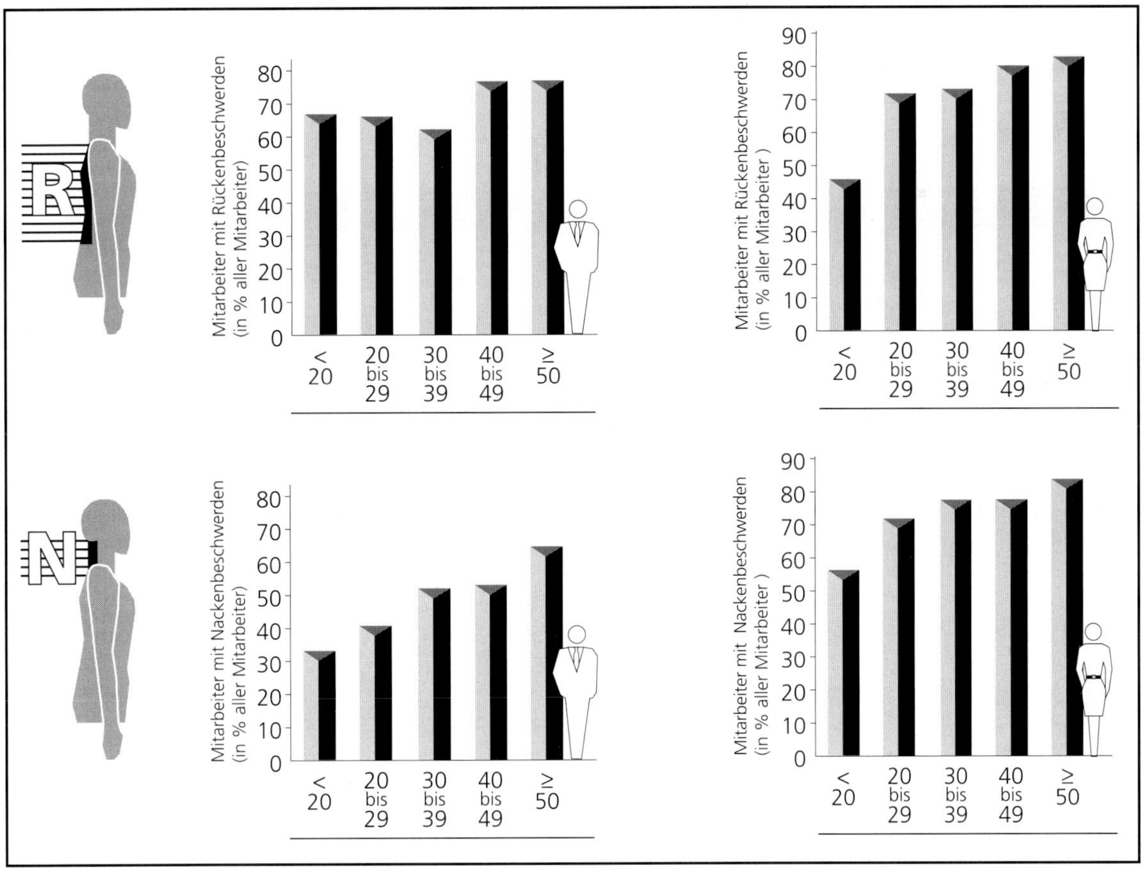

Punktprävalenz von Rücken- und Nackenbeschwerden bei Mitarbeitern im Bankgewerbe (Denner 1995)

Einflußfaktor Alter

- Rückenschmerzen sind bei jungen Menschen genauso häufig verbreitet wie bei älteren
- in den jüngeren Altersgruppen dominieren Rükkenschmerzen mit geringer Schmerzintensität
- mit zunehmendem Alter nehmen die Schmerzcharakteristika Regelmäßigkeit des Auftretens, Schmerzintensität und Behinderungsgrad annähernd linear zu
- das erstmalige Auftreten von Rückenschmerzen verschiebt sich kontinuierlich vom Erwachsenen- in das Kindes- und Jugendalter

Einflußfaktor Geschlecht

- Frauen haben in allen Altersklassen häufiger Rückenschmerzen als Männer
- insbesonders die Prävalenz von Beschwerden im Bereich der HWS ist bei Frauen höher als bei Männern (Mäkelä et al. 1991; Heliövaraa et al. 1993)
- bei Frauen treten Beschwerden im Bereich der LWS und HWS in allen Altersklassen regelmässiger auf und sind von größerer Intensität als bei gleichaltrigen Männern

EINFLUßFAKTOREN TÄTIGKEIT, BILDUNG, STATUS

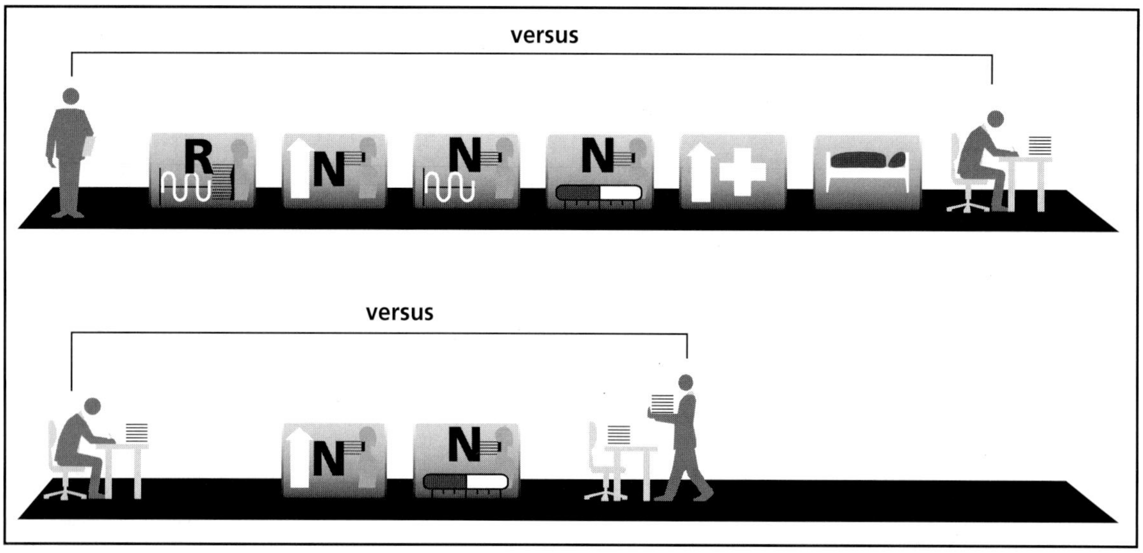

Einfluß der Art der Tätigkeit auf Rückenschmerzen und deren Folgen in Dienstleistungsunternehmen (Denner 1995)

Einflußfaktor Art der Tätigkeit

- Rückenschmerzen treten bei Tätigkeiten im Stehen sowie bei Tätigkeiten „mit viel Bewegung" häufiger, regelmäßiger und intensiver auf als bei Tätigkeiten im Sitzen
- die geringsten Beschwerden finden sich bei Tätigkeiten, bei denen sitzen, stehen und sich bewegen etwa in gleichem Maße wechseln
- die Körperhaltung bei der Arbeit scheint sich jedoch erst dann auf den Rücken auszuwirken, wenn belastende Arbeitsbedingungen hinzukommen, d.h. es besteht ein Zusammenhang zwischen der Schmerzhäufigkeit bzw. -intensität und der Anzahl kumulierender Belastungen (Gesamtbelastung)

Einflußfaktoren Bildung und Einkommen

- je höher der Schulabschluß, desto geringer sind Belastungen durch Rückenschmerzen
- die Häufigkeit von Rückenschmerzen ist bei Personen ohne Ausbildung mehr als doppelt so hoch wie bei Universitätsabsolventen
- die Häufigkeit von Rückenschmerzen nimmt mit zunehmendem Nettoeinkommen linear ab

Einflußfaktoren sozialer Status und soziale Unterstützung

- die Häufigkeit von Rückenschmerzen reduziert sich mit zunehmendem beruflichem und sozialem Status
- die Häufigkeit von Rückenschmerzen wird durch das Ausmaß sozialer Unterstützung beeinflußt, d.h. starke Rückenschmerzen treten vermehrt bei Personen auf, die innerhalb der eigenen Familie wenige Personen kennen, „auf deren Hilfe sie sich in Notfällen verlassen können", bzw. die außerhalb des eigenen Haushalts keine Personen kennen, „auf deren Freundschaft sie nicht verzichten wollen"
- Faktoren wie Alltagsprobleme in Ehe und Partnerschaft, Arbeitsteilung im Haushalt, bei der Kindererziehung oder am Arbeitsplatz sowie ausreichende Anerkennung der eigenen Arbeit beeinflussen ebenfalls die Häufigkeit von Rückenschmerzen

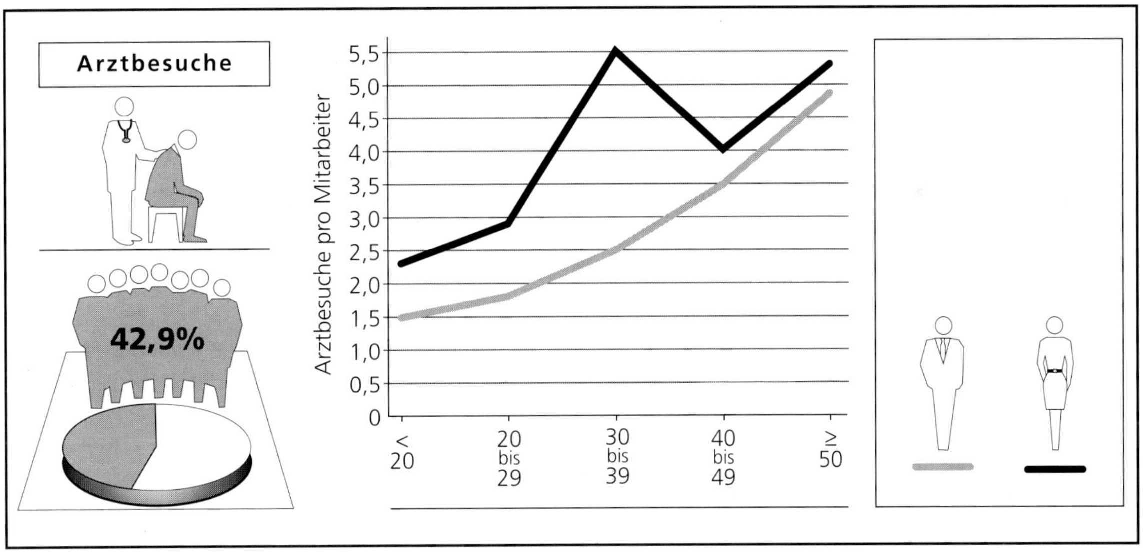

Jährliche Arztbesuche aufgrund von Rückenschmerzen bei Mitarbeitern einer deutschen Großbank (Denner 1995)

In Deutschland sucht jeder fünfte Patient einer allgemeinmedizinischen Praxis und jeder dritte Patient einer orthopädischen Fachpraxis seinen Arzt wegen Rückenschmerzen auf (Steffen u. Krämer 1992). Mehr als 40% der Mitarbeiter von Großunternehmen nehmen aufgrund von Rücken- und Nackenbeschwerden im Durchschnitt 4,0 mal pro Jahr eine **(fach)ärztliche Behandlung** in Anspruch (Denner 1995).

Rückenschmerzen sind in Deutschland die Hauptursache von **Arbeitsunfähigkeit**. Von 100 Mitarbeitern eines Unternehmens sind pro Jahr im Durchschnitt 15 wegen Rückenschmerzen krankgeschrieben. Die durchschnittliche Dauer der Arbeitsunfähigkeit beträgt 22,7 Tage, Tendenz zunehmend.

Mit zunehmendem Alter steigen der Anteil der krankgeschriebenen Mitarbeiter und die Zahl der Arbeitsunfähigkeitstage pro Fall exponentiell an. Frauen sind seltener wegen Rückenschmerzen krankgeschrieben als Männer, die durchschnittliche Dauer der Arbeitsunfähigkeit pro Fall liegt jedoch deutlich höher als bei Männern.

Die höchsten Krankenstände bestehen bei kommunalen und regionalen Verwaltungen, Verkehrsbetrieben und im Baugewerbe, die niedrigsten Krankenstände bei Banken und Versicherungen. In den neuen Bundesländern sind Rückenschmerzen geringer am Arbeitsunfähigkeitsgeschehen beteiligt als in den alten Bundeländern (BKK Bundesverband 1991 und 1997).

Rückenschmerzen führen in Deutschland zu den meisten **Krankenhausaufenthalten** und zeichnen als Hauptursache für 37% (Männer) bzw. 36% (Frauen) aller Fälle stationärer medizinischer **Rehabilitation** sowie für 17% (Männer) bzw. 18% (Frauen) aller Fälle von **Erwerbs- und Berufsunfähigkeitsrenten** verantwortlich (Raspe 1991).

VOLKSWIRTSCHAFTLICHE ASPEKTE

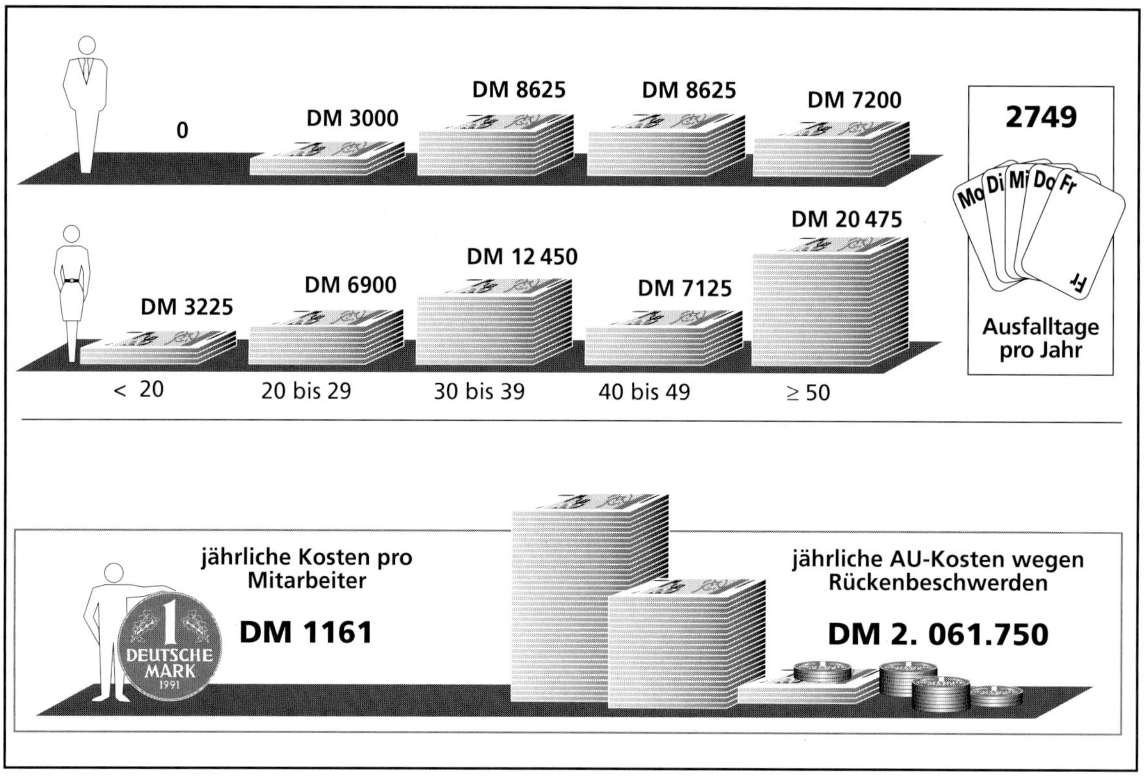

Jährliche Arbeitsausfallkosten einer deutschen Großbank aufgrund von Rückenschmerzen (Denner 1995)

Die **Leistungsaufwendungen deutscher Krankenversicherer** für Probleme des Rückens und der damit zusammenhängenden Leiden betrugen im Jahr 1989 ca. 30 Mrd. DM (1998: 34 Mrd. DM). Die Kosten verteilten sich dabei wie folgt: jeweils ca. 5 Mrd. DM für ärztliche Behandlung und für Arznei-, Heil- und Hilfsmittel sowie jeweils ca. 10 Mrd. DM für Krankenhausbehandlungen und für sonstige Leistungsausgaben wie Kuren, Früherkennung und Rehabilitation (Kolwes 1991; Riede 1998).

Die durch Rückenschmerzen verursachten **Unternehmerkosten** sind um ca. 140% höher (Lühr 1998). Ein Ausfalltag am Maschinenarbeitsplatz kostete bereits 1986 940,- DM, ein Ausfalltag am Verwaltungsarbeitsplatz 750,- DM (Schoberth 1992). Die Kosten eines Arbeitstages setzen sich dabei aus den Lohn- und Gehaltskosten, den anteiligen Kosten für Verwaltung sowie den Kosten für Heizung, Beleuchtung u.a.m. zusammen (Gaber u. Spallek 1994).

Bei im Bundesdurchschnitt 15 von 100 wegen Rückenbeschwerden krankgeschriebenen Mitarbeitern und einer durchschnittlichen Dauer der Arbeitsunfähigkeit von 22,7 Tage ergeben sich somit für Unternehmen jährliche Kosten in Höhe von ca. 17.000,- DM pro Fall (= pro krankgeschriebenem Mitarbeiter) sowie ca. 2.500,- DM pro Kopf (= pro beschäftigtem Mitarbeiter).

Eigene Studien ermittelten auf dieser Basis für Großunternehmen aus den Branchen Medien, Banken und Telekommunikation jährliche Pro-Fall-Kosten in Höhe von ca. 11.250,- DM bis 19.950,- DM sowie jährliche Pro-Kopf-Kosten in Höhe von ca. 1.161,- DM bis 2.531,- DM.

Eine amerikanische Studie führte zu der Erkenntnis, daß lediglich 6-8% der Rückenpatienten, nämlich die Patienten mit langjähriger Chronifizierung, ca. 80% des volkswirtschaftlichen Schadens verursachen (Mayer 1992; Pfingsten et al. 1996).

Für Deutschland durchgeführte Berechnungen ergaben, daß bereits bei Einsparung von nur einem Arbeitsunfähigkeitstag pro Fall eine jährliche **Gesamtkostenersparnis** in Höhe von einer Milliarde DM erzielt werden kann (Lühr 1998).

URSACHEN UND RISIKOFAKTOREN

In der medizinischen Literatur sind zahllose Arbeiten über Ursachen und Risikofaktoren für Rükkenschmerzen publiziert. Als potentielle **Ursachen** werden dabei unter anderem genannt (Denner 1995; Alder 1997):

- (angeborene und erworbene) Fehlbildungen der Wirbelsäule
- (angeborene und erworbene) Störungen der Wirbel(säulen)statik
- degenerative Veränderungen
- Lumbalstenose zentral oder lateral
- Diskusschäden (beschleunigt bei starken Rauchern)
- Facettensyndrom
- Instabilität
- (funktionelle) Fehlbeanspruchung der Muskulatur
- muskuläre Insuffizienz und Dysbalance
- schmerzhafte Muskelveränderungen
- Bewegungsmangel
- Übergewicht
- entzündliche Erkrankungen und Veränderungen
- neurologische Erkrankungen
- Tumoren
- metabolische Störungen
- Traumen/Folgezustände nach Verletzungen
- Osteoporose
- gynäkologische, urologische, innere Krankheiten
- psychische Störungen
- vegetative Störungen

Klinische Studien haben jedoch gezeigt, daß die genaue Ursache von Rückenschmerzen in mindestens 50% aller Fälle unklar bleibt (Frymoyer et al. 1983) und in 60-70% der Fälle keine medizinischen Befunde feststellbar sind (Elkeles 1994).

Diese Tatsachen haben zu einer Konzentration auf potentielle Risikofaktoren sowie deren Verhütung und Bekämpfung, Risikofaktorenmodelle sowie individuelle, risikofaktorenbedingte Prädisposition für Rückenschmerzen geführt.

Risikofaktoren werden bezogen auf die Chronifizierung akuter Schmerzen wie folgt definiert (Hasenbring 1993): „Ein bestimmter Einfluß ist für die Chronifizierung einer Krankheit dann als Risikofaktor anzusehen, wenn Personen, die diesem Einfluß ausgesetzt sind, erfahrungsgemäß mit einer höheren Wahrscheinlichkeit chronische Beschwerden entwickeln als Personen, die diesem Einfluß nicht ausgesetzt sind."

Multiple Faktoren sollen ein Risiko für Rückenschmerzen darstellen (Raspe 1991; Frymoyer et al. 1983):

1. Biomedizinische Faktoren (Alter, Geschlecht, Körpergröße, Wirbelsäulengeometrie, funktionelle/strukturelle Veränderungen der Wirbelsäule, lokale und systemische Krankheiten...)
2. Mechanische Faktoren (Ganzkörpervibrationen, wiederholtes schweres Heben von Lasten in mechanisch ungünstigen Körperpositionen...)
3. Psychologische Faktoren (Depression, Sorgen, Disstreß...)
4. Lebensstilfaktoren (sitzende Lebensweise und Berufstätigkeit, Zigarettenrauchen, Übergewicht, körperliche Fitneß, Muskelkraft und -tonus...)
5. Soziale Faktoren (Erziehung, Beschäftigung, Einkommen, Familienstand, Zufriedenheit am Arbeitsplatz und im sozialen Umfeld...)

Untersuchungen zur Chronifizierung bandscheibenbedingter Beschwerden haben gezeigt, daß eine optimale Vorhersage und damit auch Früherkennung vor allem über eine Betrachtung der Kombination

- somatischer (körperliche Fehlbelastung, Muskelatrophie, -spannung...),
- psychischer (Stimmung, Angst, Depressivität, Schmerzbewältigung...),
- sozialer (Vermeidung sozialer Aktivitäten, Alltagsbelastungen...),
- institutioneller (objektive Arbeitsplatzbedingungen...) und
- konstitutioneller Faktoren

zu erreichen ist. Der Prozentsatz richtiger Vorhersagen chronifizierter Schmerzen liegt danach bei gemeinsamer Betrachtung aller Parameter bei bis zu 86% (Hasenbring 1993).

MOBILITÄTSDEFIZITE VON RÜCKENSCHMERZPATIENTEN

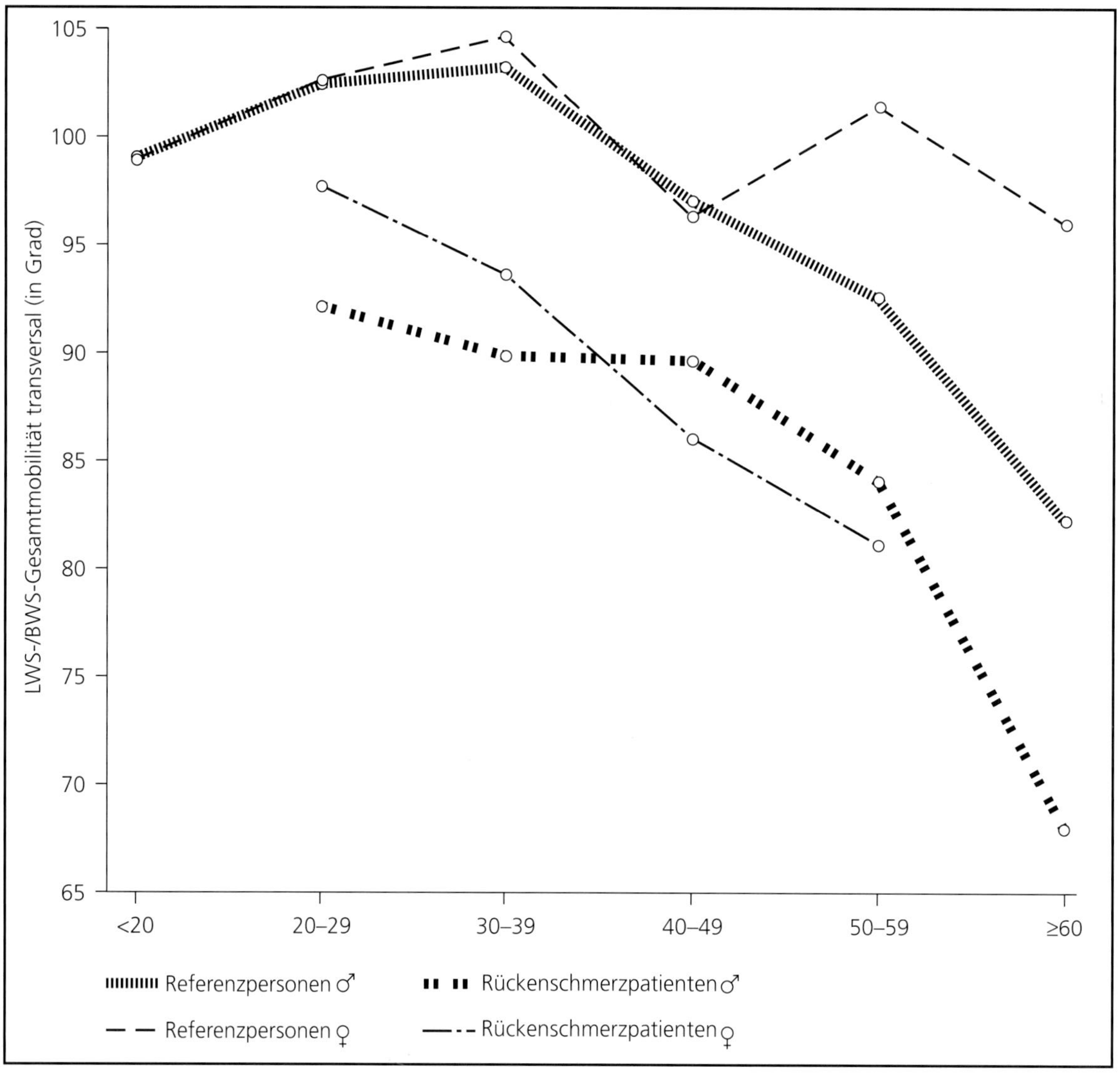

Referenzdaten für die LWS-/BWS-Gesamtmobilität in der Transversalebene, n= 1448 (Denner 1995)

Die **Gesamtmobilität** der Lenden- und Brustwirbelsäule ist bei Rückenschmerzpatienten in allen Bewegungsebenen eingeschränkt. Im Vergleich zu untrainierten beschwerdefreien Referenzpersonen gleichen Alters haben männliche Patienten eine um durchschnittlich 6,6°, weibliche Patienten eine um durchschnittlich 8,3° geringere Rumpfbeweglichkeit (Denner 1995).

Die ausgeprägtesten Defizite finden sich in der Transversalebene (männliche Patienten: -10,8°, weibliche Patienten: -11,8°), während das Ausmaß der Mobilitätseinschränkung in der Sagittal- und Frontalebene in etwa gleich groß ist (Sagittalebene: -6,2°, Frontalebene: -4,9°).

Analoge Erkenntnisse wurden für die Gesamtmobilität der Halswirbelsäule ermittelt. Im Vergleich zu untrainierten beschwerdefreien Referenzpersonen gleichen Alters haben männliche Patienten eine um durchschnittlich 9,1°, weibliche Patienten eine um durchschnittlich 7,3° geringere Kopfbeweglichkeit.

Die Mobilitätsdefizite sind in allen Bewegungsebenen nahezu gleich stark ausgeprägt (Sagittalebene: -7,1°, Frontalebene: -8,3°, Transversalebene: -9,2°).

Radiologische und computertomographische Untersuchungen haben darüber hinaus gezeigt, daß sich Mobilitätsunterschiede zwischen beschwerdefreien Personen und chronischen Rükkenpatienten auch auf **segmental**em Niveau nachweisen lassen. Diese dokumentieren sich jedoch nicht nur in Form von Hypomobilität. Im Bereich der Halswirbelsäule wurde bei etwa einem Drittel der Patienten eine **segmentale Hypermobilität** ermittelt (Pearcy et al. 1985; Dvorak et al. 1987, 1988).

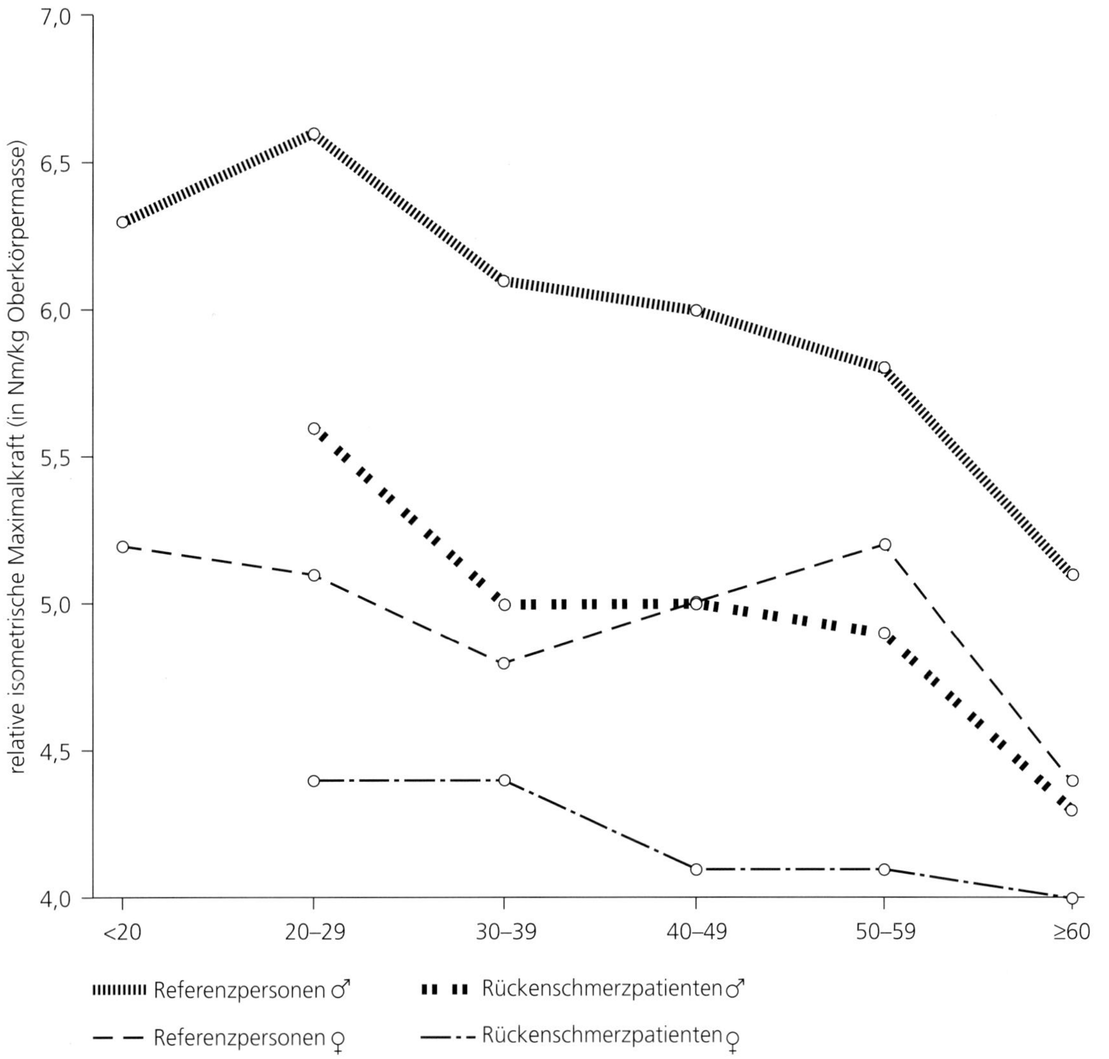

Referenzdaten für die relative isometrische Maximalkraft der LWS-/BWS-Extensoren, n= 3401 (Denner 1995)

Die **isometrische Maximalkraft** aller Hauptfunktionsmuskeln von Rumpf und Halswirbelsäule ist bei Rückenschmerzpatienten hochsignifikant geringer als bei untrainierten beschwerdefreien Referenzpersonen gleichen Alters.

Im Bereich des Rumpfes beträgt das Maximalkraftdefizit bei männlichen Patienten durchschnittlich 12,2%, bei weiblichen Patienten durchschnittlich 12,9%. Männliche Patienten haben das ausgeprägteste Kraftdefizit im Bereich der Rumpfextensoren (16,2% vs. 10,3-11,9% bei den übrigen Rumpfmuskeln). Bei weiblichen Patienten läßt sich in allen Rumpfmuskelgruppen ein nahezu gleich großes Kraftdefizit in einer Größenordnung von 13,5-16,5% nachweisen (Ausnahme: Rumpfflexoren: -7,6%).

Im Bereich der Halswirbelsäule ist die relative isometrische Maximalkraft der Nacken- und vorderen Halsmuskulatur bei männlichen Patienten um durchschnittlich 17,6%, bei weiblichen Patienten um durchschnittlich 25,6% geringer als bei gleichaltrigen Referenzpersonen. Das größte Kraftdefizit besteht jeweils bei den HWS-Flexoren (männliche Patienten: 27,2%, weibliche Patienten: 35,2%), während die Insuffizienz der HWS-Extensoren und -Lateralflexoren nahezu gleich stark ausgeprägt ist (männliche Patienten: -12,2% bzw. -13,4%, weibliche Patienten: -22,4% bzw. -19,1%).

Rückenschmerzpatienten weisen multiple **(neuro)muskuläre Dysbalancen** auf. Im Bereich des Rumpfes werden diese primär durch das Extensorenkraftdefizit, im Bereich der Halswirbelsäule durch das Flexorenkraftdefizit verursacht. Darüber hinaus bestehen im Einzelfall sowohl bei den Rotatoren als auch bei den Lateralflexoren von Rumpf und Halswirbelsäule ausgeprägte Dysbalancen zwischen der Maximalkraft von rechter und linker Körperseite.

LEISTUNGSDEFIZITE VON RÜCKENSCHMERZPATIENTEN

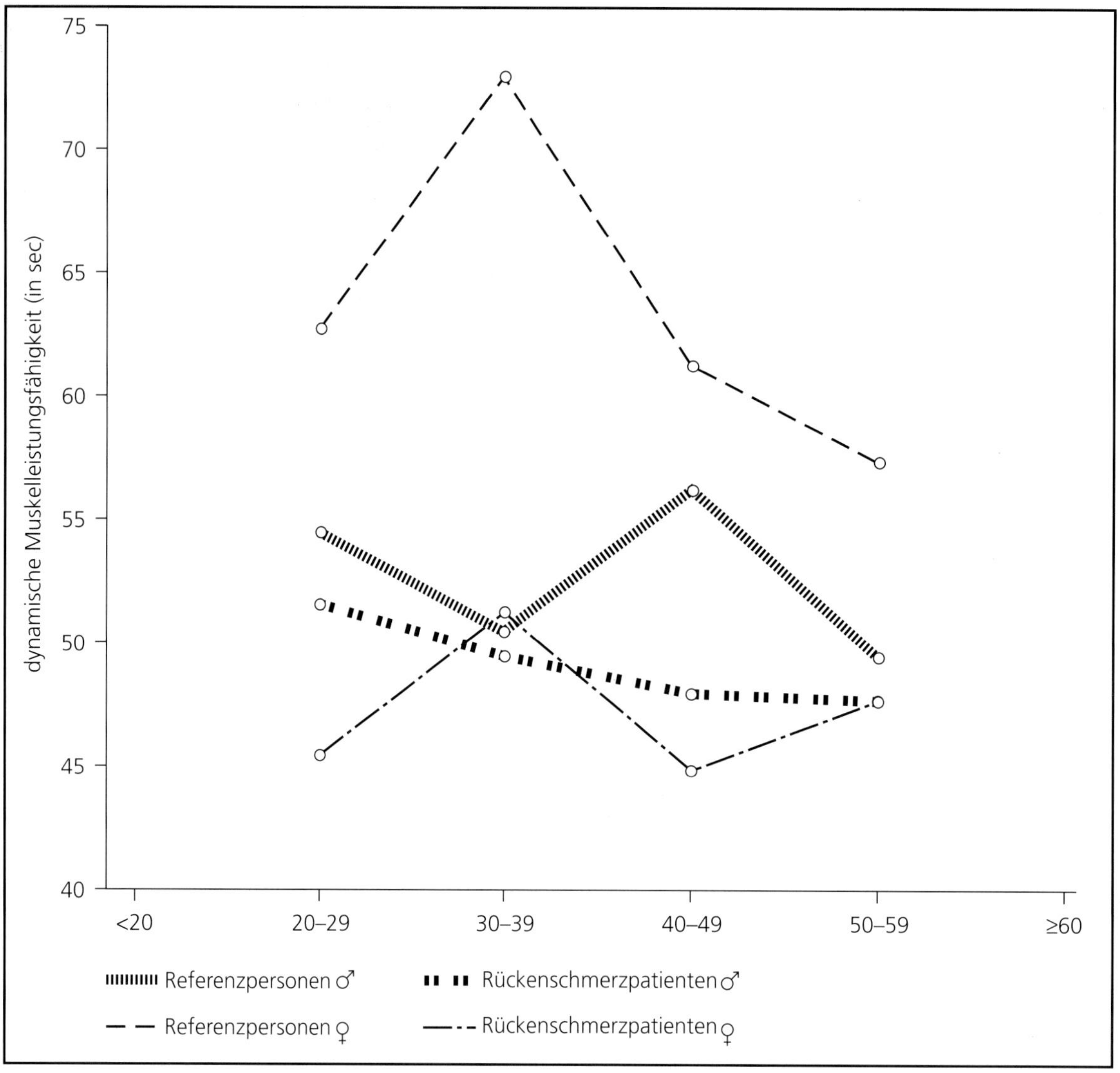

Referenzdaten für die dynamische Muskelleistungsfähigkeit der LWS-/BWS-Extensoren, n= 877 (Denner 1995)

Die **dynamische Muskelleistungsfähigkeit** der Rumpfextensoren ist bei männlichen Rückenschmerzpatienten um im Durchschnitt 6,4%, bei weiblichen Rückenschmerzpatienten um im Durchschnitt 25,3% geringer als bei gleichaltrigen beschwerdefreien Personen (Denner 1995).

Rückenschmerzpatienten können im Vergleich zu beschwerdefreien Personen sowohl unter dynamisch-konzentrischen als auch unter dynamisch-exzentrischen Arbeitsbedingungen nur eine deutlich geringere muskuläre Aktivität der Rumpfextensoren realisieren (Robinson et al. 1992).

Bei identischer submaximaler statischer Belastung ermüden die Extensoren von Rückenschmerzpatienten im Bereich des Rumpfes 2,5mal, im Bereich der Halswirbelsäule 3,8mal so stark wie die Extensoren gleichaltriger beschwerdefreier Personen (Denner 1995).

Die **statische Muskelleistungsfähigkeit** der Rumpfextensoren und -flexoren reduziert sich zumindest bei männlichen Patienten mit zunehmendem Chronifizierungsgrad des Beschwerdebilds. Im Vergleich zu beschwerdefreien Personen ist die statische Muskelleistungsfähigkeit bei subakuten Patienten um durchschnittlich 10,7% (Rumpfextensoren) bzw. 22,2% (Rumpfflexoren), bei chronischen Patienten um durchschnittlich 43,3% (Rumpfextensoren) bzw. 35,2% (Rumpfflexoren) geringer (Hultman et al. 1993).

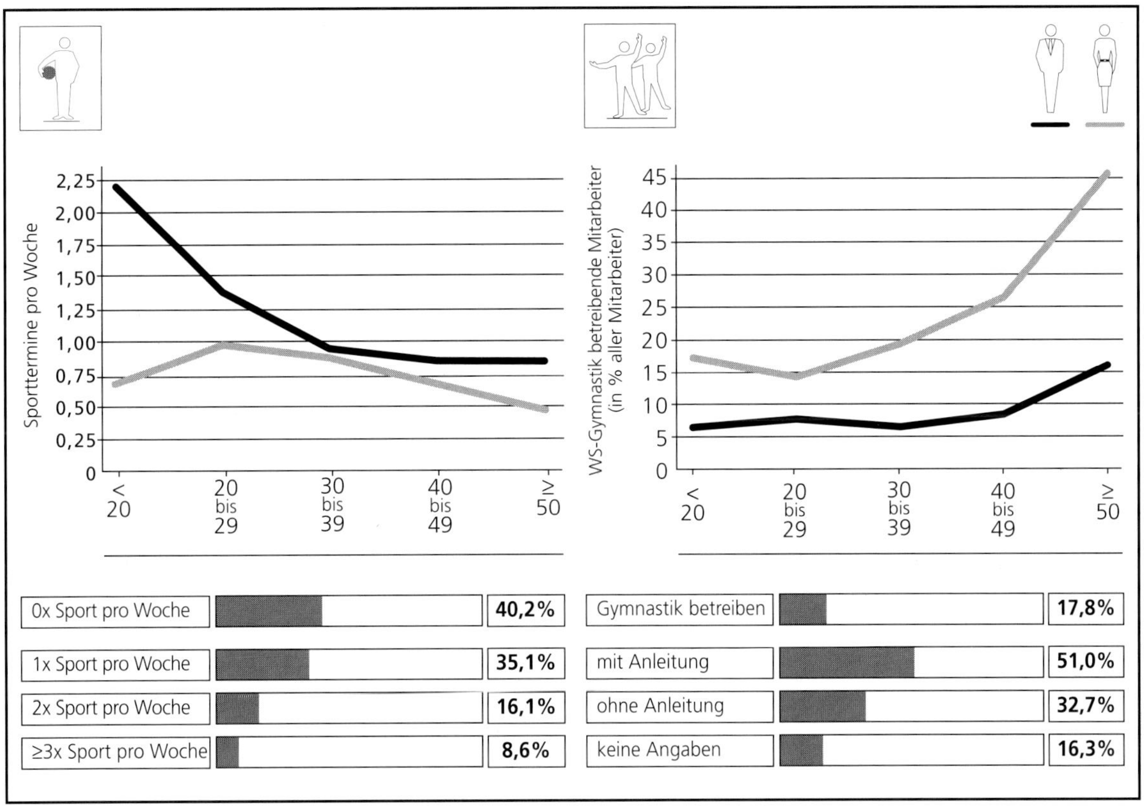

In Eigenverantwortung betriebener Sport und Wirbelsäulengymnastik bei Mitarbeitern in Dienstleistungsunternehmen (Denner 1995)

Epidemiologische Studien an 36.000 Absolventen der Harvard-Universität im Alter zwischen 45 und 55 Jahren führten zu der Erkenntnis, daß ein körperliches Training mit einem zusätzlichen Energieumsatz in einer Größenordnung von ca. 2.000 kcal pro Woche ein optimales Ergebnis für die **Prävention koronarer Herzerkrankungen** bewirkt (Paffenbarger et al. 1978, 1984).

Für den **Bewegungsapparat** wird empfohlen, 2- bis 3mal pro Woche ein allgemeines Gymnastikprogramm über wenigsten 20-30 min (Reichel et al. 1995), täglich 5 isometrische Maximalkontraktionen von 3-5 s Dauer pro Muskelgruppe (Hollmann u. Hettinger 1990) oder im Minimum 2mal pro Woche ein apparativ gestütztes dynamisches Krafttraining mit 8-10 Übungen durchzuführen (American College of Sports Medicine in Graves 1991).

Eigene Untersuchungen mit ca. 4.000 Teilnehmern evaluierten das Sport- und Bewegungsverhalten von Mitarbeitern in Großunternehmen aus den Branchen Medien, Banken und Telekommunikation.

Ca. 40% der Männer und Frauen im Alter von 17-63 Jahren betreiben keinerlei **sportliche Aktivitäten**, ca. 35% nehmen regelmäßig einen, ca. 16% 2 und ca. 9% 3 und mehr feste Sporttermine pro Woche wahr. Männer treiben in allen Altersklassen häufiger Sport als Frauen. Die regelmäßige Teilnahme an sportlichen Aktivitäten nimmt sowohl bei Männern als auch bei Frauen mit zunehmendem Alter kontinuierlich ab.

Leidiglich ca. 18% der Männer und Frauen betreiben regelmäßig gezielte Gymnastik für die Wirbelsäule, davon ca. 50% mit Anleitung und ca. 33% ohne Anleitung. Frauen praktizieren in allen Altersklassen häufiger **Wirbelsäulengymnastik** als Männer. Erst im Alter von über 50 Jahren betreiben mehr als 10% aller berufstätigen Männer gezielte Wirbelsäulengymnastik. Bei Frauen nimmt die Zahl der wirbelsäulengymnastikbetreibenden Personen mit fortschreitendem Alter kontinuierlich zu. Statistiken belegen, daß der exponentielle Anstieg der Verbreitung von Wirbelsäulengymnastik mit fortschreitendem Alter mit der Chronifizierung individueller Beschwerden korreliert. Mit anderen Worten: Im Rahmen der Eigenverantwortung wird Wirbelsäulengymnastik i.d.R. nicht als präventive, sondern lediglich als therapiebegleitende Maßnahme eingesetzt.

Das Sport- und Bewegungsverhalten von ca. 75% der berufstätigen Erwachsenen erfüllt danach weder die **Minimalanforderungen für die Prävention** von Herz-Kreislauf-Erkrankungen noch für die Prävention von Funktionsbeeinträchtigungen des Bewegungsapparates.

1.12 POSITIONIERUNG

MUSKULATUR UND SCHMERZCHRONIFIZIERUNG

Rückenschmerzen sind in der modernen Informationsgesellschaft ein Phänomen, mit dem nahezu jedermann im Laufe seines Lebens konfrontiert wird. Die momentan herrschende Rückenschmerzepidemie ist von leichten Rückenschmerzformen geprägt (Raspe u. Kohlmann 1994; Pfingsten et al. 1996). Die ersten einfachen Behandlungsversuche sind bei 90% der Betroffenen kurzfristig wirksam. Langfristig zeigen jedoch bis zu 70% der Betroffenen chronisch anhaltende oder rezidivierende Beschwerden (Hasenbring 1993).

Die **Chronifizierung der Rückenschmerzen** stellt das Problem dar. Chronisch erkrankte Patienten zeichnen für ca. 80% des durch Rückenschmerzen verursachten volkswirtschaftlichen Schadens verantwortlich (Mayer 1992). Epidemiologische, sozialmedizinische und trainingswissenschaftliche Studien haben gezeigt, daß 1. sich das erstmalige Auftreten von Rückenschmerzen kontinuierlich vom Erwachsenen- in das Jugendalter verschiebt, 2. die durch Rückenschmerzen verursachten Kosten mit fortschreitendem Alter exponentiell ansteigen, 3. wechselnde Belastungen am Arbeitsplatz wenig verbreitet sind sowie 4. präventiv wirksame körperliche Bewegung und sportliche Aktivitäten mit fortschreitendem Alter immer seltener eigenverantwortlich betrieben werden.

Die vorliegenden Erkenntnisse haben in naher Zukunft folgende **Konsequenzen**:

- der Zeitpunkt der Chronifizierung tritt immer früher ein,
- der Zeitraum der Chronifizierung wird immer länger,
- der Anteil der chronischen Patienten wird kontinuierlich größer,
- Behandlungskosten und volkswirtschaftlicher Schaden steigen exponentiell an.

Die Chronifizierung von Rückenschmerzen erfolgt in einem langjährigen Prozeß, an dem **Wechselwirkungen zwischen somatischen, psychischen und sozialen Faktoren** beteiligt sind (Hoffmann u. Franke 1993; Hasenbring 1993). Dabei sind somatische Faktoren wahrscheinlich für die Auslösung der Ersterkrankung verantwortlich, während psychosoziale Variablen bei Rezidiven und der Chronifizierung in den Vordergrund treten (Pfingsten et al. 1996).

Kombinierte Risikofaktorenmodelle erlauben mittlerweile eine optimale Vorhersage und damit auch Früherkennung chronischer Schmerzen. Unter den somatischen Faktoren kommt muskulären Parametern eine prädiktive Bedeutung zu (Hasenbring 1993; Denner 1995). Im Funktionszustand der Muskulatur zeigen sich sowohl Symptome als auch Erkrankungen des Haltungs- und Bewegungsapparates (Engelhardt u. Freiwald 1996).

Technologische und methodische **Fortschritte** haben in den vergangenen Jahren herausragende Fortschritte **auf dem Gebiet der Analytik der wirbelsäulenstabilisierenden Muskulatur** ermöglicht. Die potentiellen biologischen Komponenten bzw. somatischen Faktoren des Rückenschmerzes Maximalkraft, Dysbalancen sowie statische und dynamische Leistungsfähigkeit der Rumpf-, Nacken- und Halsmuskulatur können mittlerweile sowohl reliabel als auch valide evaluiert werden. Es existieren standardisierte biomechanische Meßverfahren, alters- und geschlechtsspezifische Referenzdaten für Athleten, beschwerdefreie Personen und Rückenschmerzpatienten sowie validierte qualitätsgesicherte Trainingskonzepte für Rückenschmerzpatienten mit unterschiedlichen Dekonditionierungsstadien.

Die Vermeidung der Chronifizierung von Rückenschmerzen wird dadurch katalysiert, nicht nur auf somatischer Ebene. **Progressives dynamisches Krafttraining** hat eine signifikante **breitbandspektrale Wirkung** und verändert nachweislich nicht nur motorische Parameter, sondern auch Schmerz-, Lebensqualitäts-, psychologische und wirtschaftliche Parameter (Denner 1995/1997).

Die **Analyse der wirbelsäulenstabilisierenden Muskulatur** objektiviert und quantifiziert im Einzelfall eine muskulär bedingte Prädisposition für Rückenschmerzen. Deren Kenntnis ist sowohl für die Primärprävention von Rückenschmerzen als auch in der Phase des Übergangs vom subakuten zum chronischen Schmerz von essentieller Bedeutung. Bei chronischen Rückenpatienten werden Art und Ausmaß der Dekonditionierung transparent. Modulare interdisziplinäre Behandlungskonzepte erhalten dadurch eindeutig definierte Kriterien für die Auswahl von Teilnehmern an somatischen Rekonditionierungsprogrammen.

Das **Training der wirbelsäulensäulenstabilisierenden Muskulatur** dient dem modernen Menschen zur Kompensation seines durch Bewegungsmangel und Zwangshaltungen charakterisierten Lebensstils. Wissenschaftlich validierte Methoden und qualitätsgesicherte Konzepte ermöglichen dabei die systematische Individualisierung und Steuerung des Trainingsprozesses und gewährleisten bei einem Minimum an Zeitaufwand ein Maximum an Effizienz, Komfort und Sicherheit sowie einen hohen Aufforderungscharakter (Denner 1995, 1997).

SEITE INHALT

KAPITEL 2: GRUNDLAGEN DER ANALYSE

SEITE INHALT

KAPITEL 2: GRUNDLAGEN DER ANALYSE

Kapitel 2

Grundlagen der Analyse

Die **Wirbelsäule** kann als eine **Gelenkkette** mit 3 Freiheitsgraden aufgefaßt werden. Sie erlaubt die Ventral- und Dorsalflexion (Extension), die Seitneigung nach rechts und links sowie die axiale Drehung (Kapandji 1985).

Diese **Systematisierung** kann als Grundlage für die Analyse der wirbelsäulenstabilisierenden Muskulatur übernommen werden. Die komplexen muskulären Strukturen von Rumpf und Halswirbelsäule werden danach entsprechend funktionell-anatomischer Kriterien zu **Muskelgruppen** zusammengefaßt und die Einzelbewegungen wie folgt standardisiert:

- Rumpfextension
- Rumpfflexion
- Rumpflateralflexion
- Rumpfrotation
- HWS-Extension
- HWS-Flexion
- HWS-Lateralflexion
- HWS-Rotation

Die Wirbelsäulenmobilität sowie die Dimensionen der Kraft und Leistungsfähigkeit der wirbelsäulenstabilisierenden Muskelgruppen können am lebenden Menschen unter Praxisbedingungen nur **mittels nichtinvasiver indirekter Methoden** bestimmt werden. So wird beispielsweise die relative isometrische Maximalkraft der Rumpfextensoren als maximales Nettodrehmoment, das von der Testperson auf die Drehachse eines speziell entwickelten Analysesystem ausgeübt werden kann, gemessen.

Mediziner, Therapeuten und Trainer müssen daher wissen und verstehen,

- welche muskulären Strukturen analysiert und
- welche Parameter gemessen werden,
- welche Faktoren die Meßwerte bestimmen und beeinflussen,
- welche Voraussetzungen reliable und valide Messungen erfüllen müssen,
- welche medizinischen Voruntersuchungen erforderlich sind und
- wie die Meßwerte interpretiert werden können.

Dieses Kapitel systematisiert und dokumentiert die wichtigsten anatomischen, biomechanischen, methodischen, technischen und medizinischen **Grundlagen** für die Analyse der wirbelsäulenstabilisierenden Muskulatur.

2.2 BEWEGUNGSAMPLITUDEN DES RUMPFES (SE UND FE)

ANATOMIE

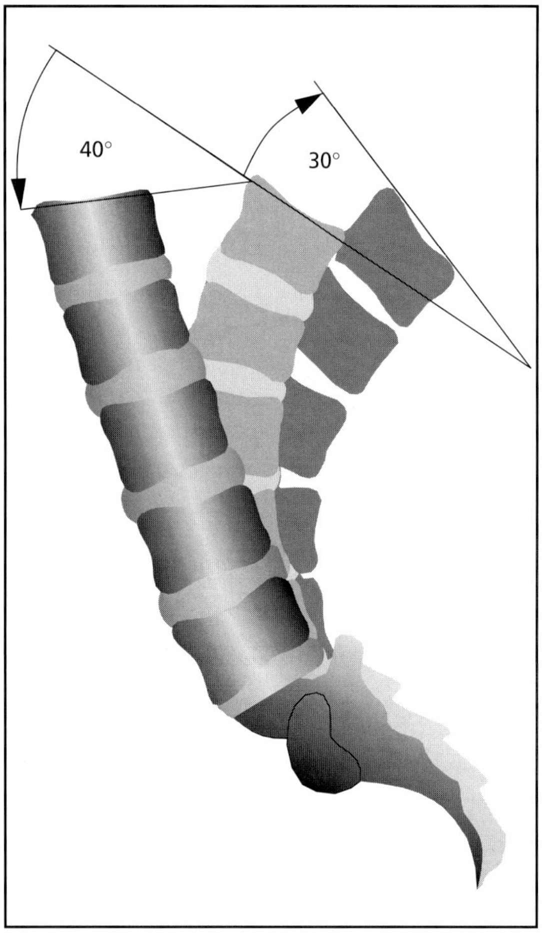

Bewegungsamplitude der Lendenwirbelsäule in der Sagittalebene SE (basierend auf Kapandji 1985, 107)

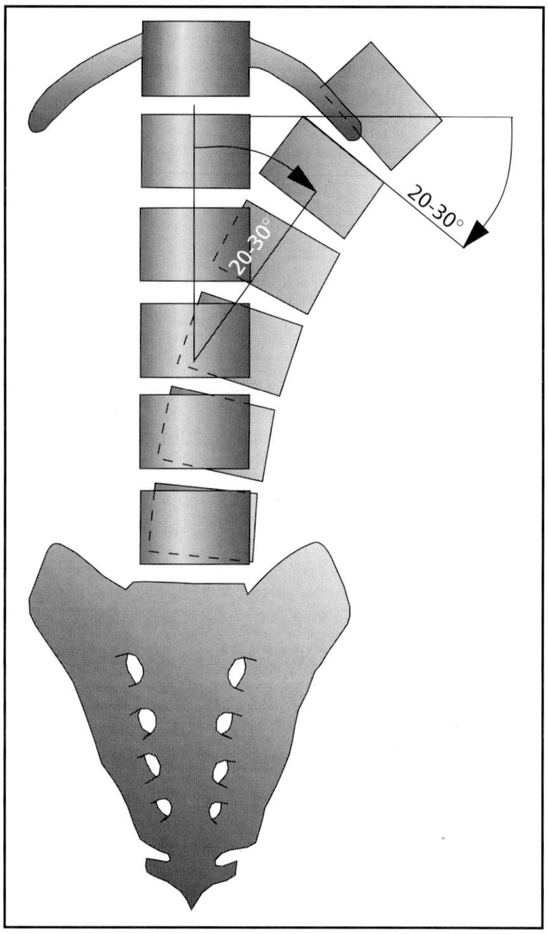

Bewegungsamplitude der Lendenwirbelsäule in der Frontalebene FE (basierend auf Kapandji 1985, 109)

Die Bewegungsamplitude des Rumpfes in der **Sagittalebene** (SE) setzt sich aus der **Flexion** und **Extension** der Lenden- und Brustwirbelsäule zusammen.

Im Bereich der Lendenwirbelsäule ist das Ausmaß der Flexion deutlich größer als das der Extension.

Die Bewegungsamplituden in den Segmenten L1/L2, L2/L3 und L3/L4 sind nahezu gleich groß, während die Segmente L4/L5 und L5/S1 geringfügig mobiler sind als die Segmente der mittleren und oberen LWS (Pearcy et al. 1984; Tanz in Kapandji 1985).

Das Ausmaß der Flexion ist im Bereich der Brustwirbelsäule um ca. 70% geringer als im Bereich der Lendenwirbelsäule, während sich das Ausmaß der Extension von Brust- und Lendenwirbelsäule nicht voneinander unterscheidet (Mellin 1986).

In der **Frontalebene** (FE) erfolgt die **Lateralflexion** der Lenden- und Brustwirbelsäule nach rechts und links.

Im Unterschied zur Sagittalebene sind die Segmente L4/L5 und L5/S1 in der Frontalebene signifikant weniger mobil als die Segmente L1/L2, L2/L3 und L3/L4 (Pearcy u. Tibrewal 1984).

Das Ausmaß der Lateralflexion von Lenden- und Brustwirbelsäule ist nahezu gleich groß (Kapandji 1985; Mellin 1986; Mellin et al. 1991).

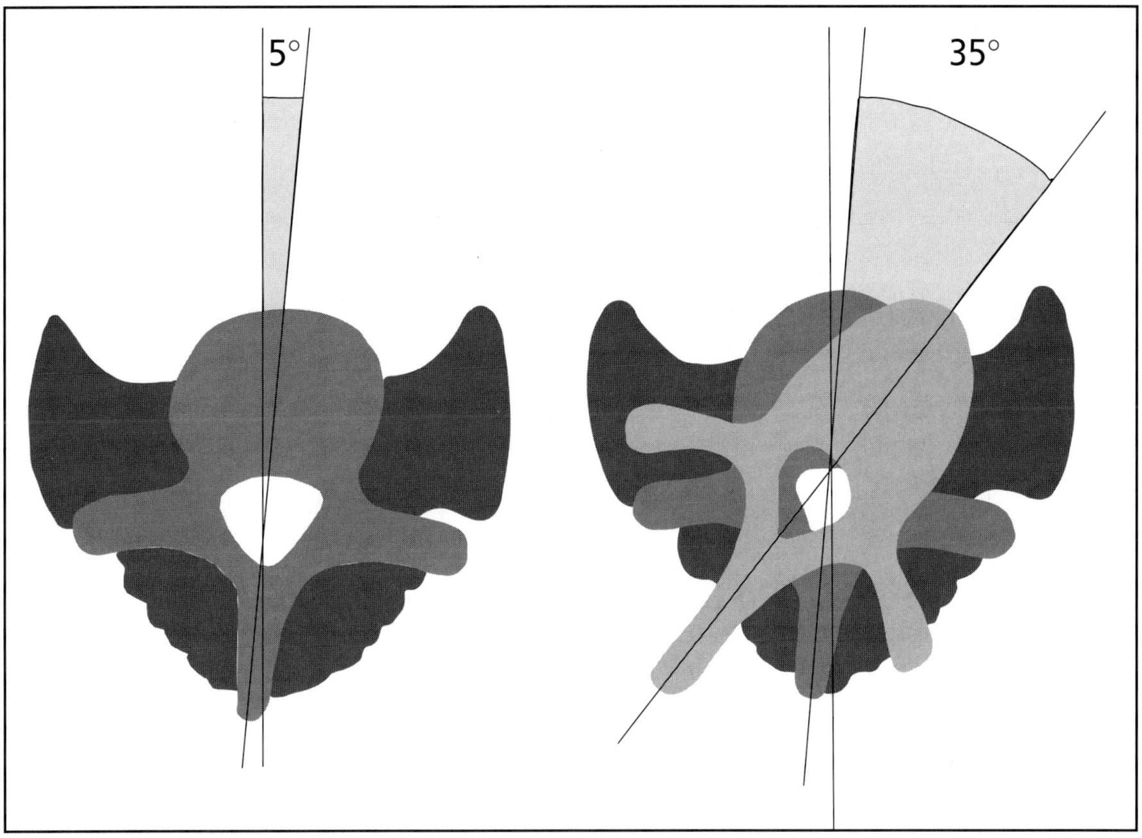

Bewegungsamplitude der Lenden- und Brustwirbelsäule in der Transversalebene TE (basierend auf Kapandji 1985, 41)

Die Bewegungsamplitude des Rumpfes in der **Transversalebene** (TE) ergibt sich aus der axialen **Rotation** in den einzelnen Segmente der Lenden- und Brustwirbelsäule.

Im Bereich der Lendenwirbelsäule unterscheidet sich die axiale Rotation der einzelnen Segmente nicht signifikant voneinander. Tendenziell sind jeoch die Segmente L3/L4 und L4/L5 mobiler als die Segmente L1/L2, L2/L3 und L5/S1.

Das Ausmaß der einseitigen Rotation der Lendenwirbelsäule ist äußerst gering und beträgt durchschnittlich ca. 1° pro Segment und ca. 4-5° insgesamt (Pearcy u. Tibrewal 1984; Gregersen u. Lucas 1967).

Das Ausmaß der axialen Rotation der Brustwirbelsäule ist wesentlich größer und beträgt im Durchschnitt ca. 3° pro Segment sowie ca. 37° insgesamt (Gregersen u. Lucas 1967).

2.4 BEWEGUNGSAMPLITUDEN DER HWS (SE)

ANATOMIE

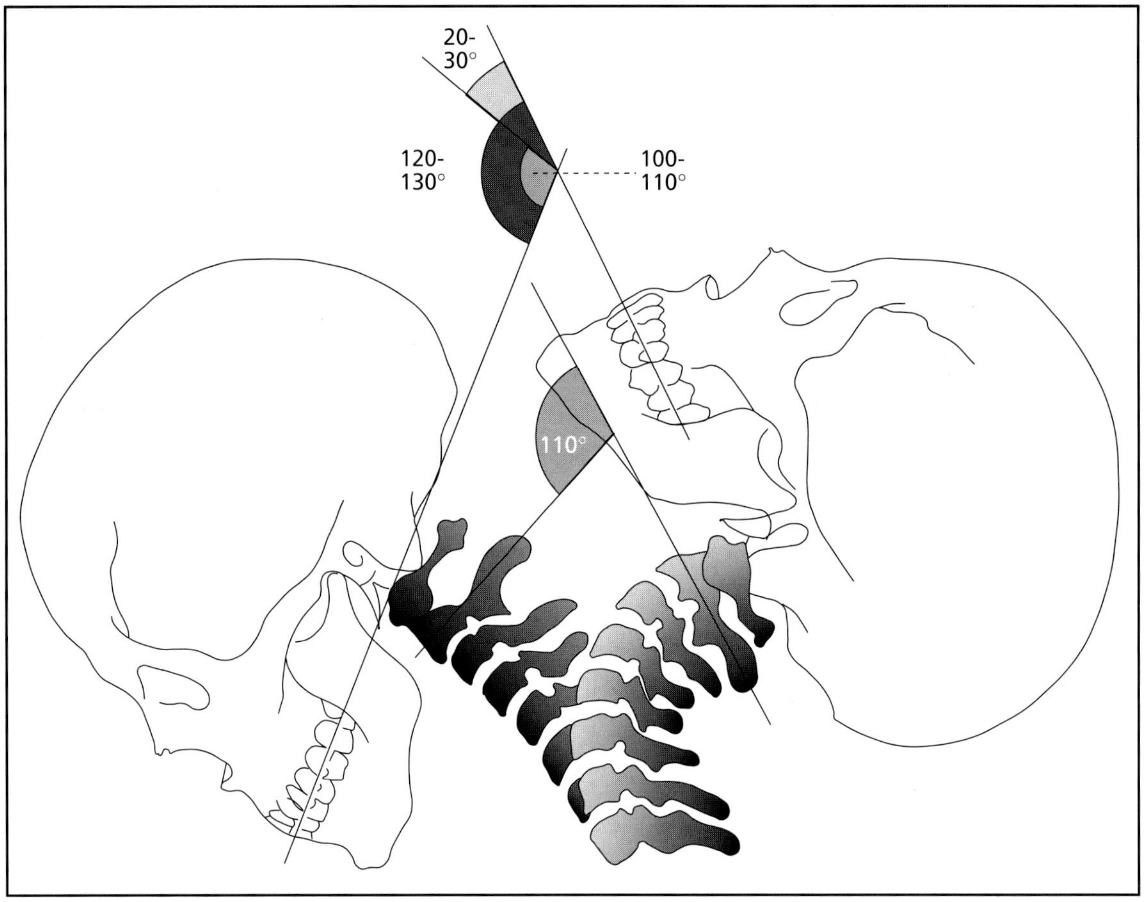

Bewegungsamplitude der Halswirbelsäule in der Sagittalebene SE (basierend auf Kapandji 1985, 207)

Die Bewegungsamplitude der Halswirbelsäule in der **Sagittalebene** setzt sich aus der **Flexion** und **Extension** der oberen (C0/C1 bis C2) und unteren Halswirbelsäule (untere Abschlußplatte von C2 bis zur Oberfläche von Th1) zusammen.

Das Ausmaß der Flexion ist im Mittel um 8-18° geringer als das der Extension (Denner 1995; American Medical Association 1992; Rheault et al. 1992).

Die Bewegungsamplitude der oberen Halswirbelsäule beträgt ca. ein Achtel der Gesamtamplitude (Dvorak et al. 1988a).

Auf segmentalem Niveau nimmt die Bewegungsamplitude von C1/C2 nach C5/C6 kontinuierlich zu. Die Bewegungsamplitude der Segmente C6/C7 entspricht der Bewegungsamplitude der Segmente C4/C5 (Dvorak et al. 1988a).

BEWEGUNGSAMPLITUDEN DER HWS (FE UND TE)

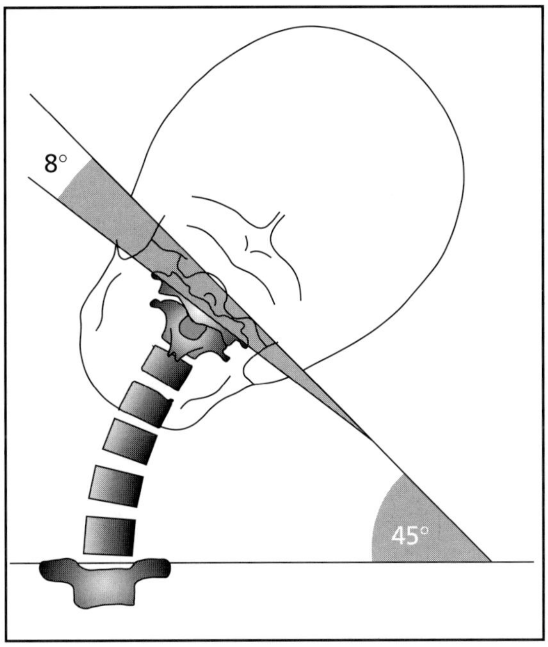

Bewegungsamplitude der Halswirbelsäule in der Frontalebene FE (basierend auf Kapandji 1985, 207)

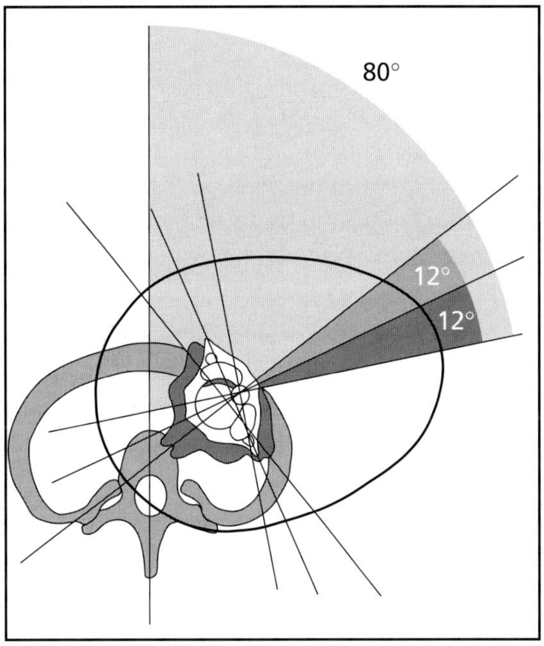

Bewegungsamplitude der Halswirbelsäule in der Transversalebene TE (basierend auf Kapandji 1985, 207)

In der **Frontalebene** (FE) erfolgt die **Lateralflexion** der Halswirbelsäule.

Die Seitwärtsneigung des Kopfs wird überwiegend durch die Lateralflexion der unteren Halswirbelsäule realisiert. Der Anteil der oberen Halswirbelsäule an der Bewegung beträgt ungefähr ein Sechstel (Kapandji 1985).

Die Bewegungsamplitude der Halswirbelsäule in der **Transversalebene** (TE) resultiert aus der axialen **Rotation** der oberen und unteren Halswirbelsäule.

In der oberen Halswirbelsäule erfolgt die Rotation überwiegend in den Segmenten C1/C2 (38-43° vs. 3-4° bei C0/C1). Der Anteil der Segmente C1/C2 an der Rotation der gesamten HWS beträgt ca. 55-77% (Dvorak et al. 1987, 1988b; Penning u. Wilmink 1987; Iai et al. 1993).

Die Bewegungsamplituden in den Segmenten der unteren Halswirbelsäule (C2-C7) sind nahezu gleich groß, während die einseitige axiale Rotation im Segment C7/Th1 mit 2,1° relativ gering ist (Penning u. Wilmink 1987).

RUMPFEXTENSOREN

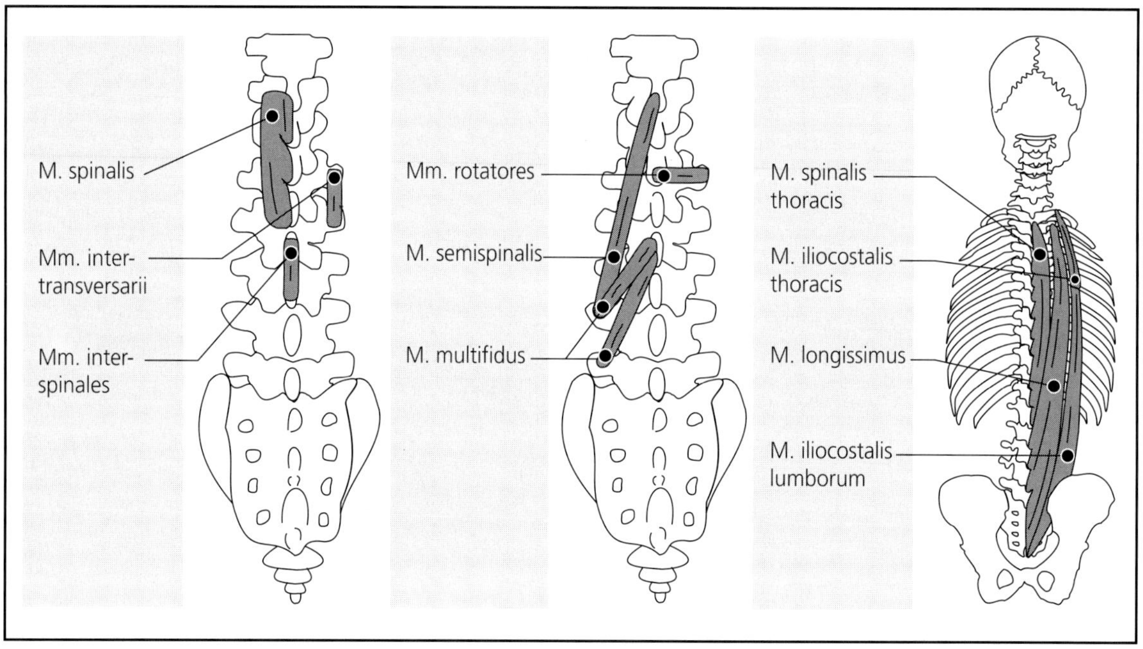

Interspinales und transversospinales System sowie laterale Anteile des M. erector spinae (basierend auf Kapandji 1985, 83; Wirhed 1984, 51; sowie Daniels u. Worthingham 1992, 24)

Die **Extension** des Rumpfes erfolgt durch beidseitige Kontraktion folgender Anteile des M. erector spinae: 1. Interspinales System, 2. transversospinales System sowie 3. lateraler Muskelstrang.

Für lumbale Anteile des M. erector spinae wurden folgende **Muskelfaserverteilungen** ermittelt (Thorstensson u. Carlson 1987, Joergensen et al. 1993):

- M. multifidus
  - langsame Typ-I-Fasern: 51-62%
  - schnelle Typ-II-Fasern: 38-49%
- M. longissimus
  - langsame Typ-I-Fasern: 57-73%
  - schnelle Typ-II-Fasern: 27-43%
- M. iliocostalis
  - langsame Typ-I-Fasern: 52-58%
  - schnelle Typ-II-Fasern: 42-48%

Die Typ-I-Fasern nehmen bei Frauen einen erheblich größeren Teil des gesamten Muskelquerschnitts ein als bei Männern (70-75% vs. 54-58%). Bei **Frauen** kann daher bei diesen Muskeln eine **größere Ausdauerleistungsfähigkeit** bzw. Ermüdungsresistenz angenommen werden.

Im Bereich der unteren Brustwirbelsäule ist der relative Anteil an Typ-I-Fasern in den Mm. multifidus und longissimus größer als im Bereich der oberen Lendenwirbelsäule (75% vs. 57-63%). Dieser Unterschied in der Fasertypverteilung deutet darauf hin, daß diese Muskeln im Bereich der unteren Brustwirbelsäule eine stärkere **Stabilisierungsfunktion** als im Bereich der oberen Lendenwirbelsäule haben (Sirca u. Kostevc 1985).

Der mediale Abschnitt des M. erector spinae hat die höchste **Dichte an Muskelspindeln** im Bereich der mittleren BWS, die geringste Dichte im oberen und unteren BWS- sowie im gesamten Lumbosakralbereich. Der intermediäre Abschnitt des M. erector spinae (M. longissimus) verfügt generell über eine höhere Spindeldichte als der mediale Abschnitt. Die Spindeldichte ist im Bereich der BWS am größten und nimmt in Richtung Kreuzbein kontinuierlich ab. Die höchste Spindeldichte aller 3 Wirbelsäulenabschnitte findet sich im lateralen Abschnitt des M. erector spinae (M. iliocostalis), wobei die relativ höchste Spindeldichte im oberen und mittleren BWS-Bereich, die niedrigste im unteren BWS- sowie im LWS-Bereich gemessen wurde (Amonoo-Kuofi 1983).

Der laterale Abschnitt des M. erector spinae hat offensichtlich eine dominierende **Stabilisierungsfunktion**, während der mediale Abschnitt eine dominierende **dynamische Funktion** erfüllt. Der intermediäre Abschnitt scheint sowohl eine statische als auch dynamische Funktion zu haben.

Die Rumpfextensoren dürfen nicht als einheitliche Muskelmasse betrachtet werden, sondern stellen vielmehr **ein Mosaik von ausgeprägten funktionellen Einheiten** dar (Roy et al. 1989). Sämtliche publizierte Studien dokumentierten ausgeprägte interindividuelle Variationen bez. der Faserverteilung des M. erector spinae. Pauschale Annahmen oder Aussagen über eine dominierende Typ-I- oder Typ-II-Faserstruktur der Rumpfextensoren sind daher nicht zulässig.

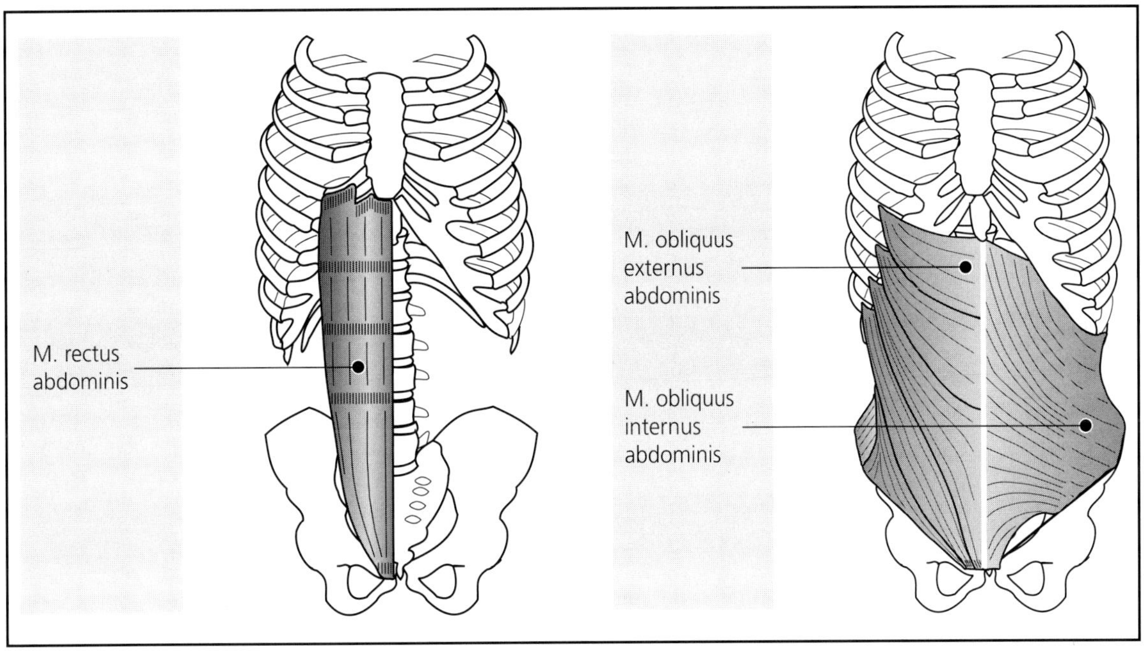

Hauptfunktionsmuskulatur für die Flexion des Rumpfes (basierend auf Daniels u. Worthingham 1992, 20 und 22)

Die beidseitige Kontraktion des M. rectus abdominis bewirkt bei fixiertem Becken die (Ventral-)**Flexion** des Rumpfes. Als Hilfsmuskeln dienen bei beidseitiger Kontraktion die Mm. obliqui internus et externus abdominis (Daniels u. Worthingham 1982).

Die **Muskelfaserstrukturen** der Mm. rectus abdominis und obliqui abdominis sind bei Männern und Frauen nahezu identisch. Unter Berücksichtigung einer ausgeprägten interindividuellen Variationsbreite setzen sich diese Muskeln im Durchschnitt wie folgt zusammen (Häggmark u. Thorstensson 1979):

- langsame ermüdungsresistente Typ-I-Fasern: 55-58%
- schnelle ermüdungsresistente Typ-IIA-Fasern: 21-23%
- schnelle relativ leicht ermüdbare Typ-IIB-Fasern: 21-24%

Untersuchungen an männlichen Leichen (Johnson et al. 1973) haben jedoch für den M. rectus abdominis ein durchschnittliches Verhältnis von Typ-I- zu Typ-II-Fasern von 46:54% ermittelt (Variationsbreite des Anteils an Typ-I-Fasern: 31,6-56,2%).

Im Einzelfall kann daher niemals davon ausgegangen werden, daß die Rumpfflexoren einer Testperson eine dominierende Typ-I- oder Typ-II-Faserstruktur aufweisen.

RUMPFLATERALFLEXOREN

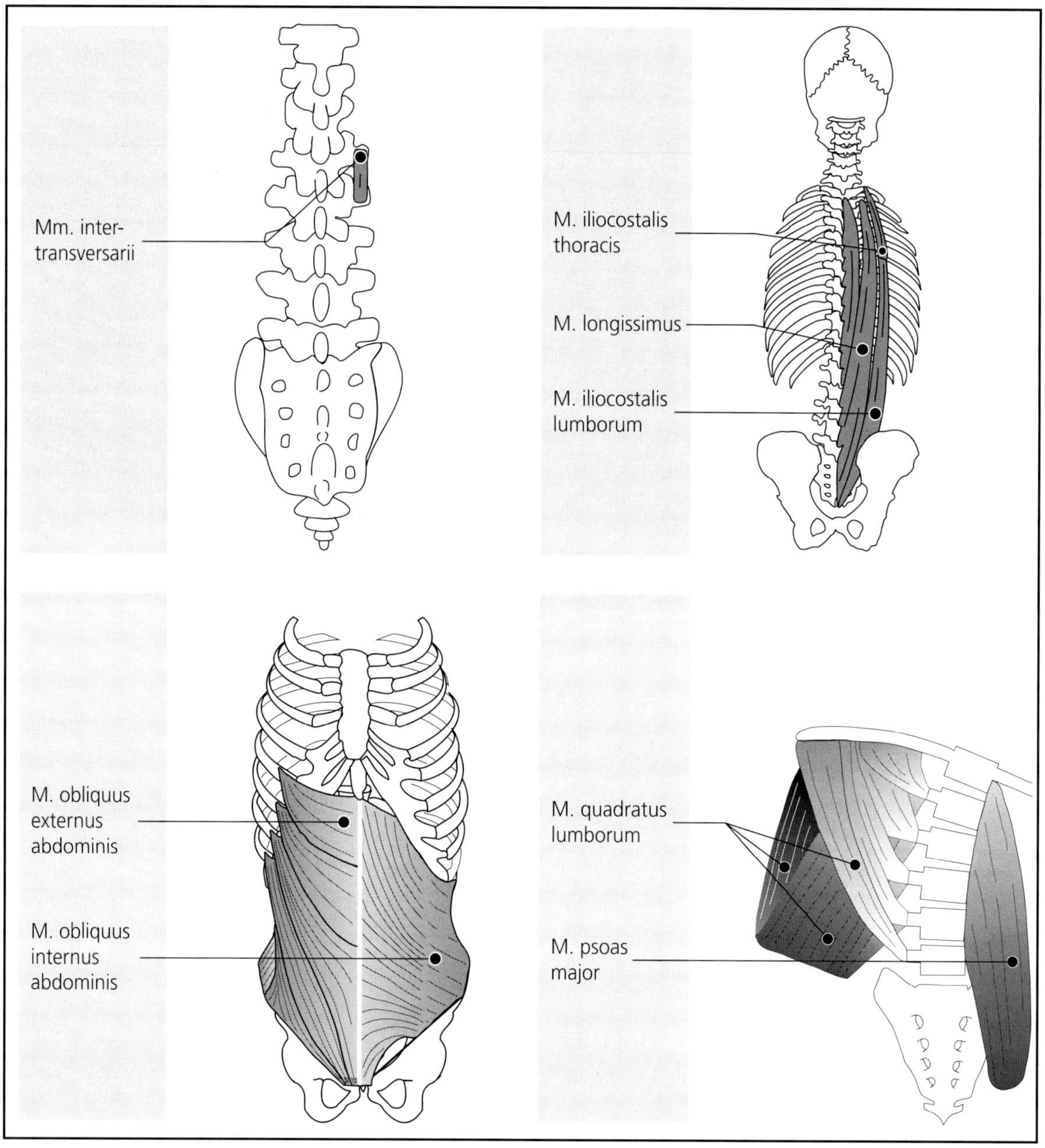

Hauptfunktionsmuskulatur für die Lateralflexion des Rumpfes (basierend auf Wirhed 1984, 51; Daniels u. Worthingham 1992, 22 und 24; sowie Kapandji 1985, 87)

Die **Lateralflexion** des Rumpfes erfolgt durch einseitige Kontraktion folgender Muskeln (Tittel 1981; Kapandji 1985):

- Mm. intertransversarii
- lateraler Muskelstrang des M. erector spinae
  - M. iliocostalis thoracis
  - M. iliocostalis lumborum
  - M. longissimus
- M. obliquus externus abdominis
- M. obliquus internus abdominis
- M. quadratus lumborum
- M. psoas major

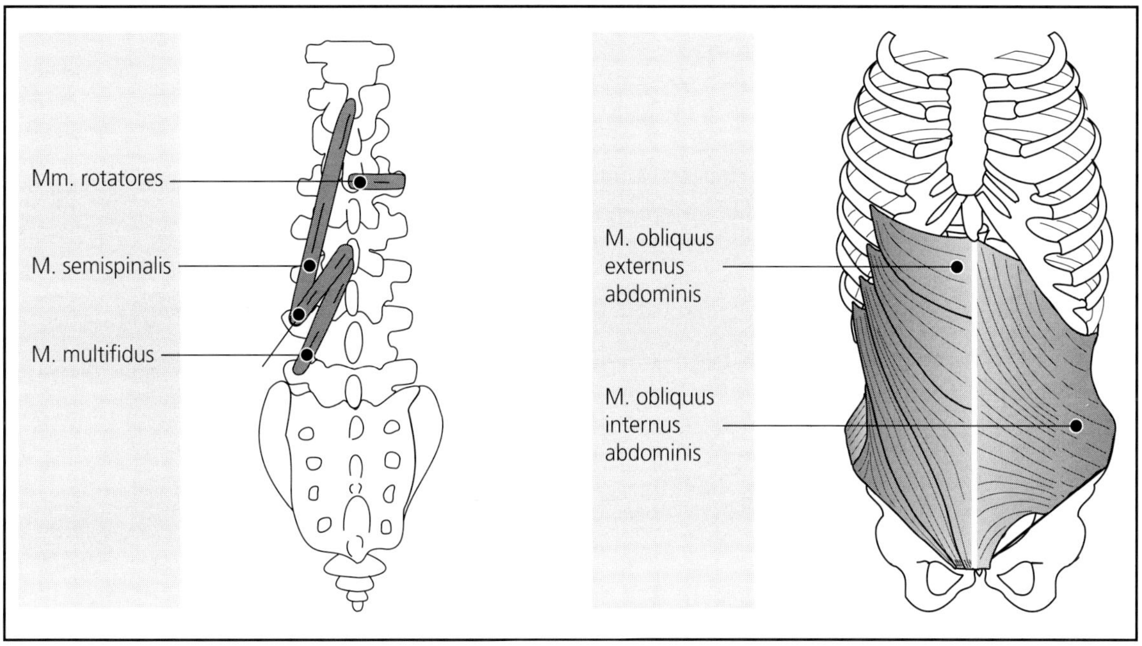

Hauptfunktionsmuskulatur für die Rotation des Rumpfes (basierend auf Kapandji 1985, 83, Wirhed 1984, 51 sowie Daniels u. Worthingham 1992, 22)

Die **Rotation** des Rumpfes wird durch
- die Interaktion des ipsilateralen M. erector spinae und der kontralateralen Mm. multifidi und Mm. rotatores (Soderberg 1986, White u. Panjabi 1978) sowie durch
- wechselseitige Kontraktion der M. obliqui abdominis (Tittel 1981, Kapandji 1985) realisiert.

Der M. obliquus externus abdominis und der M. obliquus internus abdominis derselben Körperseite - bei der Lateralflexion der Lenden- und Brustwirbelsäule Synergisten - arbeiten bei der Rotation des Rumpfes als Antagonisten. Für die Rotation des Rumpfes nach links müssen sich der rechtsseitige M. obliquus externus und der linksseitige M. obliquus internus kontrahieren.

Die Mm. obliqui abdominis gelten als die prinzipiellen Rotatoren des Rumpfes (Macintosh et al. 1993).

2.10 HWS-EXTENSOREN UND HWS-FLEXOREN

ANATOMIE

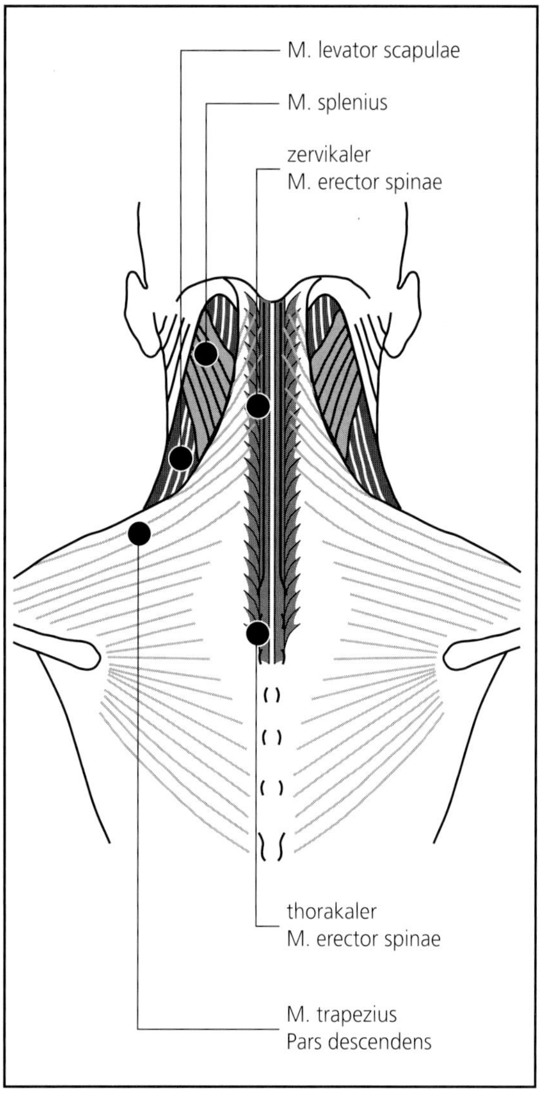

Hauptfunktionsmuskulatur für die HWS-Extension

Die **Extension** der Halswirbelsäule erfolgt durch beidseitige Kontraktion folgender Muskel(gruppe)n (Kapandji 1985, Conley et al. 1995/1997):

- M. splenius capitis
- M. semispinalis capitis et cervicis
- M. splenius cervicis
- M. longissimus cervicis
- M. iliocostalis cervicis
- M. levator scapulae
- Muskeln des transversospinalen Systems (zervikaler Anteil)
- M. longissimus capitis
- Gruppe der kurzen Nackenmuskeln (M. rectus capitis posterior major, M. rectus capitis posterior minor, M. obliquus capitis inferior, M. obliquus capitis superior, Mm. interspinales)
- M. trapezius
- M. sternocleidomastoideus

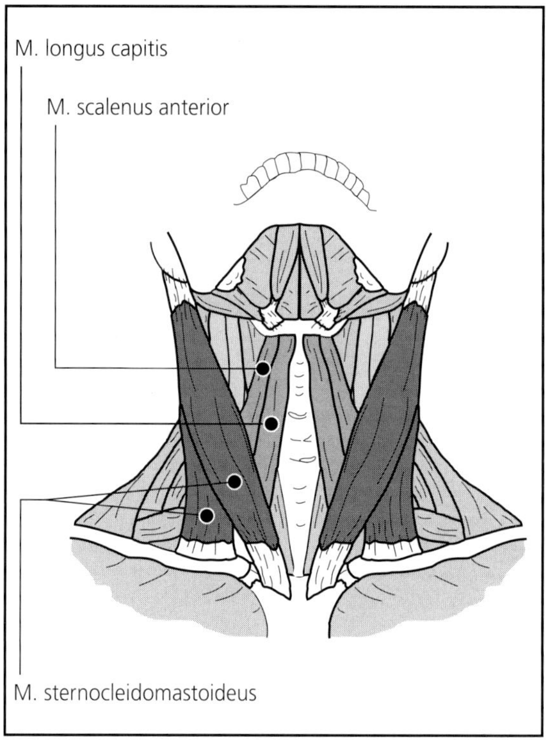

Hauptfunktionsmuskeln für die HWS-Flexion

Die **Flexion** der Halswirbelsäule setzt sich aus der Ventralflexion von Kopf und Hals zusammen und wird durch die beidseitige Kontraktion der prävertebralen Muskulatur realisiert (Kapandji 1985, Conley et al. 1995). Zur prävertebralen Muskulatur gehören:

- M. longus colli
  - paramedianes longitudinal verlaufendes Faserbündel
  - schräge aufsteigende Faserbündel
  - schräge absteigende Faserbündel
- M. longus capitis
- M. rectus capitis anterior
- M. rectus capitis lateralis
- Mm. intertransversarii anteriores
- Mm. intertransversarii posteriores
- M. scalenus anterior
- M. scalenus medius
- M. scalenus posterior
- supra- und infrahyale Muskeln

Bei fixierter und annähernd gestreckter Halswirbelsäule ist auch der M. sternocleidmastoideus bei beidseitiger Kontraktion an der Ventralflexion beteiligt (Kapandji 1985).

HWS-LATERALFLEXOREN UND HWS-ROTATOREN

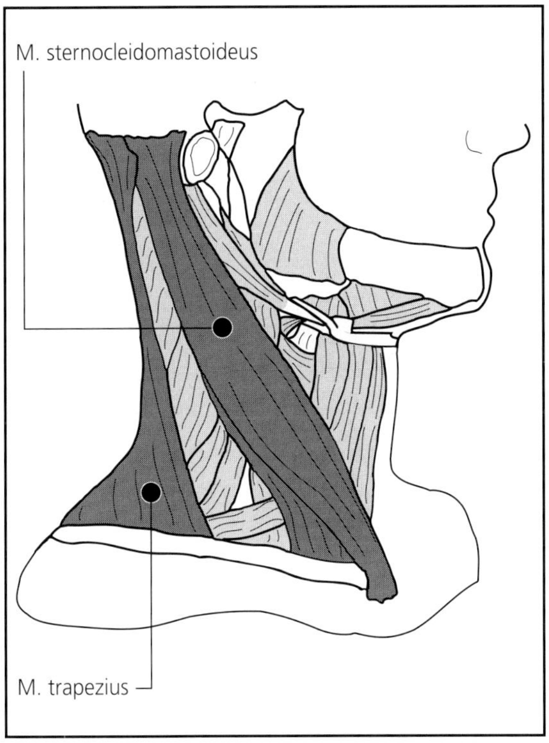

Hauptfunktionsmuskeln für die HWS-Lateralflexion

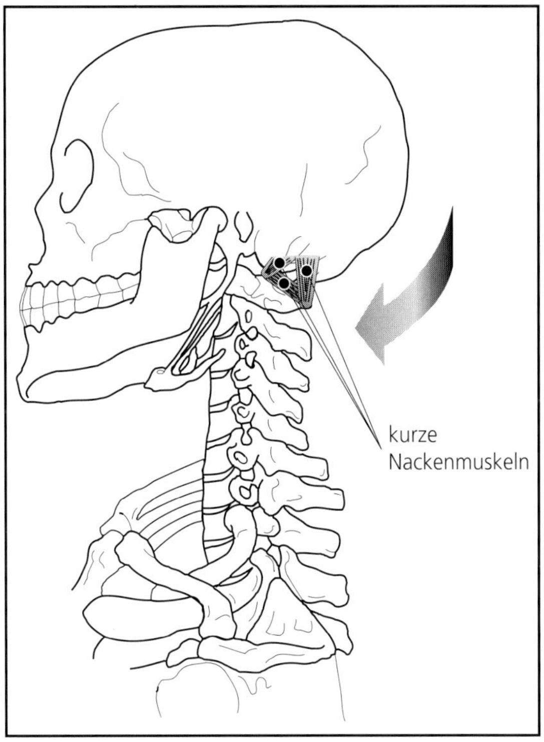

Hauptfunktionsmuskeln für die HWS-Rotation

Die **Lateralflexion** der Halswirbelsäule erfolgt mittels einseitiger Kontraktion folgender Hauptfunktionsmuskeln (Kapandji 1985; Conley et al. 1995):

- M. sternocleidomastoideus
- M. trapezius
- Muskeln des transversospinalen Systems (zervikaler Anteil)
- M. splenius cervicis et capitis
- M. longissimus cervicis et capitis
- M. iliocostalis cervicis
- M. levator scapulae
- M. semispinalis capitis
- Gruppe der kurzen Nackenmuskeln
- M. longus colli
- M. longus capitis
- M. rectus capitis lateralis
- M. rectus capitis anterior
- Mm. intertransversarii anteriores et posteriores
- Mm. scaleni (M. scalenus anterior, medius et posterior)

Die einseitige Kontraktion folgender Muskeln bzw. Muskelgruppen bewirkt die **Rotation** der Halswirbelsäule (Kapandji 1985; Conley et al. 1995):

- Gruppe der kurzen Nackenmuskeln
- Muskeln des transversospinalen Systems (zervikaler Anteil)
- M. trapezius
- M. semispinalis capitis (ipsilateral)
- M. sternocleidomastoideus (contralateral)
- M. splenius cervicis
- M. splenius capitis
- M. levator scapulae
- M. rectus capitis anterior
- Mm. scaleni

MUSKELQUERSCHNITTE UND MOMENTARME SAGITTAL

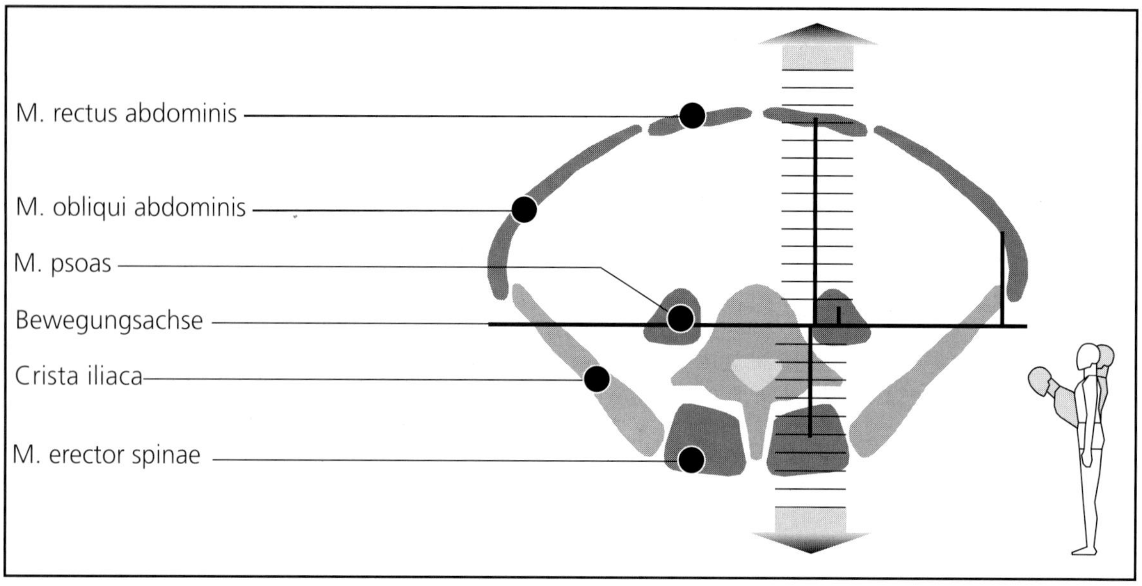

Momentarmlängen der Rumpfextensoren und -flexoren (basierend auf Nemeth u. Ohlsen 1986, 159)

Bei Rumpfbewegungen in der **Sagittalebene** verfügt der M. erector spinae im Vergleich zum M. rectus abdominis auf Höhe des Segments L5 über einen um den Faktor 3,22 größeren **Muskelquerschnitt** sowie über ein mehr als doppelt so großes **Muskelvolumen**. Der M. rectus abdominis hat einen um 30% (Frauen) bzw. 40% (Männer) längeren **Momentarm** als der M. erector spinae (Reid u. Costigan 1985).

Für die Erzeugung großer Muskelkräfte verfügt der M. erector spinae über wesentlich günstigere physiologische, der M. rectus abdominis über wesentlich günstigere mechanische Voraussetzungen.

Während die Momentarmlängen des M. erector spinae - unabhängig von Alter, Körpergröße und Körpergewicht - keine **geschlechtsspezifischen Unterschiede** zeigen, sind Frauen im Vergleich zu Männern - bedingt durch signifikant geringere Momentarmlängen der Mm. rectus abdominis und obliqui abdominis - bei der Krafterzeugung der Rumpfflexoren mechanisch benachteiligt (Reid u. Costigan 1985; Nemeth u. Ohlsen 1986; Kumar 1988). Das Kraftverhältnis von Rumpfflexoren und -extensoren unterscheidet sich vermutlich deshalb zwischen Männern und Frauen signifikant (Denner 1995).

Die physiologischen und mechanischen Bedingungen für die Kraftentwicklung variieren innerhalb der verschiedenen Wirbelsäulensegmente und -abschnitte erheblich. Sowohl Muskelquerschnitte als auch Momentarme sind bei den Mm. erector spinae und obliqui abdominis im Bereich der Segmente L2-L4 am größten und nehmen in Richtung Kreuzbein kontinuierlich und in erheblichem Maße ab. Die Momentarme des M. rectus abdominis sind im oberen thorakalen Bereich am größten und reduzieren sich in den tieferliegenden Segmenten kontinuierlich und um bis zu 35% (Tracy et al. 1989; Moga et al. 1993).

MUSKELQUERSCHNITTE UND MOMENTARME FRONTAL

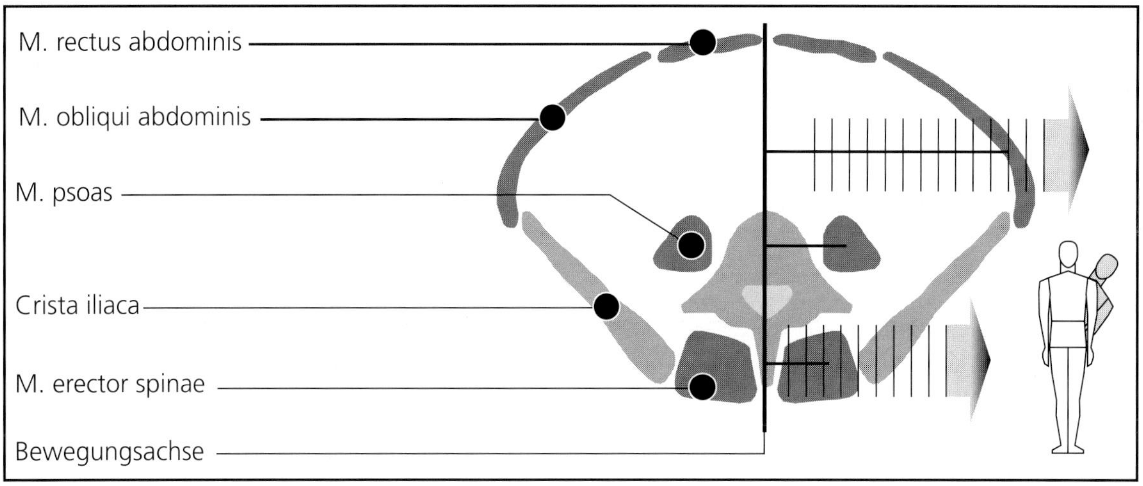

Momentarmlängen der Rumpflateralflexoren (basierend auf Nemeth u. Ohlsen 1986, 159)

Bei Rumpfbewegungen in der **Frontalebene** verfügen die Mm. obliqui abdominis und psoas über wesentlich längere **Momentarme** und damit erheblich günstigere mechanische Bedingungen für große Kraftentwicklung als der M. erector spinae (Nemeth u. Ohlsen 1986).

Die Momentarme der Mm. obliqui abdominis und psoas sind bei Frauen - unabhängig von Körpergröße und Körpergewicht - hochsignifikant kürzer als bei Männern (Nemeth u. Ohlsen 1986; Kumar 1988; Moga et al. 1993).

In der Frontalebene nehmen die Momentarme des M. erector spinae bei Männern und Frauen vom mittleren BWS bis zum mittleren LWS-Bereich kontinuierlich um 15-25% zu sowie in Richtung L5 wieder ab (Kumar 1988).

Die Momentarme der Mm. obliqui abdominis sind bei Männern relativ konstant. Sie vergrössern sich bei Frauen vom oberen thorakalen (Th10/Th11) bis zum unteren LWS-Bereich (L3/L4) kontinuierlich (Moga et al. 1993).

Frauen verfügen damit auch in der Frontalebene über andere mechanische Bedingungen für die Kraftentwicklung als Männer.

2.14 BIOMECHANIK

OBERKÖRPERMASSE UND KOPFMASSE

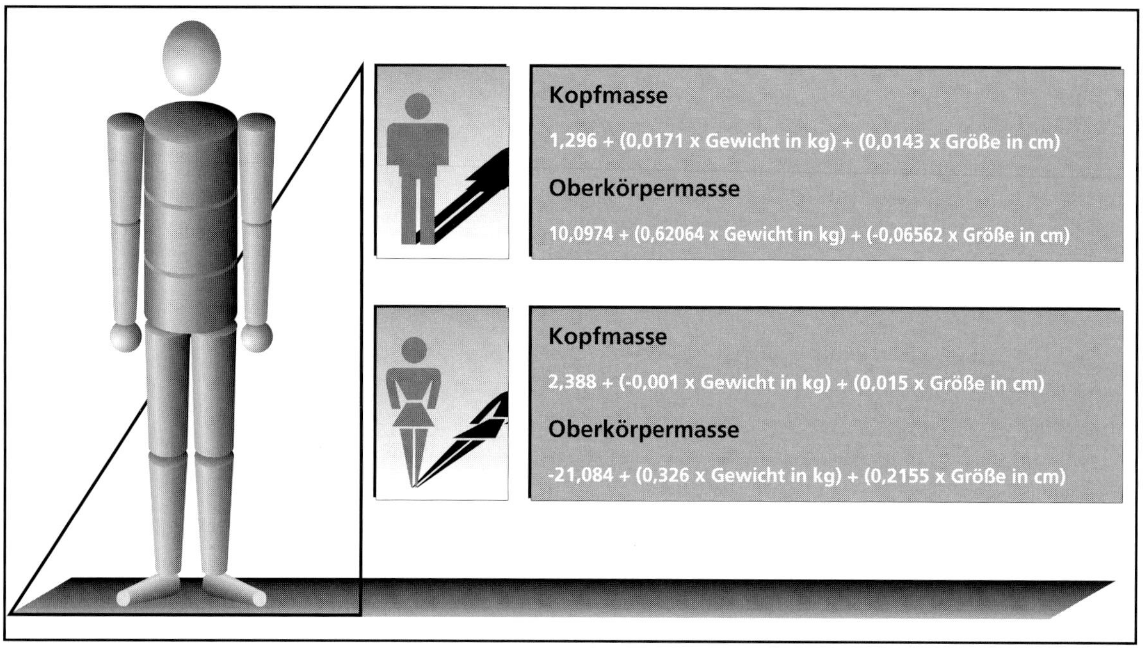

Mathematisches Modell des menschlichen Körpers nach Hanavan (1964) und Regressionsgleichungen von Zaciorskij et al. (1984)

Die Wirbelsäule ist als Zentralorgan des Stütz- und Bewegungsapparates an der gesamten Motorik des Körpers beteiligt. Aus der anthropometrischen Biomechanik ist bekannt, daß bei Bewegungen des Rumpfes und des Kopfes relativ große **Körper- und Segmentmassen** stabilisiert, kontrolliert und bewegt werden müssen.

Leichenuntersuchungen, mathematische und physikalische Modellierung sowie Untersuchungen an lebenden Menschen führten zu folgenden Erkenntnissen (Miller u. Nelson 1976; Hanavan 1964; Plagenhoef 1971; Zaciorskij et al. 1982, 1984; Rizzi et al. 1976; Harms-Ringdahl u. Schüldt 1988):

- die Kopfmasse entspricht ca. 7-8% des Körpergewichts
- der relative Anteil der Rumpfmasse inkl. Kopf und Nacken an der Gesamtkörpermasse beträgt bei Männern 55-57%, bei Frauen 52-54%
- die Rumpfmasse setzt sich wie folgt zusammen:
  - Thorax:
    34-37,5% (Männer) bzw. 27,5% (Frauen)
  - Bauch und Becken:
    49% (Männer) bzw. 57-59% (Frauen)
  - Kopf und Nacken:
    14-17% (Männer) bzw. 14-16% (Frauen)
- der relative Anteil der Oberkörpermasse (Rumpf, Kopf, Nacken, Oberarme, Unterarme, Hände) an der Gesamtkörpermasse beträgt bei Männern 67%, bei Frauen 62-64%
- der relative Anteil der Oberkörpermasse nimmt mit dem Alter zu, erhöht sich durch starke Fettablagerung im Bauchbereich sowie durch intensive oberkörperbildende Sportarten.

Auf der Basis von Untersuchungen mit trainierten und untrainierten Männern sowie trainierten Frauen im Alter von 19-35 Jahren wurden **Regressionsgleichungen** zur In-vivo-Bestimmung der Segmentmassen des Körpers von Männern und Frauen in Abhängigkeit von Gesamtkörpergewicht und Körpergröße entwickelt (Zaciorskij et al. 1984).

Die **Kopfmasse** läßt sich danach wie folgt berechnen:

- Männer:
  1,296 + (0,0171 x Körpergewicht in kg) + (0,0143 x Körpergröße in cm)
- Frauen
  2,388 + (-0,001 x Körpergewicht in kg) + (0,015 x Körpergröße in cm)

Die **Oberkörpermasse** errechnet sich wie folgt:

- Männer
  10,0974 + (0,62064 x Körpergewicht in kg) + (-0,06562 x Körpergröße in cm)
- Frauen
  -21,084 + (0,326 x Körpergewicht in kg) + (0,2155 x Körpergröße in cm)

Im Rahmen der Maximalkraftanalyse ermöglichen diese Regressionsgleichungen die **Relativierung der** gemessenen maximalen **Drehmomente**. Die isometrische Maximalkraft der Rumpfmuskulatur kann dadurch in der Einheit Nm pro kg Oberkörpermasse, die isometrische Maximalkraft der Nacken- und Halsmuskulatur in der Einheit Nm pro kg Kopfmasse errechnet werden.

KRAFTVERHÄLTNISSE AM RUMPF: EXTENSION/FLEXION

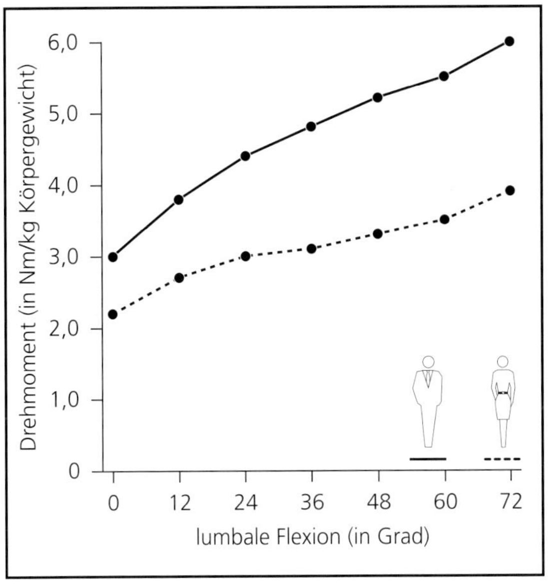

Kraftkurve bei der Rumpfextension (basierend auf Graves et al. 1990a, 293)

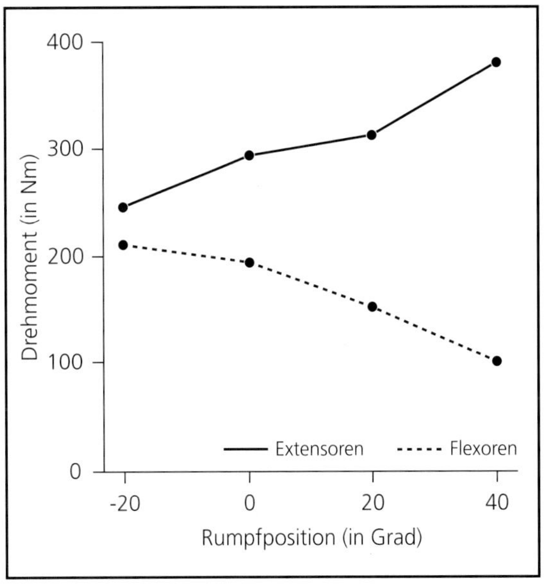

Kraftkurve bei der Rumpfflexion (basierend auf Smidt et al. 1980, 168)

Rumpfextension

Die isometrische Maximalkraft der Rumpfextensoren nimmt mit fortschreitender Flexion des Rumpfes kontinuierlich zu. Bei maximal flektiertem Rumpf können die Rumpfextensoren die größte Kraft entwickeln. Der Kraftunterschied zwischen maximal flektierter und maximal extendierter Rumpfposition beträgt im Idealfall ca. 40 %.

Die Kraftverhältnisse bei der Rumpfextension sind durch eine (mit fortschreitender Extension) deszendierende Drehmoment-Winkel-Kurve (**abfallende Kraftkurve**) charakterisiert (Smidt et al. 1980; Jones et al. 1988; Graves et al. 1990).

Rumpfflexion

Die isometrische Maximalkraft der Rumpfflexoren ist bei maximal gestrecktem Rumpf am größten und reduziert sich mit fortschreitender Flexion des Rumpfes. Analog zur Rumpfextension sind auch die Kraftverhältnisse bei der Rumpfflexion durch eine deszendierende Drehmoment-Winkel-Kurve (**abfallende Kraftkurve**) charakterisiert.

Die Maximalkraft der Rumpfextensoren ist in allen Rumpfpositionen größer als die Maximalkraft der Rumpfflexoren. Das Kraftverhältnis von Rumpfflexoren und Rumpfextensoren variiert jedoch in Abhängigkeit von der Rumpfposition (Smidt et al. 1980; Thorstensson u. Nilsson 1982).

KRAFTVERHÄLTNISSE AM RUMPF: LATFLEXION/ROTATION

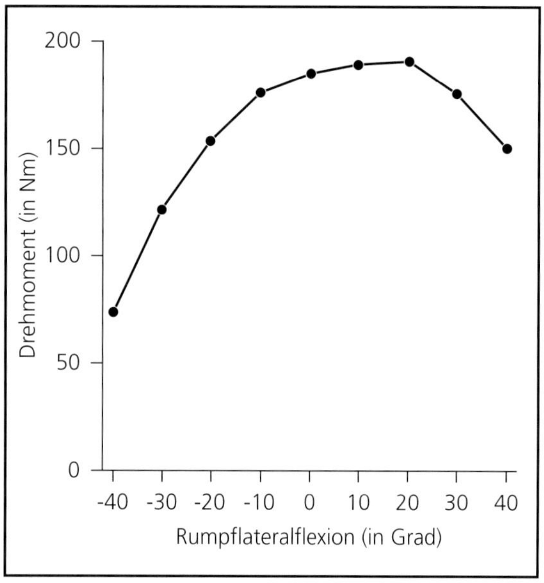

Kraftkurve bei der Rumpflateralflexion (Denner 1997, unpubliziert)

Rumpflateralflexion

Die isometrische Maximalkraft der Rumpflateralflexoren ist bei maximal vorgedehnter Muskulatur bereits relativ hoch, erreicht bei einer Rumpflateralflexion von 20-30° ihr Maximum und nimmt danach mit fortschreitender Lateralflexion zur anderen Körperseite kontinuierlich und rapide ab.

Die Kraftverhältnisse bei der Rumpflateralflexion sind durch eine aszendierend-deszendierende Drehmoment-Winkel-Kurve (**ansteigend-abfallende Kraftkurve**) charakterisiert (Thorstensson u. Nilsson 1982; Thorstensson u. Arvidson 1982; Thorstensson et al. 1985; Denner 1997, unpubliziert).

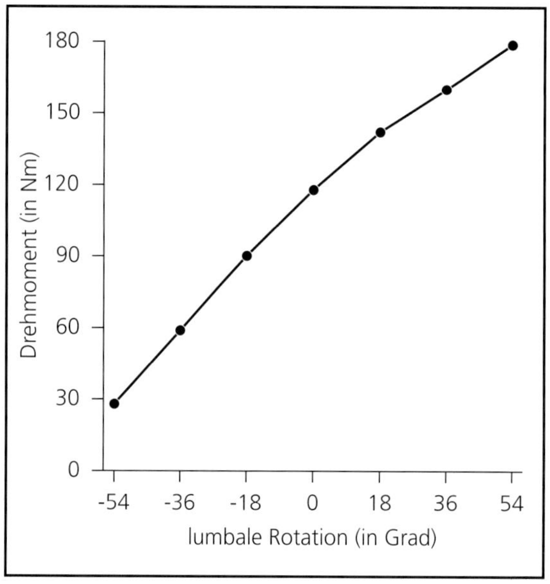

Kraftkurve bei der Rumpfrotation (basierend auf Pollock et al. 1990a)

Rumpfrotation

Die isometrische Maximalkraft der Rumpfrotatoren ist bei maximal vorgedehnter Muskulatur (= bei maximal nach außen gedrehtem Rumpf) am größten und reduziert sich mit fortschreitender Rotation zur anderen Körperseite kontinuierlich, rapide sowie um bis zu 90% des Ausgangswertes.

Analog zur Rumpfextension und -flexion sind auch die Kraftverhältnisse bei der Rumpfrotation durch eine (mit fortschreitender Rotation) deszendierende Drehmoment-Winkel-Kurve (**abfallende Kraftkurve**) charakterisiert (Pollock et al. 1990a; Denner 1997, unpubliziert).

KRAFTVERHÄLTNISSE AN DER HWS: EXTENSION/FLEXION

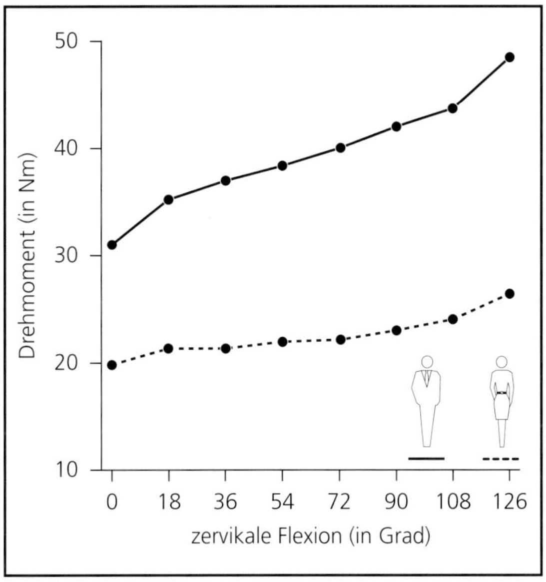

Kraftkurve bei der HWS-Extension (basierend auf Carpenter et al. 1991)

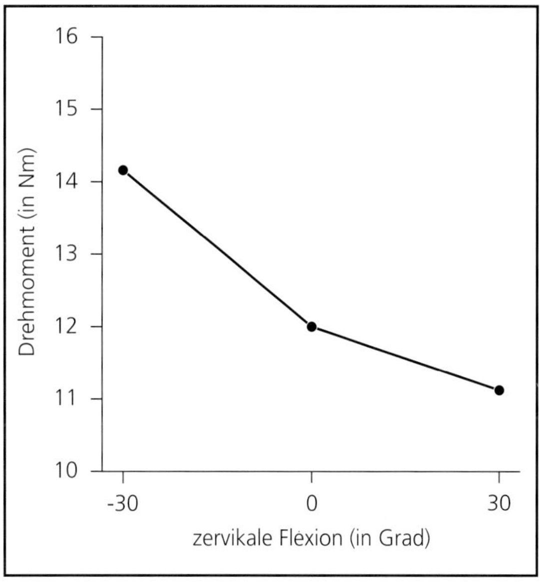

Kraftkurve bei der HWS-Flexion (basierend auf Berg et al. 1994, 663)

HWS-Extension

Unabhängig von der Position der oberen Halswirbelsäule nimmt die isometrische Maximalkraft der HWS-Extensoren mit fortschreitender Flexion der unteren Halswirbelsäule kontinuierlich zu. Der Kraftunterschied zwischen maximal flektierter und maximal extendierter HWS-Position beträgt ca. 30-56%.

Die Kraftverhältnisse bei der HWS-Extension sind durch eine (mit fortschreitender Extension) deszendierende Drehmoment-Winkel-Kurve (**abfallende Kraftkurve**) charakterisiert (Harms-Ringdahl u. Schüldt 1988; Carpenter et al. 1991; Leggett et al. 1991).

HWS-Flexion

Die isometrische Maximalkraft der HWS-Flexoren ist bei extendierter Halswirbelsäule am größten und reduziert sich mit fortschreitender Flexion der unteren Halswirbelsäule kontinuierlich um im Durchschnitt ca. 25%.

Analog zur HWS-Extension sind auch die Kraftverhältnisse bei der HWS-Flexion durch eine (mit fortschreitender Flexion) deszendierende Drehmoment-Winkel-Kurve (**abfallende Kraftkurve**) charakterisiert (Berg et al. 1994).

KRAFTVERHÄLTNISSE AN DER HWS: LATFLEXION/ROTATION

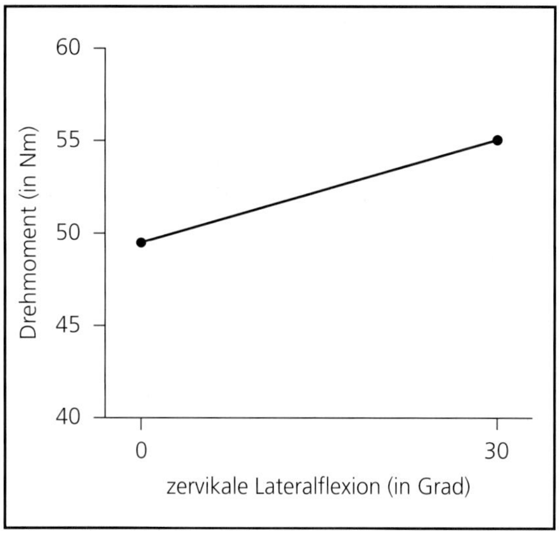

Kraftverhältnisse bei der HWS-Lateralflexion (DENNER 1995)

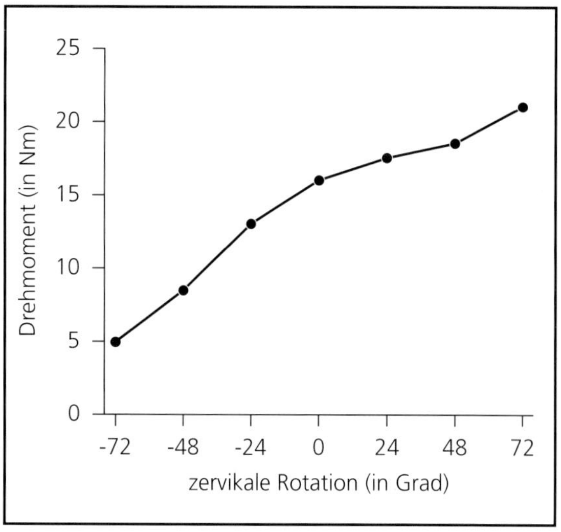

Kraftkurve bei der HWS-Rotation (bas. auf Pollock et al. 1990b)

HWS-Lateralflexion

Die Kraftverhältnisse bei der HWS-Lateralflexion wurden bisher von keinem Autor über die gesamte Bewegungsamplitude hinweg untersucht und dokumentiert. Eigene Untersuchungen mit 1753 männlichen und weiblichen Personen ermittelten die isometrische Maximalkraft in 2 Kopfpositionen: 1. Lateralflexion von 30°, 2. Lateralflexion von 0° (= neutrale Kopfposition). Dabei zeigte sich ein Kraftabfall zwischen den Positionen 1 und 2 von im Durchschnitt 8-9%.

Bei der Extension, Flexion und Rotation sind die Formen der Kraftkurven von Rumpf und HWS identisch. Man kann man daher davon ausgehen, daß die Kraftverhältnisse bei der HWS-Lateralflexion durch eine **ansteigend-abfallende bzw. abfallende Kraftkurve** charakterisiert sind (Denner 1995).

HWS-Rotation

Die isometrische Maximalkraft der HWS-Rotatoren ist bei maximal vorgedehnter Muskulatur (= bei maximal nach außen gedrehtem Kopf) am größten und reduziert sich mit fortschreitender Rotation zur anderen Körperseite kontinuierlich und um bis zu 75% des Ausgangswertes.

Auch die Kraftverhältnisse bei der HWS-Rotation sind daher durch eine (mit fortschreitender Rotation) deszendierende Drehmoment-Winkel-Kurve (**abfallende Kraftkurve**) charakterisiert (Pollock et al. 1990b).

OBJEKTIVIERUNG DER WIRBELSÄULENFUNKTION

Die Medizin favorisiert sowohl für die Prävention als auch für die Therapie von Rückenschmerzen eine **differenzierende mehrdimensionale Diagnostik**, die ein Gesamtbild zeichnen und aus folgenden Komponenten bestehen soll (Müller 1996):

- strukturelle Diagnostik
- funktionelle Diagnostik
- ergonomische Diagnostik
- psychosoziale Diagnostik

Die **Funktionsdiagnostik** der Wirbelsäule ergänzt die klassische Vorgehensweise mit den Schwerpunkten bildgebende Strukturdiagnostik und Schmerzangaben des Patienten insbesondere durch Objektivierung der

- Wirbelsäulenmobilität sowie der
- Kraft und Leistungsfähigkeit der wirbelsäulenstabilisierenden muskulären Strukturen.

Für eine voll funktionsfähige Wirbelsäule wurde folgendes **Anforderungsprofil** definiert (Parviainen u. Denner 1992):

- optimale Mobilität in allen Segmenten und Bewegungsebenen,
- optimale und ausgewogene Muskelkraft und -leistungsfähigkeit der Rumpf-, Nacken- und Halsmuskulatur unter statischen und dynamischen Arbeitsbedingungen

In der Medizin und Sportwissenschaft besteht zwar ein relativer Konsens bez. der Parameter, anhand derer sich die Wirbelsäulenfunktion und insbesondere die wirbelsäulenstabilisierende Muskulatur objektivieren lassen, es existieren jedoch **keine einheitlichen, internationalen methodischen Standards**.

Aus Gründen der Qualitätssicherung werden daher in diesem Werk nur Methoden berücksichtigt, deren **Hauptgütekriterien** (Objektivität, Reliabilität, Validität) und **Nebengütekriterien** (Normierung, Vergleichbarkeit, Praktikabilität, Ökonomie, Nützlichkeit, Sicherheit) **wissenschaftlich überprüft und dokumentiert** sind.

Praktiker wünschen sich möglichst einfache Tests, die ohne hohen zeitlichen, finanziellen oder personellen Aufwand durchgeführt werden können. Zahlreiche Untersuchungen haben jedoch gezeigt, daß beschreibende, nicht mit Meßinstrumenten objektivierbare Parameter nicht reliabel und die verfügbaren klinischen, physiotherapeutischen und motorischen Muskelleistungsfähigkeitstests i.d.R. nicht valide sind (Bsp. Smidt u. Blanpied 1987; Wydra 1993; Mayer et al. 1995; Müller 1996; Seeger et al. 1997). Eine simple nichtapparative Muskelfunktionsdiagnostik, die wissenschaftlichen Anforderungskriterien gerecht wird, existiert weder für den Rumpf noch für die Halswirbelsäule.

Die Komplexität der wirbelsäulenstabilisierenden Muskulatur erfordert den Einsatz speziell entwikkelter **apparativer Analyse- und Trainingssysteme**, die im Minimum folgende **Hauptanforderungskriterien** erfüllen sollten (Smidt et al. 1983; Stokes 1987; Jones et al. 1988; Pollock et al. 1990b; Graves et al. 1990a; Denner 1995):

- Standardisierung der Körperposition
- achsengerechte Positionierung von Proband und Gerät
- Anpaßbarkeit an individuelle Körpermaße und -segmentlängen
- Isolation der Hauptfunktionsmuskulatur durch
  - vollständige Stabilisierung des Beckens und der unteren Extremität (für Rumpfanalysen)
  - umfassende torsostabilisierende Maßnahmen (für HWS-Analysen)
- Abstützung der Wirbelsäule zur Sicherstellung kontrollierter segmentaler Bewegungen sowie zur Vermeidung mechanischer Überbeanspruchung
- Standardisierung der Testpositionen

Derartige **Apparaturen** werden von verschiedenen Herstellern aus Deutschland, Großbritannien, Skandinavien und den USA produziert. In Verbindung mit einem differenzierenden methodischen Vorgehen ermöglichen sie reliable und valide Analysen, die selbst für chronische Patienten als gefahrlos und motivierend einzustufen sind (Graves et al. 1990a; Robinson et al. 1991; Ylinen u. Ruska 1994; Denner 1995). Der nicht unerhebliche technische, finanzielle, personelle und zeitliche Aufwand wird durch den hohen wissenschaftlichen Qualitätsanspruch einerseits sowie durch die epidemische Verbreitung von Rückschmerzen inkl. des dadurch verursachten volkswirtschaftlichen Schadens andererseits legitimiert.

In Anbetracht der Existenz unterschiedlicher Methoden und Apparaturen setzen inter- und intraindividuelle Vergleiche von Meßwerten und Erkenntnissen eine **eindeutige standardisierte Terminologie** voraus.

MOBILITÄT

Definitionen

Unter Mobilität (Synonymbegriffe u.a.: Beweglichkeit, Flexibilität, Gelenkigkeit) versteht man die Fähigkeit, Bewegungen gemäß den funktionalen Möglichkeiten der beteiligten Gelenke mit grosser Amplitude optimal ausführen zu können. Das Maß der Mobilität ist die maximal erreichbare Bewegungsamplitude (Meinel u. Schnabel 1977; Knebel 1985).

Die Mobilität kann daher als **willkürlich möglicher Bewegungsbereich in einem oder in mehreren Gelenken** definiert werden (Hollmann u. Hettinger 1990).

Die pathologischen Formen Hypomobilität (verminderte Gelenkbeweglichkeit) und Hypermobilität (Überbeweglichkeit der Gelenke) lassen sich nur mittels Vergleich von beobachteten Werten eines Individuums mit Referenzdaten gleichaltriger beschwerdefreier Personen gleichen Geschlechts bestimmen.

Hypomobilität liegt danach vor, wenn sich ein Meßwert vom Mittelwert beschwerdefreier Personen um eine Standardabweichung nach unten unterscheidet.

Hypermobilität ist gegeben, wenn sich ein Meßwert vom Mittelwert beschwerdefreier Personen um eine Standardabweichung nach oben unterscheidet (Dvorak et al. 1988a).

Leistungsbestimmende Faktoren für die Mobilität

- Gelenkstruktur
- Umfang der Muskelmasse
- Dehnungsfähigkeit der beteiligten Muskeln/ Muskelgruppen
- Dehnungsfähigkeit von Muskelhüllen, Sehnen, Bändern, Gelenkkapseln und Haut
- Körpertemperatur
- Lebensalter
- Übungs- und Trainingszustand

Die Gelenkstruktur gilt als nicht beeinflußbarer mechanischer Faktor, während der Umfang der Muskelmasse sowie die Dehnungsfähigkeit der muskulären Strukturen, Gelenkkapseln und Sehnen als durch Training beeinflußbare mechanische Faktoren betrachtet werden.
Eine Erhöhung der Körpertemperatur begünstigt die Mobilität, eine Senkung beeinträchtigt sie. Die Mobilität erreicht ihr Maximum zwischen dem 11. und 14. Lebensjahr und nimmt danach mit fortschreitendem Alter kontinuierlich ab (Hollmann u. Hettinger 1990; Denner 1995).

Meßmethoden

Die **segmentale Mobilität** der Wirbelsäule kann nur mit **invasive**n **Methoden** (radiologische Techniken, Computertomographie usw.) untersucht werden. Der Einsatz invasiver Methoden ist kosten-, zeit- und arbeitsintensiv. Darüber hinaus wird die zu untersuchende Person einer erheblichen Strahlenbelastung ausgesetzt (Loebl 1967; Mayer et al. 1984; Tucci et al. 1986; Mellin 1987; Pearcy et al. 1985).

Für klinische und wissenschaftliche Zwecke werden überwiegend **nichtinvasive Methoden** (Goniometrie, Messungen mittels Bandmaß, optoelektronische Systeme usw.) angewandt. Nichtinvasive Methoden dienen primär zur Analyse der **Gesamtmobilität** der Wirbelsäule bzw. einzelner Wirbelsäulenabschnitte in den einzelnen Bewegungsebenen und ermöglichen i.d.R. keine bzw. nur eingeschränkte Aussagen über die segmentale Mobilität.

Definitionen

Als **muskuläre Kraft** wird die physikalische Kraft bezeichnet, die ein Muskel auf bestimmte Körperabschnitte ausüben kann. Die muskuläre Kraft kann in unterschiedlicher Form, nämlich als isometrische, dynamisch-konzentrische oder dynamisch-exzentrische Aktion, realisiert werden (Knuttgen u. Komi 1994).

Die **isometrische Kraft** ist dabei definiert als Spannung, die ein Muskel oder eine Muskelgruppe in einer bestimmten Position willkürlich gegen einen fixierten Widerstand auszuüben vermag, während die **dynamische Kraft** als Masse, welche willkürlich innerhalb eines gezielten Bewegungsablaufes bewegt werden kann, definiert wird (Hollmann u. Hettinger 1990).

Die Charakterisierung der Kraft eines Muskels bzw. einer Muskelgruppe erfolgt i.d.R. anhand der Maximalkraft. Das **Maximalkraftverhalten** wird mit den Begriffen Absolutkraft, Maximalkraft und willkürliche Aktivierungsfähigkeit beschrieben (Bührle 1985):

Unter **Absolutkraft** versteht man das gesamte Kraftpotential, das im Muskel oder in einer Synergistengruppe angelegt ist. Es kann mit Hilfe der Elektrostimulation gemessen oder durch die physiologischen Muskelquerschnittsflächen abgeschätzt werden.

Die **Maximalkraft** wird als der Anteil der Absolutkraft interpretiert, der willkürlich aktiviert werden kann. Sie ist bestimmt durch die Absolutkraft und die willkürliche Aktivierungsfähigkeit.

Die **willkürliche Aktivierungsfähigkeit** ist die Fähigkeit, einen möglichst hohen Anteil des morphologisch angelegten Kraftpotentials einsetzen zu können.

Die isometrische sowie die dynamisch-konzentrische Maximalkraft beruhen auf denselben physiologischen Determinanten. Eine Unterscheidung zwischen isometrischer und dynamisch-konzentrischer Maximalkraft ist daher nicht gerechtfertigt, die maximale isometrische Kontraktion stellt nur einen Sonderfall der dynamisch-konzentrischen Kontraktion dar (Bührle 1985, Schmidtbleicher 1994).

Die Maximalkraft ist auch der wichtigste Bestimmungsfaktor der **Schnellkraft**. Unter Schnellkraft wird das Vermögen verstanden, bei isometrischer oder dynamischer Kontraktion möglichst hohe Kraftwerte pro Zeiteinheit zu realisieren (Bührle 1985).

Leistungsbestimmende Faktoren der Maximalkraft und Schnellkraft

Die willkürlich realisierbare Maximalkraft ist vom Muskelfasertyp weitgehend unabhängig. Sie wird primär vom **physiologischen Muskelquerschnitt** bestimmt. Die Maximalkraft ergibt sich dabei als Summe der Kraft, die von den Querbrücken zwischen den Muskelproteinen Aktin und Myosin ausgeübt wird (Billeter u. Hoppeler 1994; Roy u. Edgerton 1994; Huijing 1994; Tittel u. Wutscherk 1994).

Die Schnellkraft hingegen wird neben dem Muskelquerschnitt durch die **Faserverteilung** in der beteiligten Muskulatur determiniert. Dabei bestimmt die Größe des Anteils an schnellen Fasern das individuelle Schnellkraftpotential eines Muskels (Bührle 1985).

Die willkürliche Realisierung maximaler Muskelkräfte hängt entscheidend von der **Motivation** sowie vom Ermüdungsgrad der Testperson ab. Psychologisch bedingte Hemmechanismen müssen dabei durch motivistisch wirksame Methoden (verbale Anfeuerung, visuelles Feedback usw.) ausgeschaltet werden, um die Mobilisierung zusätzlicher Leistungsreserven zu ermöglichen (Hollmann u. Hettinger 1990; Carpenter et al. 1988; Holmes 1993). Die **muskuläre Ermüdung** und **Willensermüdung** einer Testperson steigen mit zunehmender Zahl von Maximalkontraktionen exponentiell an. Dieses Phänomen erfordert die Standardisierung der Reihenfolge und die Limitierung der Anzahl an Krafttests pro Testeinheit sowie vollständige Pausen zwischen den Einzeltests (Leggett et al. 1990; Robinson et al. 1992; Hay 1994).

Meßmethoden

Die Standardmethode zur Quantifizierung der Maximalkraft einer Muskelgruppe ist die apparativ gestützte **isometrische Maximalkraftanalyse**. Ein in die Drehachse des Analysesystems integrierter Drehmomentensensor registriert dabei das maximale Nettodrehmoment (= Summe aller Momente bzw. Kräfte), das von der getesteten Muskelgruppe in einer definierten Gelenkstellung auf die Drehachse des Analysesystems ausgeübt wird (Einheit: Nm).

Die Schnellkraft kann im Rahmen der isometrischen Maximalkraftanalyse mittels Registrierung des Kraft-Zeit-Verlaufs als größter **Kraftanstieg** innerhalb von i.d.R. 50 ms während der Meßdauer ermittelt werden (Einheit: Nm/s).

MUSKELLEISTUNGSFÄHIGKEIT

Definitionen

Die Begriffe Kraft und Leistung werden häufig miteinander verwechselt. **Leistung** ist **physikalisch** definiert als Arbeit, die pro Zeiteinheit durchgeführt wird, bzw. als Produkt von Kraft mal Geschwindigkeit.

Kraft und Geschwindigkeit sind somit die beiden wichtigsten Determinanten der Muskelfunktion. Die Leistung eines Muskels steigt mit der Kraft, die er aufbringt, bzw. mit der Geschwindigkeit, mit der eine bestimmte Kraft entwickelt wird (Knuttgen u. Komi 1994; Goldspink 1994). Das Maximum an mechanischer Leistung eines Muskels wird dann erzielt, wenn die entwickelte Kraft und die Geschwindigkeit jeweils 35-45% ihres Maximums betragen (Bosco 1992).

In Abgrenzung zum physikalisch orientierten Ansatz wird die **Leistungsfähigkeit im motorischen Sinn** definiert als Output, den der aktive Bewegungsapparat produziert (Müller 1996).

Die Leistungsfähigkeit einer Muskelgruppe wird i.d.R. anhand der **Kraftausdauer** charakterisiert. Unter Kraftausdauer versteht man die Ermüdungswiderstandsfähigkeit (Synonymbegriff: Ausdauer) gegen langdauernde oder sich wiederholende Belastungen bei statischer oder dynamischer Muskelarbeitsweise (Ehlenz et al. 1983; Hollmann u. Hettinger 1990).

Bei der Objektivierung der wirbelsäulenstabilisierenden Muskulatur entspricht der Begriff **statische Muskelleistungsfähigkeit** der lokalen aerob-anaeroben statischen Kurzzeitausdauer, während **dynamische Muskelleistungsfähigkeit** gleichbedeutend ist mit lokaler aerob-anaerober dynamischer Kurzzeitausdauer.

Leistungsbestimmende Faktoren

- Maximalkraft
- aerobe Kapazität
- anaerob zu entwickelnde Energiemenge
- lokale Ermüdung
- zentrale Ermüdung

Zwischen der Maximalkraft und der Muskelleistungsfähigkeit bestehen enge korrelative Beziehungen. Eine Steigerung der Maximalkraft wirkt sich immer positiv auf die Muskelleistungsfähigkeit aus. Der korrelative Zusammenhang fällt dabei um so höher aus, je größer die Last ist, gegen die gearbeitet werden muß. Während bei Belastungen unter 20% der Maximalkraft die Ausdauer als leistungsbestimmender Faktor dominiert, ist bei Belastungen über 20% die Maximalkraft die leistungsdeterminierende Größe. Der entscheidende Faktor ist letztlich jedoch die Ermüdung. Die mit der Arbeitsdauer zunehmenden lokalen und zentralen Hemmimpulse überwiegen die Befehlsimpulse und zwingen zum Arbeitsabbruch (Hollmann u. Hettinger 1980; Ehlenz et al. 1983; Schmidtbleicher 1995).

Meßmethoden

Die **statische Muskelleistungsfähigkeit** kann anhand der **maximalen Zeit** bestimmt werden, über die hinweg eine vorgegebene statische Haltearbeit in einer definierten Körperposition willkürlich aufrechterhalten werden kann. Diese Methode erfordert von der Testperson eine ausgeprägte Willenskraft und Ermüdungstoleranz (Hollmann u. Hettinger 1990).

Elektromyographische Verfahren ermöglichen die Objektivierung der statischen Muskelleistungsfähigkeit unter konstanten submaximalen Arbeitsbedingungen, ohne eine erschöpfende Ausbelastung der Testperson auch nur annähernd zu benötigen. Anhand von **Veränderungen ausgewählter Frequenzparameter des EMG-Signals** läßt sich dabei die in einem definierten Zeitraum von 30-60 s auftretende lokale muskuläre Ermüdung quantifizieren (Biedermann et al. 1991; Biedermann u. Forrest 1989; Roy et al. 1989, 1995).

Die **dynamische Muskelleistungsfähigkeit** kann anhand der **maximalen Zeit** bestimmt werden, über die hinweg eine definierte dynamische Bewegung mit konstanter Geschwindigkeit und Amplitude durchgeführt werden kann. Andere Methoden quantifizieren die dynamische Muskelleistungsfähigkeit anhand der **Anzahl von Wiederholungen** einer definierten dynamischen Bewegung in einem willkürlich vorgegebenen Zeitraum (Hollmann u. Hettinger 1990).

Für die Objektivierung der dynamischen Muskelleistungsfähigkeit werden auch Dynamometer eingesetzt, die der Testperson eine physikalisch exakt definierte Leistung vorgeben und während der dynamischen Belastung anhand eines nach dem Lichtzeichenanlagenprinzip gestalteten Displays die **Abweichung der erbrachten von der vorgegebenen Leistung** anzeigen. Derartige Methoden reduzieren den Einfluß der Bewegungskoordination, erleichtern die Motivation der Testperson und provozieren aufgrund exakterer Abbruchkriterien keine erschöpfenden Ausbelastungen (Bosco 1992; Denner 1995).

Definitionen

Bei der Diagnostik und Therapie von Funktionsbeeinträchtigungen der Wirbelsäule kommt dem **Konzept der muskulären Dysbalance** eine zentrale Bedeutung zu. Muskuläre Dysbalancen sollen für die Entstehung und Unterhaltung von Schädigungen des Haltungs- und Bewegungsapparates verantwortlich sein, vielen Überlastungsschäden vorausgehen und solche induzieren sowie für Leistungsminderungen verantwortlich zeichnen (Freiwald u. Engelhardt 1997; Müller u. Hille 1996).

Einfach betrachtet versteht man unter muskulären Dysbalancen ein muskuläres **Ungleichgewicht** zwischen Beugern und Streckern, Agonisten und Antagonisten durch Schwäche oder mangelnde Dehnbarkeit von Muskeln oder Muskelgruppen (Graff u. Prager 1986) bzw. ein Ungleichgewicht in den Gelenk-Muskel-Beziehungen, das sich auf die Kraftfähigkeit, auf die Dehn- und Entspannungsfähigkeit sowie auf die neuronale Steuerung einzelner Muskeln und Muskelgruppen beziehen kann (Knebel 1985).

Der Begriff der muskulären Dysbalance wird jedoch mittlerweile zunehmend kritisch diskutiert und als zu unspezifisch und zu wenig abgegrenzt sowie nicht ausreichend definiert und operationalisiert betrachtet. Hauptargument: Von normativen Werten abweichende Befunde werden durch die Bezeichnung mit der negative Assoziationen auslösenden Silbe "Dys" als fehlerhafte Funktion oder krankhafter Zustand stigmatisiert, selbst dann, wenn die Normabweichung eine notwendige neuromuskuläre Leistungsvoraussetzung (z. B. in Sportarten mit einseitigem Anforderungsprofil) oder eine biologisch sinnvolle Kompensation des Organismus bei Schädigung darstellt (Freiwald u. Engelhardt 1997; Müller u. Hille 1996).

Es wird daher vorgeschlagen, 1. den Begriff muskuläre Dysbalance aufgrund der Tatsache, daß die Muskulatur und eine veränderte muskuläre Ausprägung nicht unabhängig von der nervösen Ansteuerung gesehen werden kann, durch den Begriff neuromuskuläre Dysbalance zu ersetzen sowie 2. vor Beschreibung einer neuromuskulären Dysbalance den Normalzustand, die neuromuskuläre Balance, zu definieren (Freiwald u. Engelhardt 1997).

Eine **neuromuskuläre Balance** liegt danach vor, wenn durch eine ausgewogene Abstimmung der Aktivierung synergistischer Muskelgruppen und einer mehr oder weniger verminderten Aktivität (eine vollständige Hemmung ist hierbei nicht immer erwünscht) antagonistischer Muskelgruppen eine funktionsgerechte Bewegung erzielt wird, die mit einer achsengerechten Gelenkbelastung einhergeht (Schomburg 1995).

Als **neuromuskuläre Dysbalance** gelten Abweichungen vom normalen (individuellen) motorischen Stereotyp (Bewegungsprogramm), die durch zeitlich veränderte und instabile gezielt nervale Aktivierung einzelner Muskelgruppen zu Bewegungseinschränkung, Leistungsabnahme und/ oder arthromuskulären Beschwerden führen (Neumann 1995).

Die neuromuskuläre Dysbalance ist folglich durch eine Störung der Homöostase, d. h. einer Verschiebung der neuromuskulären Balance, gekennzeichnet. Von der Störung sind einzelne oder mehrere nervöse und humorale (= auf dem Flüssigkeitswege übertragene) Systeme der arthronalen Einheit bzw. das biologische Gesamtsystem betroffen. Die Störung der Homöostase kann pathophysiologische Bedeutung erlangen und führt zu strukturellen Anpassungen. Die neuromuskuläre Dysbalance zeigt sich durch die Abweichung nervöser, humoraler und struktureller Befunde von intra- und interindividuell normativen Werten. Eine neuromuskuläre Dysbalance liegt jedoch erst dann vor, wenn die Veränderung der Homöostase pathologisch, d. h. beschwerdeauslösend und -verstärkend, strukturschädigend oder leistungseinschränkend, wirkt (Freiwald u. Engelhardt 1997).

Meßmethoden

Neuromuskuläre (Dys)balancen werden **mathematisch ermittelt und quantifiziert**. Als Basiswerte dienen dabei i. d. R. die gemessenen isometrischen Maximalkraftparameter (Einheit: Nm). Durch Division von 2 Meßparametern werden zunächst die Balancewerte (Kraftverhältnisse) errechnet und in einem zweiten Schritt mit alters- und geschlechtsspezifischen Referenzdaten (Normwerte) verglichen.

Folgende **Kraftverhältnisparameter** können dabei zu Vergleichen herangezogen werden (Freiwald u. Engelhardt 1997):

- Vergleich von 2 gegensätzlichen Muskeln, die an einem Gelenk ansetzen (Kraftverhältnis Agonist zu Antagonist),
- Vergleich von rechts- und linksseitigen Muskeln (Asymmetrie),
- Vergleich synergistisch wirkender Muskeln (Kraftverhältnis ausgewählter Synergisten).

TECHNISCHE AUSSTATTUNG

Apparative Analysesysteme

Für Analysen der Wirbelsäulenmobilität sowie der Kraft und Leistungsfähigkeit der wirbelsäulenstabilisierenden Muskulatur werden folgende **Typen von Apparaturen** benötigt:

1. Evaluation von Rumpffunktionen
- Analysesystem für die Rumpfextensoren
- Analysesystem für die Rumpfflexoren
- Analysesystem für die Rumpflateralflexoren
- Analysesystem für die Rumpfrotatoren

2. Evaluation von HWS-Funktionen
- Analysesystem für die Mobilität der Halswirbelsäule in allen Bewegungsebenen
- Analysesystem für die HWS-Extensoren
- Analysesystem für die HWS-Flexoren
- Analysesystem für die HWS-Lateralflexoren
- Analysesystem für die HWS-Rotatoren

Kombinierte Analysesysteme zur Evaluation von 2 oder mehr Rumpf- bzw. HWS-Funktionen können eingesetzt werden, wenn die achsengerechte Positionierung der Testperson und die Isolation der jeweiligen Hauptfunktionsmuskulatur gewährleistet sind.

Meßtechnik (inkl. Meßsoftware und PC)

Für die Berechnung der Oberkörper- und Kopfmasse müssen die anthropometrischen Merkmale Körpergewicht und -größe meßtechnisch ermittelt werden. Hierzu wird eine geeichte **Waage** inkl. **Meßlatte** benötigt.

Der optionale Einsatz der bioelektrischen Impedanzanalyse (BIA) ermöglicht darüber hinaus die qualitativ-quantitative Bestimmung der Körperzusammensetzung (u.a. Verhältnis von fettfreier zu fetthaltiger Körpermasse). Ein **BIA-Gerät** muß die Möglichkeit bieten, neben der Impedanz auch zwischen den Impedanzkomponenten Resistanz und Reaktanz unterscheiden zu können (Tomczak 1997).

Analysen der Gesamtmobilität des Rumpfes und der Halswirbelsäule in der Sagittal-, Frontal- und Transversalebene erfordern mechanische oder elektronische **Goniometer** bzw. Inklinometer. Diese werden von den Herstellern i.d.R. in die Drehachse des Analysesystems integriert bzw. in unmittelbarer Nähe der Drehachse des jeweiligen Analysesystems fixiert. Für die Evaluation der HWS-Gesamtmobilität haben sich helmartige Goniometer bewährt. Diese sind an den Kopfdurchmesser bzw. an die Kopfgröße anpassbar und können präzise am Kopf fixiert und justiert werden (Tucci et al. 1986; Rheault et al. 1992; Denner 1995). Die Meßgenauigkeit von Goniometern bzw. Inklinometern sollte ±1° betragen.

Bei isometrischen Maximalkraftanalysen werden die auf die Drehachse eines Analysesystems ausgeübten Muskelmomente hebelarmunabhängig mittels in die Drehachse integrierter **Drehmomentensensoren** ermittelt. Technisch wird hierfür i.d.R. die sogenannte Dehnungsmeßstreifen-Technologie eingesetzt. Der Dehnungsmeßstreifen registriert und mißt das bei der Muskelkontraktion auf die Drehachse ausgeübte Drehmoment als elektrischen Spannungsunterschied, der systemintern oder softwaregestützt in die Einheit Nm umgerechnet wird. Bei derartigen Meßverfahren muß zwischen der Sensorgenauigkeit und der Systemgenauigkeit unterschieden werden. Moderne Drehmomentensensoren haben eine temperaturstabile Meßgenauigkeit von ≤0,01 %. Die Größe von Meßfehlern bei der Drehmomentenerfassung wird daher primär durch Systemgenauigkeit bestimmt. Diese hängt vor allem von der Art des Einbaus des Drehmomentensensors in das Analysesystem ab. Verspannungen, Reibung und unpräzise Fixierung können dabei zu erheblichen Meßfehlern führen. Das Anforderungskriterium an die Systemgenauigkeit ist eine Reproduzierbarkeit der Meßwerte von ±1 %.

Als optionales Meßinstrument ermöglicht ein **Oberflächen-EMG-System** u.a. submaximale Analysen der statischen Muskelleistungsfähigkeit. EMG-Systeme inkl. Software sollten folgendes Anforderungsprofil erfüllen (ISEK 1980):
- mindestens 4 Kanäle zur simultanen Ableitung von vier Muskeln
- hochwertiger Verstärker mit geringem Eigenrauschen und ausreichend hoher Eingangsimpedanz
- ausreichend hohe Gleichtaktunterdrückung (CMRR > 90 dB)
- Verstärkerbandbreite zwischen 10 und 500 Hz
- Signal mit einer ausreichend hohen Frequenz (≤1000 Hz) abfragbar
- Zugang zum Roh-EMG möglich (Artefaktprüfung)

Für exakte Analysen der statischen und dynamischen Muskelleistungsfähigkeit werden EDV-gestützte **Dynamometer mit optischer Feedbackfunktion** benötigt. Bei diesen Analysen geht es darum, ein vorgegebenes Drehmoment bzw. eine vorgegebenen physikalische Leistung (innerhalb einer definierten Bewegungsamplitude) möglichst lange aufrechtzuerhalten. Dies ist **nur mit PC-basierenden Analysesystemen inkl. Online-Darstellung** auf Monitoren möglich.

Teilnahmevoraussetzungen

Für die Teilnahme an der biomechanischen Funktionsanalyse der Wirbelsäule gelten folgende Indikationen und Kontraindikationen

Indikationen

- Wirbelsäulensyndrome mit erheblicher Symptomatik
  - bei nachgewiesenem Bandscheibenvorfall (auch postoperativ) und erheblichen Protrusionen außerhalb des akuten Stadiums
  - bei nachgewiesenen degenerativen Veränderungen
  - bei nachgewiesenen Spondylysen und Spondylolisthesen
  - bei Wirbelsäulenverletzungen im Rahmen der konservativen oder postoperativen Behandlungen
  - bei rezidivierenden Bandscheibenleiden mit erheblich eingeschränkter Arbeitsfähigkeit
- Funktioneller Rückenschmerz auch ohne degenerative Veränderungen
- Muskuläre Wirbelsäuleninsuffizienz und/oder Dysbalance

Voraussetzung für die Teilnahme ist dabei, daß operationswürdige Befunde fachärztlich ausgeschlossen sind und postoperative Zustände innerhalb von 4 Monaten der Einwilligung des Operateurs bedürfen. Es muß mindestens Übungsstabilität bestehen und darüber hinaus eine ausreichende geistige, psychische und körperliche Konstitution sowie Kooperation und Motivation des Patienten gegeben sein.

Relative Kontraindikationen

- Tumorleiden
- medikamentös nicht ausreichend eingestellte Hypertonie
- belastungslabile KHK
- relative Herzinsuffizienz
- kurze Intervallphasen von Rheuma
- Osteoporose bis 80% Knochendichte des Altersdurchschnitts
- Bandscheibenvorfälle und Protrusionen bis 3 Monate ohne Operationsindikation
- grüner Star
- Diabetes
- instabile Psyche

Absolute Kontraindikationen

- frische Frakturen (bis 4 Monate)
- Zustand nach Bauchoperation (bis 4 Monate)
- Zustand nach gynäkologischer Operation (bis 4 Monate)
- akut operationswürdige Befunde
- Narbenbrüche
- Mißbildungen der Wirbelsäule
  - Spina bifida mit Befall von mehr als einem Wirbelsäulensegment
  - florider Morbus Scheuermann
  - Skoliose im Wachstum von mehr als 30° nach Cobb
- schwere Gefäßerkrankungen
  - Aneurysma der Aorta
  - Lungenembolie
  - Thrombose großer Venen
  - zerebrale Ischämien
- schwere Herz- und Kreislauferkrankungen mit
  - Herzinsuffizienz
  - instabiler Angina pectoris
- schwere entzündliche Erkrankungen im akuten Schub
  - z. B. PcP, Morbus Bechterew
- Osteoporose mit weniger als 80% Knochendichte des Altersdurchschnitts
- akuter Bandscheibenvorfall mit Beinbeschwerden
  - Operationsindikation (akute Nervenreizung)
- progressive neurologische Symptomatik
- Netzhautablösung
- ansteckende Krankheiten
- progrediente Instabilität der Wirbelsäule

Indikationen und Kontraindikationen für die Teilnahme an einer biomechanischen Funktionsanalyse der Wirbelsäule bzw. für die Teilnahme an einem Rekonditionierungsprogramm (© Forschungs- und Präventionszentrum Köln)

Maximalkraft- und Leistungsfähigkeitsanalysen der Rumpf-, Nacken- und Halsmuskulatur sind selbst für chronische Patienten weitgehendst gefahrlos. Analyseinduzierte Beschwerden treten bei weniger als 1% aller Teilnehmer auf (Denner 1995; Uhlig et al. 1997; Ylinen u. Ruuska 1994). Aus Sicherheits- und Qualitätssicherungsgründen sollten derartige Analysen bei Patienten jedoch prinzipiell erst nach eingehender Untersuchung durch einen in der Rückenschmerzdiagnostik erfahrenen Arzt durchgeführt werden.

Im Rahmen der **Anamnese** einschließlich Auswertung von Fremdbefunden sollte dabei eine genaue Lokalisation und - soweit wie möglich - eine Klärung der Genese der Beschwerden vorgenommen werden. Dabei ist besonders auf Ausstrahlungsphänomene zu achten, die spätestens bei der Untersuchung in nichtradikulär, radikulär bzw. medullär bedingt unterschieden werden müssen.

Bei der klinischen **Befundung** ist dann insbesondere auf grobneurologische Störungen (Prüfung von Sensibilität, Motorik, Reflexen und Lasegue-Zeichen) und deren Ursachen, Instabilitäten sowie Spondylarthrosen, die ggf. zu rezidivierenden, belastungslimitierenden Beschwerden neigen, zu achten.

Beim **Einsatz bildgebender Verfahren** sollten vor allem folgende Aspekte abgeklärt werden:

- deutliche Gefügestörungen/Instabilitäten
- schwere, erst recht schwere multisegmentale degenerative Veränderungen
- Spinalstenose (mit Symptomatik)
- beschwerderelevante Protrusionen, Prolapse, Foramenstenosen, intraspinale Adhäsionen, (epidurale) Fibrosierungen nach Bandscheibenoperation bzw. Postnukleotomiesyndrome

Anhand der aus Anamnese, Befundung sowie ergänzenden bildgebenden Verfahren ermittelten **Diagnose** ist zu entscheiden, ob definierte **Indikationen** bzw. **Kontraindikationen** für eine Funktionsdiagnostik der Wirbelsäule bzw. ein Rekonditionierungsprogramm vorliegen (Uhlig 1997).

2.26 MEDIZIN

ERFASSUNG UND ÜBERMITTLUNG DER DIAGNOSE

Ärztliche Informationen zur Analyse und zur Trainingsgestaltung

Patient: Name, Vorname ______________________ Geburtsdatum ______________

Hauptdiagnose ______________________
(falls möglich, bitte genaue fachärztlich-orthopädische Diagnose) ______________________

____

☐ **chronisch-rezidivierendes**

☐ HWS-Syndrom ☐ BWS-Syndrom LWS-Syndrom ☐

HWS	**mit**	**BWS/LWS**
☐ nichtradikulärer		☐ nichtradikulärer
☐ radikulärer (abgelaufener)		☐ radikulärer (abgelaufener)
☐ (Zerviko-)Brachialgie ☐ rechts ☐ links		☐ (Lumbo-)Ischialgie ☐ rechts ☐ links

HWS	**bei**	**BWS/LWS**
☐ Bandscheibenschaden Höhe ____		☐ Bandscheibenschaden Höhe ____
☐ Bandscheibenvorfall Höhe ____		☐ Bandscheibenvorfall Höhe ____
☐ Zustand nach Bandscheiben-Op. Höhe ____		☐ Zustand nach Bandscheiben-Op. Höhe ____
☐ Spondylarthrose Höhe ____		☐ Facettensyndrom Höhe ____
☐ muskulärer Insuffizienz		☐ muskulärer Insuffizienz
☐ allgem. konstitutioneller Hypermobilität		☐ Spondylolyse Höhe ____
☐ sonstigen ____		☐ Wirbelgleiten Höhe ____
		☐ Skoliose
		☐ allgem. konstitutioneller Hypermobilität
		☐ sonstigen ____

Nebendiagnose

☐ Koxarthrose ☐ Gonarthrose

☐ Zustand nach Operation ______________________

☐ ______________________

Raster zur standardisierten Erfassung und Übermittlung von ärztlicher Diagnose sowie ärztlichen Informationen zur Analyse und Trainingsgestaltung (© Forschungs- und Präventionszentrum Köln)

Dieses **Formblatt** wurde von einem interdisziplinären Qualitätszirkel nach praktisch relevanten orthopädischen und trainingswissenschaftlichen Gesichtspunkten entwickelt. Der behandelnde Arzt kann damit die Diagnose sowie analyse- und trainingsrelevante Informationen übermitteln. Das standardisierte **Diagnoseraster** ermöglicht die wissenschaftliche Begleitung nachfolgender Maßnahmen.

SEITE INHALT

KAPITEL 3: PRÄANALYTISCHE BEFRAGUNG

KAPITEL 3

PRÄANALYTISCHE BEFRAGUNG

Die Analyse der wirbelsäulenstabilisierenden Muskulatur wird hauptsächlich auf 5 **Arbeitsgebieten** eingesetzt:

1. Primärprävention (Primärzielgruppe: Beschwerdefreie Personen)
2. Sekundärprävention (Primärzielgruppe: Personen mit subakuten Rückenbeschwerden)
3. Rehabilitation (Primärzielgruppe: Chronische Rückenpatienten)
4. Arbeitsmedizin (Primärzielgruppe: Berufsgruppen mit Risikotätigkeit für Rückenbeschwerden)
5. Leistungssport (Primärzielgruppe: Athleten)

Eigene biomechanische Untersuchungen mit mehr als 8.000 Männern und Frauen im Alter von 13-85 Jahren führten diesbezüglich zu der Kernerkenntnis, daß Kraft und Leistungsfähigkeit der wirbelsäulenstabilisierenden Muskulatur primär von 7 **Faktoren** determiniert werden (Voraussetzungen: Ausreichende Motivation, keine muskuläre Ermüdung oder Willensermüdung):

1. Geschlecht
2. Alter
3. Körpergröße
4. Körpergewicht
5. Körperzusammensetzung
6. Trainingszustand
7. Beschwerdeprofil

Längsschnittstudien zur Trainierbarkeit von mehr als 3 000 subakuten und chronischen Rückenpatienten (Denner 1995, 1997; Pfingsten et al. 1993; Hildebrandt 1994) identifizierten darüber hinaus einen weiteren **Faktor**, der **für die Prädiktion des Trainingserfolgs** verantwortlich zeichnet (Voraussetzung: Ausschluß von Kontraindikationen):

8. Innere Einstellung des Probanden/Patienten

Die Faktoren 1, 2, 6, 7 und 8 werden durch Befragung, die Faktoren 3, 4 und 5 durch Messung (s. Kap. 4) erhoben.

Die präanalytische Befragung erfaßt und evaluiert ausschließlich diejenigen Faktoren, die einen unmittelbaren Bezug zur Analyse bzw. zum Training der wirbelsäulenstabilisierenden Muskulatur haben. Sie hat folgende **modulare Struktur**:

1. Obligatorische Erhebung analyserelevanter Faktoren (Faktoren 1-7)
2. Obligatorische Erhebung trainingsrelevanter Faktoren (Faktoren 7 und 8)
3. Optionaler Einsatz von Verfahren zur Standarddiagnostik bei Schmerzpatienten

Durch Dokumentation und Evaluation analyse- bzw. trainingsrelevanter Faktoren ermöglicht die präanalytische Befragung die

- Relativierung nachfolgend ermittelter Meßwerte,
- Auswahl und Eignungsüberprüfung von Trainingsteilnehmern,
- Individualisierung und gezielte Steuerung von Trainingsmaßnahmen sowie
- Evaluation und Quantifizierung des Trainingserfolgs bez. subjektiver Parameter.

METHODEN/RAHMENBEDINGUNGEN/LEITLINIEN

Der analyserelevante Faktor Trainingszustand und der analyse- sowie trainingsrelevante Faktor Beschwerdeprofil werden durch Interview, der trainingsrelevante Faktor innere Einstellung des Probanden **durch Interview und standardisierten Selbstbeurteilungsfragebogen** erhoben.

Der hierfür erforderliche **Zeitaufwand** beträgt ca. 20-30 min. Interview und Selbstbeurteilung werden prinzipiell nach der ärztlichen Untersuchung (bei Patienten) und vor den biomechanischen Analysen durchgeführt.

Die Befragung sollte nur durch speziell qualifizierte professionelle **Fachkräfte** erfolgen. Diese müssen nachweislich über profunde Kenntnisse und Praxiserfahrung auf den relevanten Fachgebieten "Leistungsdiagnostik, Training, Schmerz und Psychometrie" verfügen.

Interview und Ausfüllen des Selbstbeurteilungsfragebogens sollten in einem **separaten** und ruhigen **Raum** stattfinden, in dem sich nur der Testleiter und die Testperson sowie die vorbereiteten Befragungsunterlagen befinden.

Es ist wichtig, daß von Anfang an eine vertrauensvolle **Atmosphäre** geschaffen wird. Der Testleiter sollte sich hierfür um eine behutsame und einfühlsame Gesprächseröffnung und -führung bemühen.

Im Rahmen des Interviews sind konkrete, eindeutig formulierte **Fragen** zu stellen. Der Testleiter hat der Testperson dabei - ohne Überschreiten des zur Verfügung stehenden Zeitrahmens - ausreichend Zeit zur eigenen Schilderung zu geben und diese aussprechen zu lassen.

Beim **Zuhören** und während des Gesprächs sollte der Testleiter nicht nur die verbalen Äußerungen registrieren, sondern auch die Testperson **beobachten** und auf deren Gestik, Mimik, Körperhaltung und emotionale Reaktionen achten.

Es ist von großer Bedeutung, daß die analyse- und trainingsrelevanten Faktoren sorgfältig und exakt abgeklärt sowie protokolliert werden. Bei widersprüchlichen Angaben der Testperson hat der Testleiter nachzuhaken und den Sachverhalt zu **konkretisieren**.

Für die **Durchführung der Selbstbeurteilung** gilt folgende Leitlinie (Von Zerssen 1976):
"Der Zweck der Testung ist Gesunden wie Kranken grundsätzlich kurz, aber in allgemeiner Form darzulegen; die Erklärung muß selbstverständlich so gehalten werden, daß ihr nicht zu entnehmen ist, was im einzelnen mit Hilfe des Tests geprüft werden soll. Sie hat lediglich dem Probanden verständlich zu machen, warum überhaupt eine Selbstbeurteilung von ihm erbeten wird (...). Sodann wird die Testinstruktion laut vorgelesen, worauf die Aufforderung folgt, die Instruktion noch einmal selber zu lesen und danach sogleich mit dem Ankreuzen zu beginnen."

Beim Einsatz des Selbstbeurteilungsfragebogens ist es ratsam, nochmals zu betonen, daß jede Frage zu beantworten ist und es keine richtigen oder falschen Antworten gibt. Rückfragen der Testperson, beispielsweise bei Verständnis- oder Entscheidungsschwierigkeiten, können vom Testleiter beantwortet werden. In Fällen, bei denen die Testperson bei nahezu allen Fragen dieselbe Antwortoption wählt, hat der Testleiter durch Nachfragen sicherzustellen, daß keine motivationalen Beeinträchtigungen vorliegen und der Fragebogen mit der nötigen Sorgfalt bearbeitet wird (Geissner 1996).

1. Persönliche Daten

Name ____________________ Anschrift ____________________

Vorname ____________________ ____________________

Telefon (d) ____________________ Telefon (p) ____________________

Geburtsdatum ____________________ ☐ männlich ☐ weiblich

Arbeitgeber ____________________ Krankenkasse ____________________

Behandelnder Arzt ____

2. Spezifischer Trainingszustand

Betreiben Sie zur Zeit ein spezifisches Wirbelsäulentraining? ☐ ja ☐ nein

☐ apparatives Krafttraining ☐ Funktions-/Krankengymnastik

Regelmäßigkeit		**Systematik**	
☐ sporadisch	☐ regelmäßig 2-3x/W.	☐ systematisch	☐ Leistungssportler
☐ regelmäßig 1x/W.	☐ regelmäßig 4x/W.	☐ unsystematisch	

3. Beschwerdeprofil

Haben Sie momentan **Rückenbeschwerden**?		Haben Sie momentan **Nackenbeschwerden**?	
vorher	nachher	vorher	nachher
☐ ja ☐ nein	☐ ja ☐ nein	☐ ja ☐ nein	☐ ja ☐ nein

Dauer der Beschwerden in Jahren ________ **Dauer** der Beschwerden in Jahren ________

Aktuelle Episode in Wochen ________ **Aktuelle Episode** in Wochen ________

Ärztliche Diagnose ____

Schmerzregionen LWS

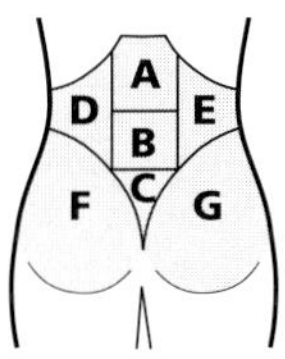

☐ keine Beschwerden
☐ A ☐ B ☐ C
☐ D ☐ E ☐ F
☐ G

Schmerzregionen HWS

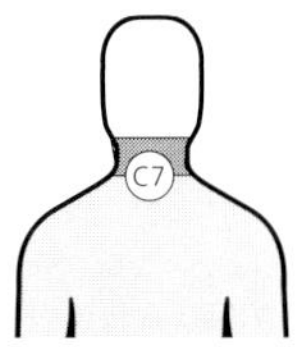

Ⓒ keine Beschwerden
Ⓒ oberhalb C7
Ⓒ unterhalb C7
Ⓒ oberhalb und unterhalb

Momentane Regelmäßigkeit

Rücken vorher	Rücken nachher		Nacken vorher	Nacken nachher
☐	☐	beschwerdefrei	☐	☐
☐	☐	unregelmäßig	☐	☐
☐	☐	regelmäßig	☐	☐
☐	☐	ständig	☐	☐

Momentane Schmerzintensität

Rücken vorher/nachher — Nacken vorher/nachher

Rücken vorher	Skala	Rücken nachher		Nacken vorher	Skala	Nacken nachher
☐	0	☐	beschwerdefrei	☐	0	☐
☐	1	☐		☐	1	☐
☐	2	☐	leicht	☐	2	☐
☐	3	☐		☐	3	☐
☐	4	☐		☐	4	☐
☐	5	☐	mäßig	☐	5	☐
☐	6	☐		☐	6	☐
☐	7	☐	stark	☐	7	☐
☐	8	☐		☐	8	☐
☐	9	☐		☐	9	☐
☐	10	☐	unerträglich	☐	10	☐

Standardisierter Fragebogen zur Erhebung analyse- und trainingsrelevanter Faktoren (© Forschungs- und Präventionszentrum Köln)

Der standardisierte Fragebogen dient zur
- Erfassung persönlicher Daten (inkl. Faktoren Geschlecht und Alter),
- Kategorisierung des aktuellen wirbelsäulenspezifischen Trainingszustands sowie
- Erstellung eines Beschwerdeprofils differenziert nach LWS („Rücken") und HWS („Nacken").

Er ist in jedem Einzelfall vom Testleiter **vollständig auszufüllen**, wobei zutreffende Antwortoptionen durch **Ankreuzen** auszuwählen sind.

Der Fragebogen ermöglicht die Erfassung des Beschwerdeprofils **vor und nach dem Training** („vorher" vs. „nachher").

3.4 DEFINITIONEN

AKTUELLER WS-SPEZIFISCHER TRAININGSZUSTAND

Der aktuelle wirbelsäulenspezifische Trainingszustand einer Testperson wird

- **für statistische Zwecke** (= Definition von Referenzindividuen, s. Kap. 5) sowie
- **zur Interpretation von Analysen** der wirbelsäulenstabilisierenden Muskulatur (= Vergleich mit Referenzdaten untrainierter oder trainierter Referenzpersonen, s. Kapitel 6) anhand von 4 Parametern **kategorisiert**:

1. Spezifisches Wirbelsäulentraining: ja/nein
2. Trainingsart
3. Trainingsregelmäßigkeit
4. Trainingssystematik

Der Begriff **„aktuell"** (im Fragebogen „zur Zeit") bezieht sich dabei auf einen Zeitraum von 6 Wochen vor dem Tag der Testdurchführung.

Als spezifisches Wirbelsäulentraining gelten:

- **apparatives Krafttraining** für die Rumpf- bzw. Nacken- und Halsmuskulatur
- **funktions- bzw. krankengymnastische Kräftigungsübungen** für die Rumpf- bzw. Nacken- und Halsmuskulatur mit und ohne Verwendung von Zusatzlasten (Lang-/Kurzhanteln, Hantelscheiben, Gewichtsweste, Thera-Band usw.)

Es ist unerheblich, ob das Training zu Hause oder in einer Trainingseinrichtung/Praxis erfolgt.

Die **Regelmäßigkeit** wirbelsäulenspezifischen Trainings wird anhand folgender Optionen kategorisiert:

- sporadisch,
- regelmäßig 1x/Woche (eine regelmäßige Trainingseinheit pro Woche),
- regelmäßig 2-3x/Woche (2-3 regelmäßige Trainingseinheiten pro Woche) sowie
- regelmäßig 4x/Woche" (≥4 regelmäßige Trainingseinheiten pro Woche).

Für die Kategorisierung der **Trainingssystematik** werden vor allem 2 Kriterien herangezogen:

1. Trainerbetreuung,
2. (Trainings)periodisierung.

Ein systematisches wirbelsäulenspezifisches Training liegt dann vor, wenn das Training unter Leitung eines qualifizierten Trainers, Therapeuten oder Kursleiters geplant, zielorientiert <u>und</u> in verschiedene Trainingsperioden unterteilt erfolgt.

Unbetreutes sowie betreutes, jedoch nicht periodisiertes Training werden als unsystematisch kategorisiert.

Ein spezielles Ankreuzfeld dient darüber hinaus der Erfassung von Leistungssportlern (Athleten).

BESCHWERDEPROFIL DER WIRBELSÄULE

Bei Rückenschmerzpatienten entscheidet der behandelnde Arzt auf der Basis der hierfür definierten Indikationen und Kontraindikationen (s. 2.24), ob eine Analyse der wirbelsäulenstabilisierenden Muskulatur bzw. ein Rekonditionierungsprogramm durchgeführt werden kann bzw. soll. Die **ärztliche Diagnose** ist daher das wichtigste Auswahlkriterium für Analysenteilnehmer.

Die im Rahmen der präanalytischen Befragung durchgeführte **Erhebung eines Beschwerdeprofils der Wirbelsäule** dient

- statistischen Zwecken (= Definition von Referenzindividuen, s. Kap. 5),
- der Interpretation von Analysen der wirbelsäulenstabilisierenden Muskulatur (= Vergleich mit Referenzdaten von beschwerdefreien Personen u. Rückenschmerzpatienten, s. Kap. 6),
- der Individualisierung und Steuerung des Trainings (= Definition der Belastungsstruktur),
- der Evaluation des Trainingserfolgs (= Quantifizierung subjektiver Adaptationen).

Das Beschwerdeprofil der Wirbelsäule wird dabei - differenziert nach LWS-/BWS-Beschwerden („Rückenbeschwerden") und HWS-Beschwerden („Nackenbeschwerden") - anhand folgender **Parameter** dokumentiert:

- Momentane Beschwerden: ja/nein
- Dauer der Beschwerden in Jahren
- Dauer der aktuellen Beschwerdeepisode in Wochen
- Schmerzregionen
- Momentane Regelmäßigkeit der Beschwerden
- Momentane Intensität der Beschwerden

Der Begriff **„momentan"** bezieht sich dabei auf den Tag der Testdurchführung inkl. der unmittelbar zurückliegenden Woche.

Die Dauer der Beschwerden in Jahren entspricht dem **Beschwerdealter** (= Lebensalter minus Alter zum Zeitpunkt des erstmaligen Autretens, Einheit: Jahre). Dessen Bedeutung für die Definition von Referenzindividuen wurde durch Evaluationen einer großen deutschen Krankenversicherung zum Kostenproblem sowie eigene Längsschnittstudien zur Trainierbarkeit subakuter und chronischer Rückenpatienten im Alter von durchschnittlich 41-45 Jahren nachgewiesen. Rückenprobleme werden danach ca. 10 Jahre nach erstmaligem Auftreten kostenintensiv, und Personen, deren Beschwerdealter höher als ein Viertel ihres Lebensalters ist, haben nur eine relativ geringe Chance, durch die Teilnahme an einem Rekonditionierungsprogramm beschwerdefrei zu werden (Kolwes 1991; Denner 1995, s. 9.9).

Die **Dauer der aktuellen Beschwerdeepisode** wird ebenfalls primär zur Definition von Referenzindividuen erfaßt. In ca. 90% der Fälle gehen Rückenschmerzen durch einfache Maßnahmen wie Entlastung, Analgetikagaben, Physiotherapie oder auch ohne jede Behandlung zurück, lediglich 10% der Patienten mit akuten Rückenschmerzen sind länger als 6 Wochen beeinträchtigt (Waddell in Pfingsten et al. 1996).

Primär für statistische Zwecke werden die Beschwerden im Bereich der LWS auf der Basis von Angaben der Testperson lokalisiert. Die Schmerzregion A entspricht dabei der oberen und mittleren LWS, die Schmerzregion B der unteren LWS inkl. Lumbosakralgelenk, die Schmerzregion C dem Kreuz- und Steißbeinbereich, die Schmerzregionen D und E dem links- und rechtsseitigen Lendenbereich, während die Schmerzregionen F und G den links- und rechtsseitigen Gesäßbereich charakterisieren (Biering-Soerensen 1983; Bergquist-Ullmann u. Larsson 1977). Bei der **Lokalisation der Beschwerden** im Bereich der HWS wird zwischen Nackenbeschwerden, die oberhalb, unterhalb bzw. oberhalb und unterhalb des 7. Halswirbels auftreten, differenziert.

Eine progressive neurologische Symptomatik stellt eine absolute Kontraindikation für die Durchführung einer Analyse der wirbelsäulenstabilisierenden Muskulatur dar (s. 2.24). Dvorak (1994) definiert Ausstrahlungsbeschwerden in die Oberschenkel bzw. Oberarme als neurologische Symptome und Ausstrahlungsbeschwerden in die Zehen - besonders in die kleine Zehe - bzw. in die Finger als neurologische Zeichen. Nach Dvorak stellen nur neurologische Zeichen eine Kontraindikation für die Analyse der wirbelsäulenstabilisierenden Muskulatur dar. Die Lokalisation der Beschwerden dient infolgedessen nicht nur statistischen Zwecken, sondern auch der nochmaligen Überprüfung evtl. Kontraindikationen.

Für statistische Zwecke (= Definition von Referenzindividuen) und zur Evaluation des Trainingserfolgs wird die **momentane Regelmäßigkeit** der Beschwerden anhand einer verbalen Ratingskala mit den Antwortoptionen unregelmäßig, regelmäßig und ständig erfaßt.

Die **momentane Intensität** der Beschwerden ist eine zentrale trainingssteuernde Größe. Sie wird darüber hinaus ebenfalls für statistische Zwecke (= Definition von Referenzindividuen) und zur Evaluation des Trainingserfolgs benötigt. Eine 10stufige numerische Ratingskala mit Ankerworten ermöglicht dabei die Messung und Objektivierung der momentanen Schmerzstärke.

KÜ-WS nach Nickel

Bitte beurteilen Sie die folgenden Aussagen.
Wenn die Aussage auf Sie sehr zutrifft, kreuzen Sie den rechten Kreis an. Wenn die Aussage gar nicht auf Sie zutrifft, kreuzen Sie bitte den linken Kreis an. Dazwischen können Sie gefühlsmäßig abstufen.

	trifft gar nicht zu	trifft nicht zu	trifft eher nicht zu	trifft etwas zu	trifft zu	trifft sehr zu
1. Es liegt vor allem an mir, Rückenbeschwerden vorzubeugen.	O	O	O	O	O	O
2. Wenn ich wissen will, wie Rückenbeschwerden vermieden werden können, kann der Arzt am besten Auskunft geben.	O	O	O	O	O	O
3. Ob ich Rückenbeschwerden bekomme, ist eher zufällig.	O	O	O	O	O	O
4. Es hängt hauptsächlich von meinem Verhalten ab, ob ich Rückenbeschwerden bekomme.	O	O	O	O	O	O
5. Ich kann Rückenbeschwerden nur vermeiden, wenn ich mir von anderen helfen lasse.	O	O	O	O	O	O
6. Wenn es der Zufall will, bekomme ich Rückenbeschwerden.	O	O	O	O	O	O
7. Wenn ich Rückenbeschwerden habe, suche ich gewöhnlich einen Arzt auf.	O	O	O	O	O	O
8. Ob Rückenbeschwerden wieder verschwinden, hängt davon ab, ob ich Glück habe oder nicht.	O	O	O	O	O	O
9. Wenn ich auf mich aufpasse, kann ich Rückenbeschwerden vermeiden.	O	O	O	O	O	O
10. Wenn bei mir Rückenbeschwerden auftreten, bitte ich einen Fachmann, mir zu helfen.	O	O	O	O	O	O
11. Rückenbeschwerden kommen und gehen, das kann ich nicht beeinflussen.	O	O	O	O	O	O
12. Wenn ich Rückenbeschwerden bekomme, weiß ich, daß ich etwas falsch gemacht habe.	O	O	O	O	O	O
13. Wenn ich Rückenbeschwerden bekomme, lasse ich mir von anderen helfen.	O	O	O	O	O	O
14. Ob mir die Wirbelsäulengymnastik helfen kann, ist eher zufällig.	O	O	O	O	O	O
15. Wenn ich genügend auf meinen Rücken achte, brauche ich keine Wirbelsäulengymnastik.	O	O	O	O	O	O

		I	P	C
Überprüfen Sie bitte, ob Sie alle Fragen beantwortet haben.	Σ	☐	☐	☐

Fragebogen zur Erfassung von Kontrollüberzeugungen bei Wirbelsäulenerkrankungen und Rückenbeschwerden (KÜ-WS) nach Nickel (1995)

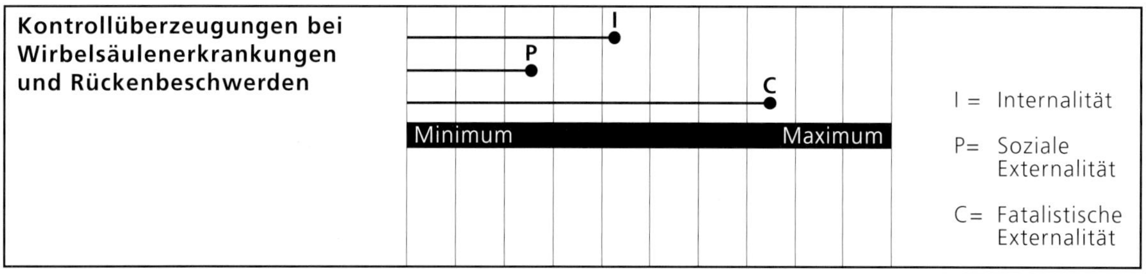

Ergebnis einer individuellen Kontrollüberzeugungsanalyse mit dem KÜ-WS-Fragebogen

Für die **Auswahl und Eignungsüberprüfung von Trainingsteilnehmern** haben sich - als Ergänzung zur ärztlichen Untersuchung sowie zu den im Rahmen der Analyse ermittelten Befragungs- und biomechanischen Daten - Selbstbeurteilungsdaten, welche die Überzeugungen des Patienten hinsichtlich der Kontrollierbarkeit von Rückenbeschwerden erfassen, praktisch bewährt.

Diese sogenannten **Kontrollüberzeugungen** bilden sich auf der Basis von Erfahrungen mit der Kontrollierbarkeit von Situationen und Ereignissen. Dabei wird zwischen internaler Kontrollüberzeugung („Ich bin selbst in der Lage, eine Situation zu kontrollieren") und externaler Kontrollüberzeugung („Die Kontrollierbarkeit der Situation liegt nicht in meinen Händen, sondern hängt von anderen Menschen oder zufälligen, auch schicksalshaften Ereignissen ab") unterschieden.

Nickel (1995) hat ein krankheitsartspezifisches Diagnoseinstrument zur Erhebung von Kontrollüberzeugungen bei Rückenbeschwerden entwickelt und dessen Objektivität, Reliabilität sowie Validität nachgewiesen. Dieses wird als Fragebogen zur Erfassung von Kontrollüberzeugungen bei Wirbelsäulenerkrankungen und Rückenbeschwerden (**KÜ-WS-Fragebogen**) bezeichnet.

Hierbei handelt es sich um einen Fragebogen mit 15 Items, der aus 3 voneinander unabhängigen Skalen mit jeweils 5 Items besteht:
- Skala I (Internalität): Items 1, 4, 9, 12, 15
- Skala P (Soziale Externalität): Items 2, 5, 7, 10, 13
- Skala C (Fatalistische Externalität): Items 3, 6, 8, 11, 14

Der Grad der Zustimmung zu den in den Items formulierten Thesen wird von der Testperson mit Hilfe einer 6 stufigen Likert-Skala beurteilt. Die Auswertung (mit oder ohne Auswertungsschablone) erfolgt durch Summieren der zu der jeweiligen Skala gehörenden Itempunkte. Für „trifft sehr zu" werden 6 Punkte, für „trifft gar nicht zu" wird 1 Punkt vergeben. Die maximale Punktzahl pro Skala beträgt 30 Punkte, die minimale Punktzahl beträgt 5 Punkte. Eine Umpolung wird nicht vorgenommen. Der **Gesamtscore** pro Skala wird mit **Standardnormwerten** verglichen. Diese beruhen auf Daten von 851 Erwachsenen (629 Männern und 222 Frauen, Durchschnittsalter: 36-45 Jahre). Das Ergebnis kann visualisiert werden, indem die erreichte Punktzahl pro Skala gegen den Mittelwert der Normstichprobe geplottet wird (s. Abbildung).

Lohaus (1992) und Nickel (1995) vertreten die Hypothese, daß Personen mit hoher internaler Kontrollüberzeugung bei gleichzeitig hoher P-Externalität die **„optimalen Teilnehmer"** an Interventionsmaßnahmen sind. Diese verfügten über eine ausgeprägte Eigenverantwortung und erlebten sich selbst als aktive Person, die Rückenbeschwerden durch Veränderungen des eigenen Gesundheitsverhaltens beeinflussen und kontrollieren könne. Gleichzeitig sei die Bereitschaft, die Fachkompetenz anderer zu akzeptieren und deren Anweisungen zu folgen, als besonders günstig anzusehen.

Der KÜ-WS-Fragebogen kann bisher in seiner Bedeutung als **Prädiktorvariable** für die Vorhersage des möglichen Erfolgs von Trainingsmaßnahmen für die wirbelsäulenstabilisierende Muskulatur noch nicht abschließend beurteilt werden. Seit Beginn der Erprobungsphase im Jahr 1996 hat er sich jedoch praktisch bewährt. Die Berücksichtigung persönlichkeitsabhängiger Merkmale ermöglicht die Abschätzung
- des motivationalen Engagements und der trainingsrelevanten Eigenaktivität sowie
- der Akzeptanz der analyse- und trainingsbetreuenden Trainer bzw. Therapeuten.

PRÄDIKTIVER INDEX

Index zur Erfassung prädiktiver Parameter

1. Können Sie sich vorstellen, daß hartes körperliches Training Ihre Beschwerden verbessert? **1**= nein; **3**= vielleicht; **5**= ja	1 2 3 4 5 Σ
2. Wenn Ihnen verschiedene Methoden angeboten würden, die zum gleichen Ergebnis führten (Schmerzfreiheit), wofür würden Sie sich entscheiden? **1**= Medikamente, Operation; **3**= (Wirbelsäulen-/Kranken-) Gymnastik; **5**= hartes körperliches Training	1 2 3 4 5 Σ
3. Wie schmerzempfindlich sind Sie? **1**= sehr; **2**= ziemlich; **3**= mäßig; **4**= kaum; **5**= überhaupt nicht	1 2 3 4 5 Σ
4. Können Sie sich vorstellen, jemals wieder beschwerdefrei zu sein? **1**= nein; **3**= ein wenig; **5**= ja	1 2 3 4 5 Σ
5. Können Sie sich vorstellen, daß Ihre Beschwerden auch seelische Ursachen haben? **1**= ja; **3**= ein wenig; **5**= nein	1 2 3 4 5 Σ
6. Wie alt möchten Sie werden? **1**= 70 Jahre; **2**= 75 Jahre; **3**= 80 Jahre; **4**= 90 Jahre; **5**= 100 Jahre und mehr	1 2 3 4 5 Σ
7. Was hat Sie zu dem Programm motiviert, nachdem Sie davon gehört haben? **1**= zumindest keine Möglichkeit ausgelassen zu haben, die Schmerzen zu verbessern; **3**= die Möglichkeit, Schmerzen zu lindern; **5**= die Chance, vollkommen beschwerdefrei zu werden	1 2 3 4 5 Σ
8. Haben Sie sich selbst für die Programmteilnahme entschieden oder ist Ihnen diese durch andere nahegelegt worden? **1**= andere (z.B. Arzt, Arbeitgeber, Krankenkasse); **3**= sowohl als auch; **5**= selbst	1 2 3 4 5 Σ
9. Was ist Ihnen wichtiger: Die Linderung Ihrer Rückenbeschwerden oder die Kostenübernahme für das Programm durch Ihre Krankenkasse oder Firma? **1**= Kostenübernahme; **3**= beides; **5**= Linderung der Beschwerden	1 2 3 4 5 Σ
10. Wenn Sie Ihre Lebenseinstellung in einen Begriff kleiden müßten, wofür würden Sie sich entscheiden? **1**= ausgesprochener Pessimist; **2**= eher Pessimist als Optimist; **3**= je nach Situation Pessimist oder Optimist; **4**= eher Optimist als Pessimist; **5**= unverbesserlicher Optimist	1 2 3 4 5 Σ
11. Haben Sie wegen Ihrer Rückenbeschwerden schon daran gedacht, sich vorzeitig berenten zu lassen? **1**= ja, oft ; **2**= ja, manchmal; **3**= wenn ich nicht zu jung wäre, dann schon; **4**= eigentlich nicht; **5**= noch nie	1 2 3 4 5 Σ

Index zur Erfassung prädiktiver Parameter für den Trainingserfolg (© Forschungs- und Präventionszentrum Köln)

Prädiktion des Trainingserfolgs

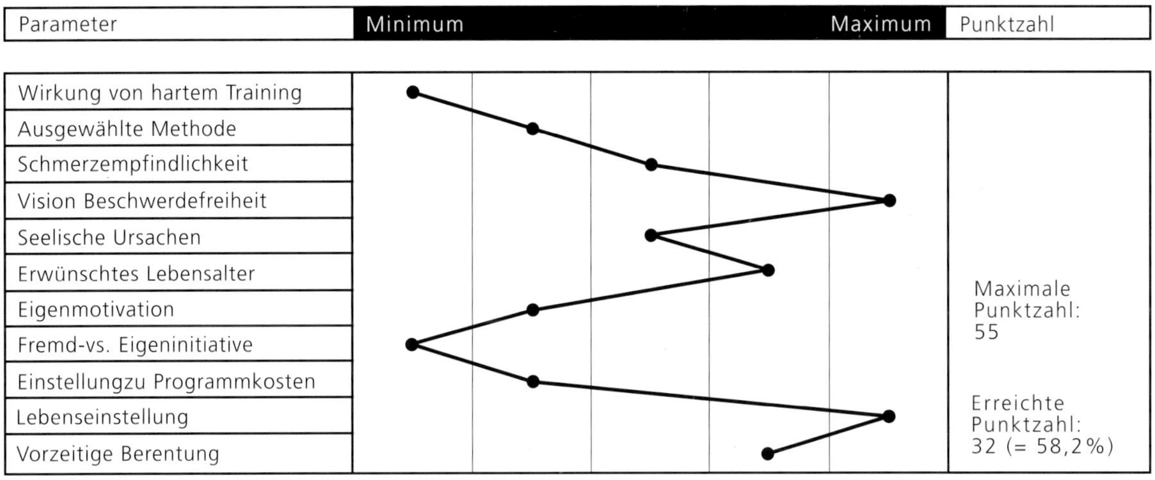

Ergebnis eines Interviews zur Prädiktion des Trainingserfolgs

Hildebrandt (1994) fand bei der Erprobung eines multimodalen Behandlungsprogramms für nichtarbeitsfähige Patienten mit chronischen Rückenschmerzen (n= ca. 250) heraus, daß die **Vorhersage des Behandlungserfolgs** (Kriterium: Wiederherstellung der Arbeitsfähigkeit) nicht von sog. objektiven Parametern (soziobiographische Variablen oder berufsbezogene, medizinisch-somatische sowie psychologische Parameter), sondern vor allem von der subjektiven Vorstellung des Patienten zu seiner eigenen Beeinträchtigung, quasi von seiner **privaten Meinung** über den Zusammenhang seiner Beschwerden mit Aktivität, Bewegung und beruflicher Belastung abhängt.

Basierend auf dieser Erkenntnis wurde von einem interdisziplinären Qualitätszirkel aus Fachärzten für Orthopädie, Chirurgie, innere Medizin und Allgemeinmedizin, Diplompsychologen, Sport- und Trainingswissenschaftlern, Diplomsportlehrern und Physiotherapeuten ein „Index zur Erfassung prädiktiver Parameter für den Trainingserfolg" entwickelt. Dieser soll in Verbindung mit dem KÜ-WS-Fragebogen die „innere Einstellung des Probanden/Patienten" objektivieren und durch deren Quantifizierung die **Prädiktion des Trainingserfolgs** im Idealfall bereits bei der Eingangsanalyse, d. h. vor Aufnahme eines Trainingsprogramms, ermöglichen.

Bei diesem prädiktiven Index handelt es sich um einen Fragebogen mit 11 Items. Dieser wird im Rahmen eines Interviews mit der Testperson eingesetzt. Der Testleiter beurteilt dabei die Einstellung der Testperson zu insgesamt 11 Kriterien anhand von vorstrukturierten (Kategorien)skalen bzw. Antwortoptionen. Er kreuzt dabei bei jeder Frage auf der jeweils von 1 bis 5 reichenden Skala den Wert an, der seine Einschätzung am besten wiedergibt. Der Wert 1 stellt dabei die für einen möglichen Trainingserfolg ungünstigste, der Wert 5 die günstigste Bewertung dar. Der Wert 3 repräsentiert einen Mittelbereich, dazwischen kann abgestuft werden.

Die **Auswertung** erfolgt

1. in Form eines graphischen Profils („Profil für die Prädiktion des Trainingserfolgs") sowie
2. anhand der erreichten Gesamtpunktzahl (in Prozent der maximalen Punktzahl).

Im Rahmen der Entwicklung von **Referenzdaten** sowie der Validierung dieses prädiktiven Indexes wurde anhand von Interviews mit etwas mehr als 1000 Personen die **Erkenntnis** gewonnen, daß mit zunehmender Chronifizierung des Beschwerdebilds 1. die erreichte Gesamtpunktzahl sowie 2. die Eigeninitiative zur Aufnahme eines Trainingsprogramms kontinuierlich abnimmt.

Analog zum KÜ-WS-Fragebogen kann jedoch auch dieser seit 1995 systematisch eingesetzte Index bezüglich der Prädiktion des Trainingserfolgs noch nicht abschließend beurteilt werden. Hierzu sind noch größere Fallzahlen erforderlich. Der prädiktive Index hat sich jedoch bereits praktisch bewährt. In Verbindung mit dem KÜ-WS-Fragebogen ermöglicht er erfahrenen Trainern bzw. Therapeuten eine **realistische Einschätzung der inneren Einstellung** eines Probanden/Patienten zu einem anspruchsvollen körperlichen Rekonditionierungsprogramm.

3.10 EMPFEHLUNG

STANDARDDIAGNOSTIK BEI SCHMERZPATIENTEN

In Anbetracht der allgemeinen Akzeptanz eines biopsychosozialen Schmerzkonzepts und der Notwendigkeit eines multidisziplinären Ansatzes hat die **Deutsche Gesellschaft zum Studium des Schmerzes (DGSS)** Empfehlungen zur Standarddiagnostik und -evaluation bei erwachsenen Schmerzpatienten erarbeitet.

Diese dienen primär zur Beantwortung folgender Fragen:

- Welche psychologischen Merkmale sind bei Patienten mit chronischen Schmerzen relevant?
- Durch welche Tests lassen sie sich erfassen?
- Welche Verfahren sind besonders geeignet?

Folgende **Schmerzstandarddiagnostik** wird **für Erwachsene** empfohlen:

- Einsatz eines Schmerztagebuchs zur ereignisnahen Selbstbeobachtung des Schmerzes
- Numerische Ratingskala (NRS 0-10) zur Einschätzung der augenblicklichen, durchschnittlichen und maximalen Schmerzstärke
- Schmerzempfindungsskala (SES) zur Evaluation der Qualität der Schmerzen
- Fragebogen zur Erfassung der Schmerzverarbeitung (FESV) zur differenzierten Erfassung der kognitiven Schmerzverarbeitung und -bewältigung
- Pain Disability Index (PDI) zur Evaluation schmerzbezogenen Beeinträchtigung/Behinderung
- Allgemeine Depressionsskala (ADS) zur allgemeinen Beschreibung des psychischen Status
- Beschwerdenliste (B-L) als allgemeiner Gesundheitsbelastungsindex

Die DGSS empfiehlt darüber hinaus zur Qualitätssicherung in der Therapie des chronischen Schmerzes, die Schmerzstandarddiagnostik **auch für die Evaluation von schmerztherapeutischen Interventionen** einzusetzen (Kröner-Herwig et al. 1996).

Das Training der wirbelsäulenstabilisierenden Muskulatur wird bei chronischen Rückenpatienten primär zur Rekonditionierung des Patienten mittels Verbesserung und Harmonisierung der Kraft und Leistungsfähigkeit von Rumpf-, Nacken- und Halsmuskulatur eingesetzt. Die Verbesserung des Beschwerdebilds der Wirbelsäule stellt dabei eine nachgeordnete speziellere Zielsetzung dar (s. 7.2).

Mediziner, Therapeuten und Trainer, die **auf dem Gebiet der Rekonditionierung von chronischen Rückenpatienten** tätig sind, sollten die von der DGSS empfohlenen Verfahren in Abhängigkeit vom Patientenklientel, von der Fragestellung sowie nicht zuletzt von den ökonomischen Rahmenbedingungen als **optionale Verfahren** einsetzen.

SEITE INHALT

KAPITEL 4: ANALYSE

SEITE INHALT

KAPITEL 4: ANALYSE

Kapitel 4

Analyse

Im Mittelpunkt der Analyse stehen **standardisierte biomechanische Analysen** der Hauptfunktionsmuskelgruppen von Rumpf und Halswirbelsäule. Funktions- und Leistungsfähigkeit der komplexen wirbelsäulenstabilisierenden Muskulatur werden dabei unter qualitativ und quantitativ exakt definierten Belastungsbedingungen anhand von **neuromuskulären Meßparametern** objektiviert und quantifiziert. Systematisch aufeinander aufbauende Einzelanalysen differenzieren die Dimensionen des Kraftverhaltens und ermöglichen in Verbindung mit alters- und geschlechtsspezifischen Referenzdaten die sukzessive **Erstellung eines muskulären Profils der Wirbelsäule**.

Das gesamte Meßverfahren wird als **biomechanische Funktionsanalyse der Wirbelsäule** bezeichnet. Analog zur präanalytischen Befragung werden auch bei der biomechanischen Funktionsanalyse der Wirbelsäule nur Kernparameter, d. h. zur Trainingssteuerung unmittelbar geeignete Größen, erfaßt. Als **Kernparameter** gelten:

- Körperzusammensetzung
- Gesamtmobilität
- Maximalkraft
- Kraftanstiegsverhalten
- statische/dynamische Muskelleistungsfähigkeit
- Koordination (dynamisches Bewegungsmuster)

Die biomechanische Funktionsanalyse der Wirbelsäule beruht auf einem modularen Konzept mit folgender **Struktur**:

1. Obligatorische Standardanalysen (4.13, 4.28)
2. Optionale Analysen (4.14, 4.15, 4.20-25)
3. Ergänzende Analysen (4.26)

Multiple **Standardisierungen** (Apparaturen, Meßtechnik, Methoden, Testprotokolle, Testbedingungen) gewährleisten die Kontrolle der wichtigsten externen und internen Variablen und ermöglichen einen intra- und interindividuellen Datenvergleich.

Die biomechanische Funktionsanalyse der Wirbelsäule bzw. ausgewählte Einzelanalysen können als **Eingangsanalyse** vor Trainingsbeginn, als **Abschlußanalyse** nach Absolvierung eines Rekonditionierungsprogramms von definierter Dauer, als **Folgeanalyse** im Rahmen der weiterführenden Prävention sowie auch als **Zwischen- oder Schnellanalyse** zu beliebigen Zeitpunkten im Trainingsprozeß durchgeführt werden.

Per definitionem ermöglicht die Analyse insbesondere die

- differenzierte Diagnostik muskulärer Insuffizienzen,
- Bestimmung des Dekonditionierungsstadiums,
- Auswahl und Eignungsüberprüfung von Teilnehmern an Rekonditionierungsprogrammen,
- Individualisierung und Steuerung von Trainingsmaßnahmen,
- Evaluation und Quantifizierung des Trainingserfolgs bez. motorischer Parameter.

VORAUSSETZUNGEN/RAHMENBEDINGUNGEN/LEITLINIEN

Die standardisierten biomechanischen Analysen werden im Anschluß an die präanalytische Befragung durchgeführt. Rückenschmerzpatienten sollten prinzipiell erst nach eingehender ärztlicher Untersuchung (2.25) und Vorliegen der Diagnose (2.26) sowie einer **ärztlichen Unbedenklichkeitsbescheinigung** analysiert werden.

Die **Testpersonen sind** darauf hinzuweisen, daß es sich bei der Analyse um ein anspruchsvolles Verfahren handelt, das Kooperations- und Konzentrationsbereitschaft sowie Eigenmotivation voraussetzt und nicht unerhebliche körperliche Beanspruchungen induziert. Darüber hinaus sind die Testpersonen unmißverständlich darüber **aufzuklären**, daß momentane Rücken- bzw. Nackenbeschwerden häufig im Anschluß an die Analyse für ca. 24-48 h überlastungsbedingt exazerbieren und bei ca. 1% der Testpersonen analyseinduzierte Verletzungen (i. d. R. Mikrotraumata im Bindegewebe der Muskulatur) auftreten (Denner 1995; Lemire u. Yong-Hing 1996).

Die menschliche Leistungsbereitschaft und -fähigkeit unterliegt tagesperiodischen Schwankungen, die meisten Individuen realisieren ihre Leistungsmaxima in den frühen Vormittags- und Abendstunden, d. h. zwischen 8 und 10 Uhr sowie zwischen 18 und 20 Uhr (Hollmann u. Hettinger 1990; Shcherbina 1988). Bedingt durch Phasenverschiebungen erreichen andere Individuen ihre Leistungsmaxima jedoch teilweise zu anderen Tageszeiten (Fleissner 1996). Untersuchungen haben gezeigt, daß die Maximalkraft der Rumpfmuskulatur innerhalb eines Tages intraindividuell um bis zu 11-15% schwanken kann (Schmidtbleicher 1997). Diese Erkenntnisse müssen bei der **Terminierung** einer biomechanischen Funktionsanalyse der Wirbelsäule berücksichtigt werden. Analysen sollten prinzipiell **während einer Leistungsmaximumphase** erfolgen. Diese kann von der Testperson vorab erfragt bzw. mittels Test-Retest-Methode experimentell ermittelt werden. Bei der Verlaufsdokumentation auf individueller Basis muß darüber hinaus sichergestellt werden, daß Eingangs-, Abschluß- und Folgeanalysen immer zu ungefähr derselben Uhrzeit durchgeführt werden.

Für die Durchführung der Analyse ist ein **Zeitaufwand** von 60 min. erforderlich. Werden zusätzlich zu den obligatorischen Standardanalysen (4.13, 4.28) noch optionale Analysen (4.14, 4.15, 4.20-25) und ergänzende Analysen (4.26) absolviert, sind 90-120 min. zu veranschlagen.

Analog zur präanalytische Befragung sollten auch biomechanische Funktionsanalysen der Wirbelsäule nur durch speziell qualifizierte professionelle **Fachkräfte** erfolgen (3.2). Der Testleiter muß sowohl mit dem Analyseinstrumentarium (inkl. EDV) und dessen Bedienung als auch mit der Analysesituation selbst im Detail vertraut sein. Er muß die Testperson zu maximaler Leistung motivieren können, ohne dabei - im positiven wie im negativ Fall - seine eigene Unvoreingenommenheit zu verlieren. 8jährige Praxisarbeit hat diesbezüglich gezeigt, daß ein frisch ausgebildeter Testleiter ca. 50 Analysen unter Aufsicht und Anleitung absolvieren sollte, um selbst keinen signifikanten Einflußfaktor mehr auf die Analyse darzustellen. Erfahrungsgemäß ist hierfür ein mindestens 6monatiger Zeitraum erforderlich.

Die **technische Voraussetzungen**, d. h. die Anforderungskriterien an apparative Analysesysteme inkl. Meßtechnik, sind in 2.19 und 2.24 konkretisiert . Reliable und valide Analysen sowie intra- und interindividueller Datenvergleich setzen insbesondere die Erfüllung von 6 definierten Hauptanforderungskriterien voraus (1. Standardisierung der Körperposition, 2. achsengerechte Positionierung, 3. Anpaßbarkeit an individuelle Körpermaße, 4. Isolation der Hauptfunktionsmuskulatur, 5. Abstützung der Wirbelsäule, 6. Standardisierung der Testpositionen). Darüber hinaus von Geräteherstellern propagierte Kriterien sind bisher wissenschaftlich nicht etabliert, d. h. es existiert kein Konsens über deren tatsächliche Notwendigkeit. Es besteht auch keinerlei Abhängigkeit von einzelnen Herstellern. Kein Hersteller verfügt über eine Monopolstellung. Die im weiteren Verlauf dieses Werkes vorgestellten Methoden und Konzepte werden am Beispiel von Analyse- und Trainingsystemen eines deutschen (Schnell Trainingsgeräte GmbH, Peutenhausen) sowie eines finnischen Herstellers (David Fitness & Medical Ltd., Vantaa/Finnland) erläutert und dokumentiert. Sie sind prinzipiell auf alle Systeme anderer Hersteller übertragbar, welche die definierten Hauptanforderungskriterien erfüllen und über entsprechende Meßtechnik inkl. PC verfügen.

Wichtiger als die Apparaturen sind die **Methoden**. Diese müssen definierte Gütekriterien nachweislich erfüllen (Objektivität, Reliabilität, Validität, Normierung, Vergleichbarkeit, Praktikabilität, Ökonomie, Nützlichkeit, Sicherheit). In dem Grundlagenwerk "DENNER A: MUSKULÄRE PROFILE DER WIRBELSÄULE" werden diese Gütekriterien sowie Methoden zu deren Überprüfung und Dokumentation im Detail diskutiert. Die in diesem Werk vorgestellten (Analyse-/Trainings)methoden erfüllen die Gütekriterien und lassen sich prinzipiell **für alle Rumpf- und HWS-Bewegungen** anwenden.

RUMPFEXTENSION (POSITIONIERUNG/ISOLATION)

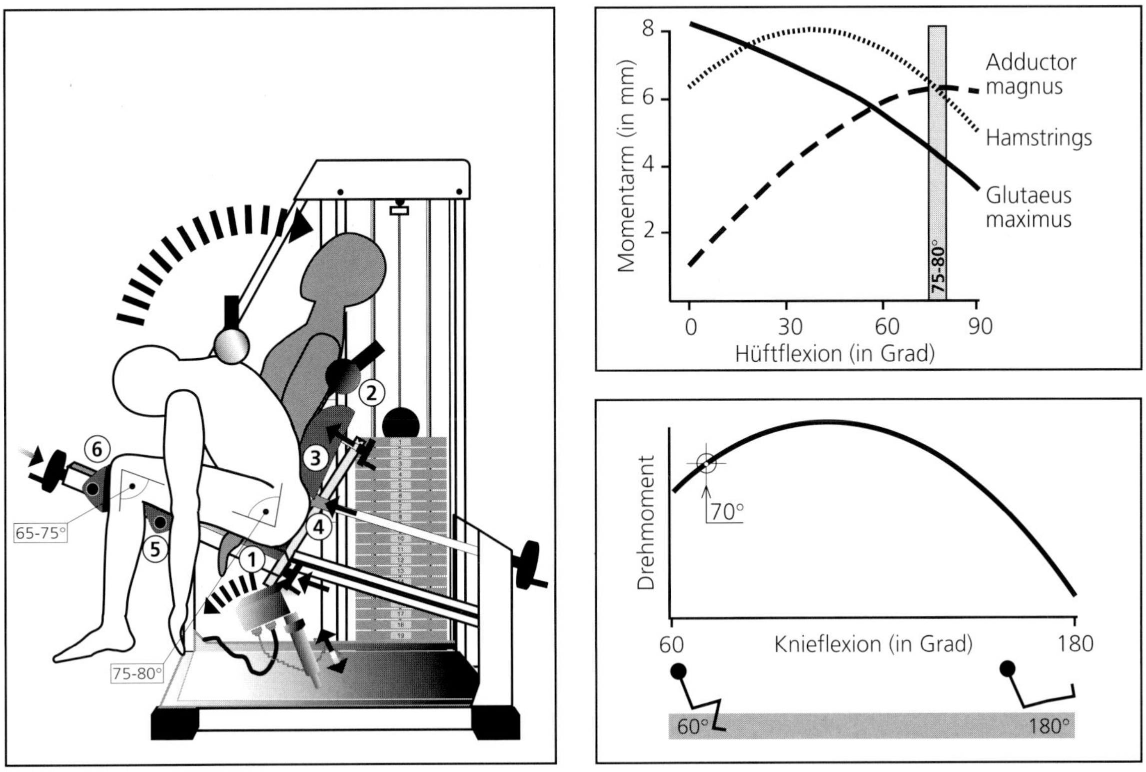

Analyse- und Trainingssystem für die Rumpfextension (Typus FPZ SYSTEMS developed by Schnell) unter Berücksichtigung konstruktionsbedingter mechanischer Voraussetzungen für die Kraftentwicklung der Knie- und Hüftextensoren (basierend auf Jones 1993 sowie Nemeth u. Ohlsen 1985)

Bei Bewegungen der Brustwirbelsäule über dem Kreuzbein liegt das Rotationszentrum auf Höhe des Segments L3/L4 (Stokes 1987, Parviainen u. Denner 1992). Dieses läßt sich durch Palpation ermitteln (Alternative: Lage des oberen Beckenkamms). Der Proband wird in Abhängigkeit von der Lage des Segments L3/L4 zur fixierten Drehachse des Analyse-/Trainingssystems positioniert. Ein stufenlos **höhenverstellbarer Sitz** (1) gewährleistet die achsengerechte **Positionierung**.

Die Kraft der Rumpfextensoren wird über ein rundes **Rückenpolster** (2) auf den Bewegungsarm des Systems übertragen. Dieses Rückenpolster läßt sich stufenlos höhenverstellen und damit an die Rumpflänge der Testperson anpassen (Positionierungskriterium: Mitte Schulterblatt).

Eine **dorsale Becken- und LWS-/BWS-Stütze** (3) erleichtert kontrollierte segmentale Bewegungen. Ihre mechanisch standardisierte Position kann für Trainingszwecke durch stufenlose Längsverstellung variiert werden (Primärkriterium: Schmerzempfindlichkeit des Trainierenden). Der sagittale Hüftwinkel (Winkel zwischen Kreuzbein und Femur) beträgt standardmäßig 75-80°. Die **Sitzneigung** (4) kann für das Training von Patienten mit Affektionen bzw. Irritationen am Iliosakralgelenk stufenlos variiert werden.

Die **vordere Oberschenkelauflage** (5) kann durch stufenlose Längsverstellung an die Oberschenkellänge angepaßt werden (Positionierungskriterium: ca. 1-2 cm hinter der Kniekehle). Eine ebenfalls stufenlos längsverstellbare **Kniefixation** (6) ermöglicht die Anpassung an die Dimensionen von Kniegelenk und Unterschenkel.

Während die Knieextensoren bei einem konstruktionsbedingten Gelenkwinkel von 65-75° unter ungünstigen mechanischen Bedingungen agieren und daher nur eine verhältnismäßig geringe Kraft entwickeln können (s. Abb.), wird für die Aktivitätsminimierung der bei einem mechanisch günstigen Gelenkwinkel agierenden Hüftextensoren ein **komplexer Hüft-/Beckenfixierungsmechanismus** (bestehend aus den Komponenten 1, 3, 4, 5 und 6) benötigt.

Dabei wird mittels der individuell exakt justierbaren Kniefixation eine nach rückwärts auf die Femuren wirkende Kraft erzeugt. In Verbindung mit der dorsalen Becken- und LWS-/BWS-Stütze bewirkt diese die Stabilisierung und Fixierung des Beckens, sodaß eine Beckenaufrichtung und damit eine dynamische Aktion der Hüftextensoren verhindert werden. Folge: Eine **weitgehendst isolierte Aktivierung der Rumpfextensoren** kann sichergestellt werden (Denner 1995 u. folgende Abb.).

4.4 RUMPFEXTENSION (BEWEGUNGSAUFGABE)

BEWEGUNGEN

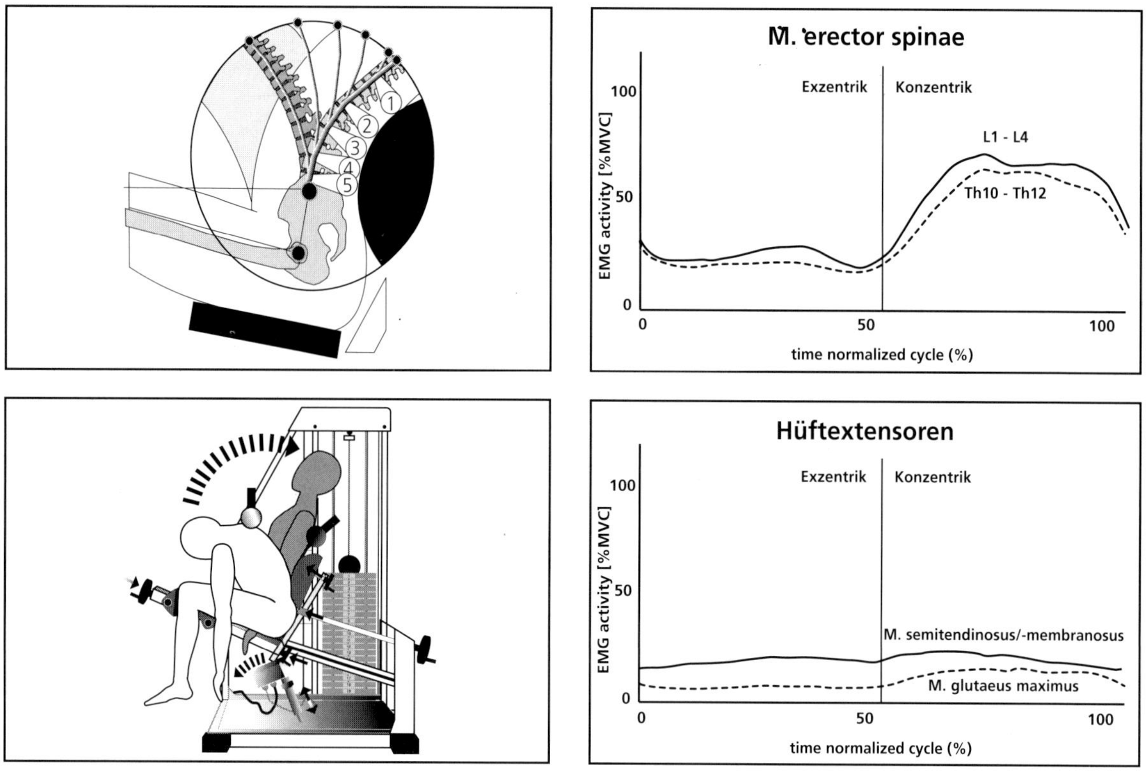

Analyse- und Trainingssystem für die Rumpfextension (Typus FPZ SYSTEMS developed by Schnell) und die dabei unter kontrollierten submaximalen dynamischen Arbeitsbedingungen auftretende neuromuskuläre Beanspruchung von ausgewählten Agonisten und Synergisten (Konrad et al. 1998)

Bei Maximal- und Schnellkraftanalysen werden die Ober- und Unterarme vor dem Körper verschränkt und unmittelbar an den Brustkorb herangeführt, bei allen anderen Analysen sowie beim Training hängen die Arme neben dem Rumpf locker und ausgestreckt herab. Die veränderte und kompaktere **Armposition** bei den Maximal- und Schnellkraftanalysen begünstigt die dabei erforderliche maximale Anspannung.

Die dynamische Bewegung beginnt in der maximal flektierten Rumpfposition, wobei das Ausmaß der Rumpfflexion von der Mobilität des Probanden abhängt. Die Extension des Rumpfes wird mit einer **Streckbewegung des Kopfes** eingeleitet und grundsätzlich über dessen Stellung im Raum kontinuierlich gesteuert. Umgekehrt wird die nachfolgende Flexion des Rumpfes aus dessen maximaler Extensionsposition mit einer Beugebewegung des Kopfes eingeleitet und gesteuert.

Bei isometrischen Maximalkraftanalysen wird der Kopf bei allen Rumpfbewegungen prinzipiell in Verlängerung der jeweiligen Rumpfposition gehalten.

Im Mittelpunkt der Bewegungsaufgabe steht die **Realisierung kontrollierter segmentaler Bewegungen**. Das dynamische Auf- und Abrollen von Lenden- und Brustwirbelsäule wird dabei durch die dorsale Becken- und LWS-/BWS-Stütze geführt und unterstützt. Bei der Extensionsbewegung (Aufrollen, Konzentrik) werden zunächst die Segmente der LWS und danach die Segmente der BWS aktiviert, umgekehrt werden bei der nachfolgenden Flexionsbewegung (Abrollen, Exzentrik) zunächst die Segmente der BWS und danach die Segmente der LWS aktiviert.

Die **Muskelaktionsform** der LWS-Extensoren ist zunächst konzentrisch, dann über einen relativ langen Zeitraum isometrisch (2. Hälfte der Aufroll- und 1. Hälfte der Abrollbewegung) und gegen Ende der Abrollbewegung exzentrisch. Bei den BWS-Extensoren zeigt sich diesbezüglich eine Phasenverschiebung. Sie agieren zu Beginn der Aufrollbewegung isometrisch, dann konzentrisch sowie mit Beginn und im Verlauf der Abrollbewegung exzentrisch.

Die **Bewegungsgeschwindigkeit** hängt jeweils von den Belastungsvorgaben für die Einzelanalysen bzw. von den momentanen Trainingszielen ab. Sie wird im weiteren Verlauf dieses Werks an den entsprechenden Stellen für alle Bewegungen definiert.

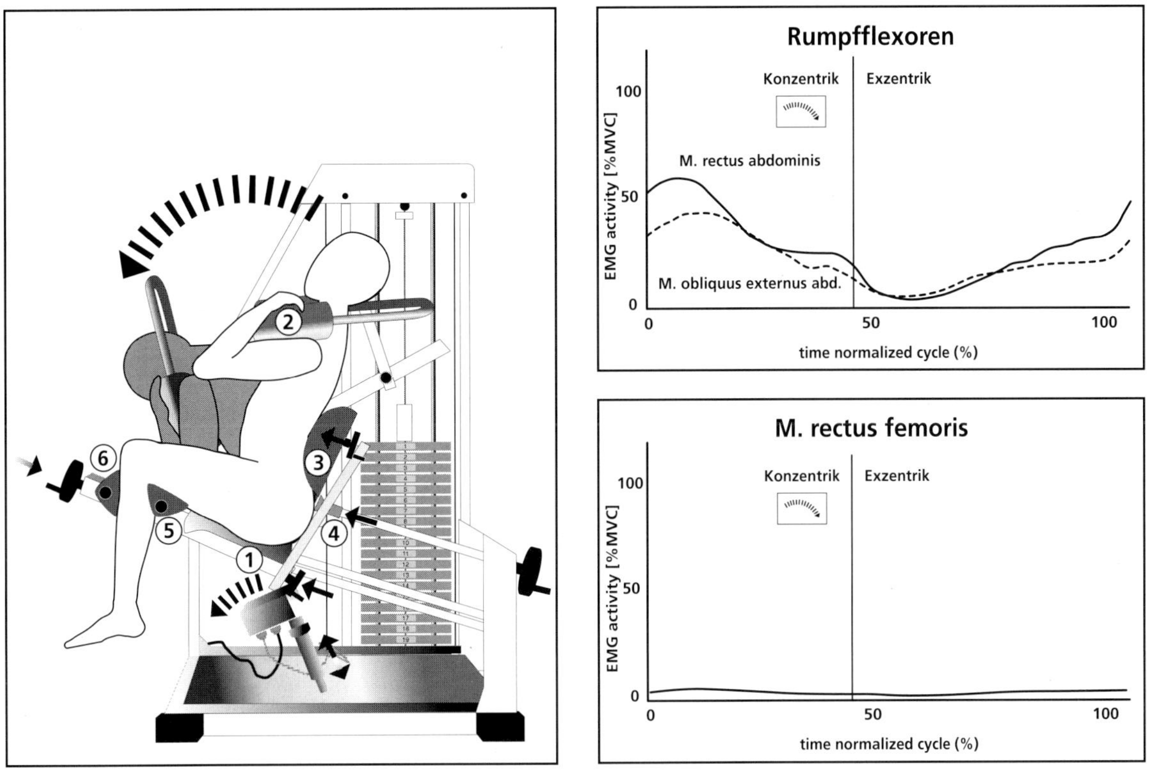

Analyse- und Trainingssystem für die Rumpfflexion (Typus FPZ SYSTEMS developed by Schnell) und die dabei unter submaximalen dynamischen Arbeitsbedingungen auftretende neuromuskuläre Beanspruchung von Agonisten und Synergisten (Konrad et al. 1998)

Das Analyse- und Trainingssystem für die Rumpfflexion hat dieselbe mechanische Grundkonstruktion wie das System für die Rumpfextension. Die **Körperposition** ist in gleicher Weise standardisiert (Ausnahme: Armpositionierung), es gelten dieselben **Kriterien** bez. Positionierung, Anpassung an individuelle Körpermaße sowie Abstützung der Wirbelsäule:

- **Rotationszentrum: L3/L4**
  - achsengerechte Positionierung mittels höhenverstellbarem Sitz (1)
- **Kraftübertragung über Schulterauflage** (2)
  - Positionierungskriterium: Mitte des Polsters auf Höhe der Schulterachse
  - Oberarme eng am Rumpf anliegend
  - Handflächen auf dem Schulterauflagepolster aufliegend
- **dorsale Becken- und LWS-/BWS-Stütze** (3)
  - erleichtert kontrollierte segmentale Bewegungen
  - für Trainingszwecke variierbar
- **sagittaler Hüftwinkel**: ca. 75-80°
- **Sitzneigung** (4)
  - für das Training von Patienten mit Affektionen/Irritationen am Iliosakralgelenk variierbar
- **vordere Oberschenkelauflage** (5)
  - an die Oberschenkellänge anpaßbar
  - Positionierungskriterium: ca. 1-2 cm hinter der Kniekehle
- **Kniefixation** (6)
  - Längsverstellung in Abhängigkeit von den individuellen Dimensionen von Kniegelenk und Unterschenkel
  - Kniewinkel: 65-75°

Die Art der Positionierung gewährleistet in Kombination mit dem komplexen Hüft-/Beckenfixierungsmechanismus eine Aktivitätsminimierung der Hüftflexoren sowie eine weitgehendst **isolierte Aktivierung der Rumpfflexoren**. Bei der konzentrischen Bewegung tritt jedoch ab einer Rumpfflexion von ca. 30° eine Beckenkippung um insgesamt ca. 3° auf. Darüber hinaus resultiert der mit zunehmender Rumpfflexion grösser werdende Einfluß der Schwerkraft in einer kontinuierlichen Reduktion der Rumpfflexorenaktivität. Für die Trainingspraxis bedeutet dies, daß **Rumpfflexionsbewegungen mit Beginn der individuell palpierbaren Beckenkippung beendet** werden sollten (DENNER 1995, s. Abb.).

Die **dynamische Bewegung** wird durch eine maximale Vordehnung der Rumpfflexoren eingeleitet und analog zur Rumpfextension durch eine Beugebewegung des Kopfes initialisiert sowie durch dessen Stellung im Raum kontinuierlich gesteuert. Bei der konzentrischen Bewegung werden zunächst die BWS- und danach die LWS-Segmente aktiviert, bei der exzentrischen Bewegung erfolgt die segmentale Aktivierung in umgekehrter Reihenfolge.

4.6 BEWEGUNGEN

RUMPFLATERALFLEXION

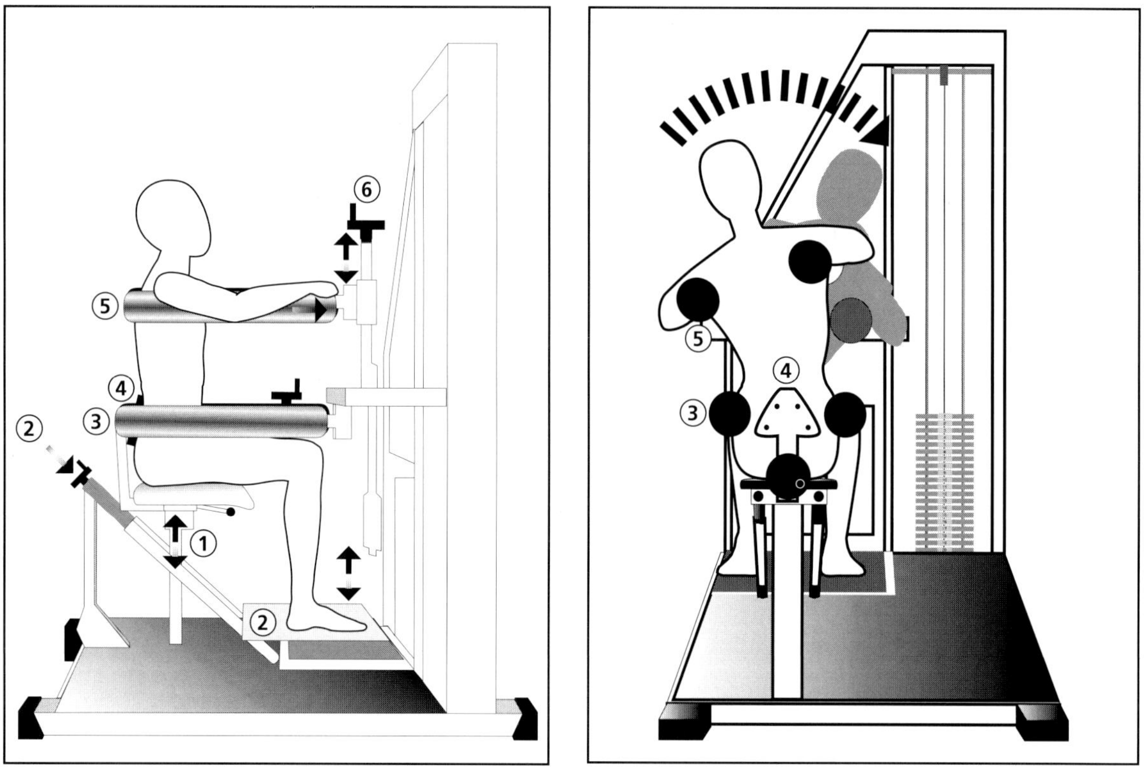

Analyse- und Trainingssystem für die Rumpflateralflexion (Typus FPZ SYSTEMS developed by Schnell)

Bei der Rumpflateralflexion liegt das **Rotationszentrum** analog zur Rumpfextension auf Höhe des durch Palpation ermittelbaren Segments L3/L4 (Alternative: Lage des oberen Beckenkamms). Die achsengerechte Positionierung von Analyse-/Trainingssystem und Proband wird durch einen stufenlos höhenverstellbaren Sitz (1) realisiert.

Ein **komplexer Oberschenkel- und Beckenfixierungsmechanismus** gewährleistet die Isolation der Rumpfbewegung. Mittels stufenlos höhenverstellbarer **Fußauflage** (2) werden die um ca. 20-25° abduzierten Oberschenkel bei einem Kniewinkel von ≤90° gegen die **lateralen Beckenpolster** (3) fixiert. Ein stufenlos selbstzentrierender Verstellmechanismus ermöglicht die optimale Anpassung der lateralen Beckenpolster an die Beckenbreite des Probanden und erschwert dadurch die Kippung des auf den Sitzbeinhöckern labil positionierten Beckens in der Frontalebene.

Eine **dorsale Becken- und LWS-Stütze** (4) erleichtert die aufrechte Sitzposition.

Die Kraft der Rumpflateralflexoren wird über **laterale Rumpfpolster** (5) auf den Bewegungsarm des Systems übertragen. Diese Polster können durch einen stufenlos selbstzentrierenden Seitenverstellmechanismus an die Rumpfbreite sowie durch stufenlose **Höhenverstellung** (6) an die Rumpflänge des Probanden optimal angepaßt werden (Positionierungskriterium: Höhe der Achselhöhlen, dabei kein Anheben der Schultern).

Die **Ober- und Unterarme** werden locker auf die lateralen Rumpfpolster aufgelegt.

(Oberflächen)elektromyographische Untersuchungen haben dokumentiert, daß die isolierte dynamische Rumpflateralflexion primär durch **kombinierte Aktivierung** der ipsilateralen Mm. obliquus externus abdominis und erector spinae realisiert wird. Dabei ist die Aktivität des lumbalen Anteils des M. erector spinae signifikant höher als die Aktivität seines thorakalen Anteils (Konrad et al. 1998).

Vor Beginn der konzentrischen Bewegung wird die Lateralflexionsmuskulatur mittels maximaler Rumpfseitwärtsneigung vorgedehnt. Aus dieser Startposition heraus erfolgt eine **kontrollierte Bewegung zur gegenüberliegenden Körperseite** (Konzentrik) sowie danach eine entsprechende Umkehrbewegung (Exzentrik). Die Lateralflexionsbewegung wird jeweils beendet, sobald eine Mitbewegung des Beckens und die dadurch resultierende Deaktivierung der Rumpflateralflexoren auftritt. Bei der rechts- und linksseitigen Lateralflexion wird der **Kopf** immer in Verlängerung des Rumpfes gehalten. Seine Stellung im Raum initialisiert und steuert die Rumpfbewegung analog zur Rumpfextension und -flexion.

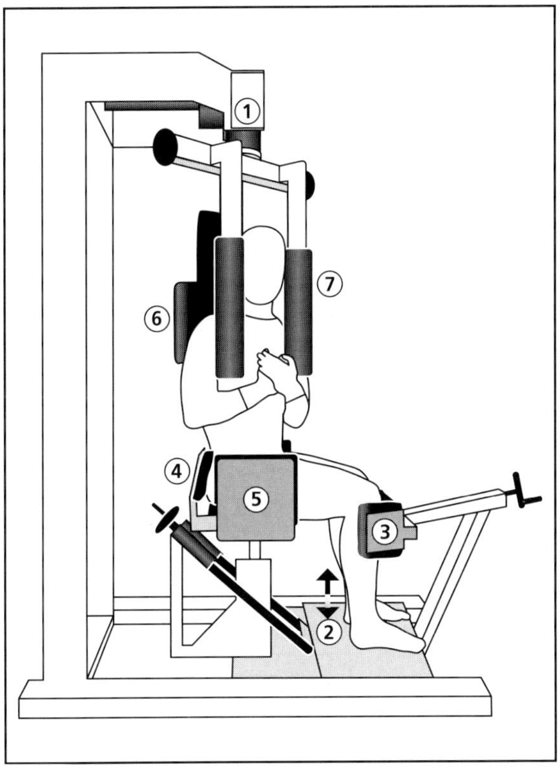

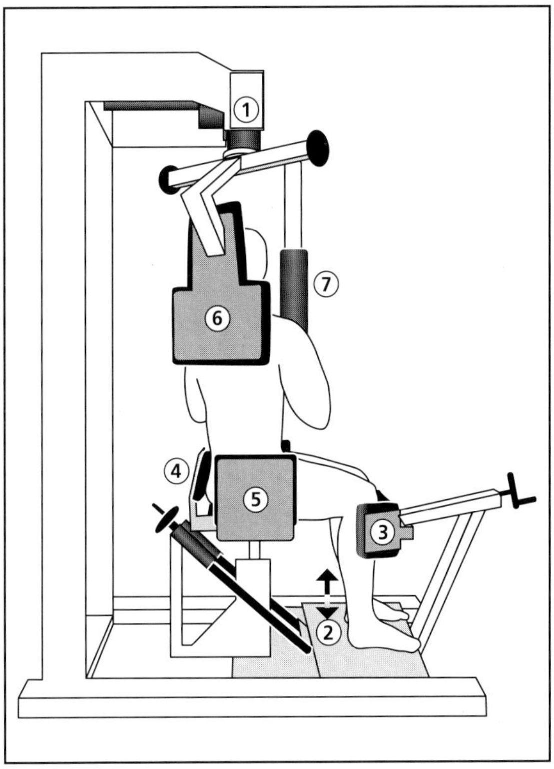

Analyse- und Trainingssystem für die Rumpfrotation (Typus FPZ SYSTEMS developed by Schnell)

Das Analyse-/Trainingssystem für die Rumpfrotation ermöglicht bei fixiertem Becken eine isolierte LWS-/BWS-Rotation um die Vertikalachse (Körperlängsachse). Der Proband wird dabei mittig unter die **Drehachse** des Systems (1) positioniert.

Ein **komplexer Oberschenkel- und Beckenfixierungsmechanismus** stellt die Isolation der Rumpfbewegung sicher. Bei einem durch stufenlos höhenverstellbarer **Fußauflage** (2) realisierten Kniewinkel von ≤90° wird durch ein stufenlos längsverstellbares **Kniepolster** (3) eine nach rückwärts auf die Femuren wirkende Kraft erzeugt. Diese bewirkt in Verbindung mit der **dorsalen Becken- und LWS-Stütze** (4) sowie den stufenlos an die Beckenbreite des Probanden anpaßbaren **lateralen Beckenpolstern** (5) die Stabilisierung und Fixierung des Beckens. Eine Rotation des Bekkens um die Längsachse wird dadurch verhindert.

Die **aufrechte Körper- und Kopfhaltung** des Probanden wird durch die dorsale Becken- und LWS-Stütze (4) sowie das an die individuelle Rumpftiefe stufenlos anpaßbare **Rückenpolster mit Kopfstütze** (6) standardisiert. Eine Rotation im Schultergürtel wird darüber hinaus durch stufenlos seitenverstellbare **laterale Rumpfpolster** (7) erschwert. Diese können optimal an die individuelle Rumpfbreite angepaßt werden (Positionierungskriterium: Höhe Schultergelenke). Das Rückenpolster mit Kopfstütze (6) und die lateralen Rumpfpolster (7) bilden zusammen die **Oberkörperfixierungseinheit**. Über diese wird die Kraft der Rumpfrotatoren auf die Drehachse des Systems übertragen.

Die Oberarme werden eng an den Rumpf herangeführt, Unterarme und Hände oberhalb des Bauchnabels verschränkt.

Herzstück der **Bewegungsaufgabe** ist die Realisierung kontrollierter segmentaler Rotationsbewegungen. Vor Beginn der konzentrischen Bewegung werden die Rumpfrotatoren mittels Außenrotation zur kontralateralen Seite maximal vorgedehnt (Kriterium: Mobilität des Probanden). Aus dieser Startposition heraus erfolgt eine kontinuierliche Drehung des Rumpfes zur gegenüberliegenden Körperseite (Konzentrik) sowie danach eine entsprechende Umkehrbewegung (Exzentrik). Für eine kontrollierte Rumpfrotation ist die Bewegungsinitialisierung und -steuerung durch die Kopfstellung im Raum noch wichtiger als für alle übrigen Rumpfbewegungen. Im Rahmen der Vordehnung sowie während konzentrischer und exzentrischer Bewegungen initialisiert und terminiert die **Rotation des Kopfes** die entsprechende Bewegung des Rumpfes. Die Rumpfrotation erfolgt also geringfügig zeitversetzt, wobei die Bewegungsamplitude des Rumpfes deutlich geringer ist als die Bewegungsamplitude des Kopfes.

4.8 CHECKLISTE

DIE HÄUFIGSTEN FEHLER UND DEREN KORREKTUR

Trotz der exakten Positionierung der Probanden sowie der Isolation der einzelnen Rumpfbewegungen durch paßgenaue Stabilisierungs- und Isolationsmaßnahmen können fehlerhafte Bewegungsabläufe auftreten. Diese Checkliste dient zur Eliminierung der am häufigsten auftretenden Fehler.

1) **Rumpfextension (1),** Problem: Der Proband hebelt sich aus dem Sitz heraus • Grund: Extension im Kniegelenk (quadrizepsinduzierter Impuls) • Problemlösung: 1. Bewegungsvorstellung präzisieren, 2. Fußspitzen anheben und Fersen anziehen.

2) **Rumpfextension (2),** Problem: Der Proband arbeitet nicht segmental, sondern mit geradem Rükken • Gründe: Falsche Bewegungsvorstellung bzw. fehlende segmentale Kontrolle • Problemlösung: 1. Bewegungsvorstellung präzisieren, 2. bewußte Steuerung über die Kopfbewegung.

3) **Rumpfextension (3),** Problem: Druckschmerz im Lumbalbereich • Grund: Zu starke Fixierung der bewegungsführenden dorsalen Becken- und LWS-/BWS-Stütze • Problemlösung: Längsverstellung der Stütze nach rückwärts, bis der Druckschmerz eliminiert ist bzw. toleriert werden kann.

4) **Rumpfflexion (1),** Problem: Der Proband arbeitet nicht segmental, sondern mit geradem Rücken • Gründe: Falsche Bewegungsvorstellung bzw. fehlende segmentale Kontrolle • Problemlösung: 1. Bewegungsvorstellung präzisieren, 2. bewußte Steuerung über die Kopfbewegung.

5) **Rumpfflexion (2),** Problem: Der Proband zieht an der Schulterauflage und bewegt sich bis in eine extreme Rumpfflexionsposition hinein • Grund: Bewußte oder unbewußte Beckenkippung • Problemlösung: Bewegungsamplitude bei der Flexion am Punkt der Beckenkippung limitieren.

6) **Rumpflateralflexion (1),** Problem: Der Proband kyphosiert die BWS • Gründe: Konzentrationsmangel und/oder Arm- bzw. Pektoraliseinsatz durch aktives Umfassen der lateralen Rumpfpolster • Problemlösung: 1. Kinn anheben, 2. Arme locker auf die lateralen Rumpfpolster auflegen.

7) **Rumpflateralflexion (2),** Problem: Deutlich sichtbarer Armeinsatz des Probanden • Grund: Defizitäre Muskelkraft bzw. Muskelleistungsfähigkeit • Problemlösung: 1. Reduktion der Belastung (Widerstandslast), 2. Hände auf die Innenseite der lateralen Rumpfpolster auflegen.

8) **Rumpflateralflexion (3),** Problem: Der Proband vergrößert aktiv die Abduktion der Oberschenkel • Grund: Versuch des Einsatzes der Streckschlinge des Unterkörpers („Mitstemmen") • Problemlösung: 1. Koordinationsschulung, 2. Belastungsreduktion, 3. Anheben der Fußspitzen.

9) **Rumpfrotation (1),** Problem: Der Proband dreht den Rumpf nicht kontrolliert, sondern ruckartig • Gründe: Defizitäre Muskelkraft bzw. Muskelleistungsfähigkeit, fehlende segmentale Kontrolle • Problemlösung: 1. Koordinationsschulung, 2. Reduktion der Belastung (Widerstandslast).

10) **Rumpfrotation (2),** Problem: Deutlich sichtbare Ausweichbewegung der Unterschenkel • Grund: Mangelhafte Anpassung des Oberschenkel- und Beckenfixierungsmechanismus • Problemlösung: 1. Fixierung verstärken, 2. Koordinationsschulung, 3. Fußspitzen anheben.

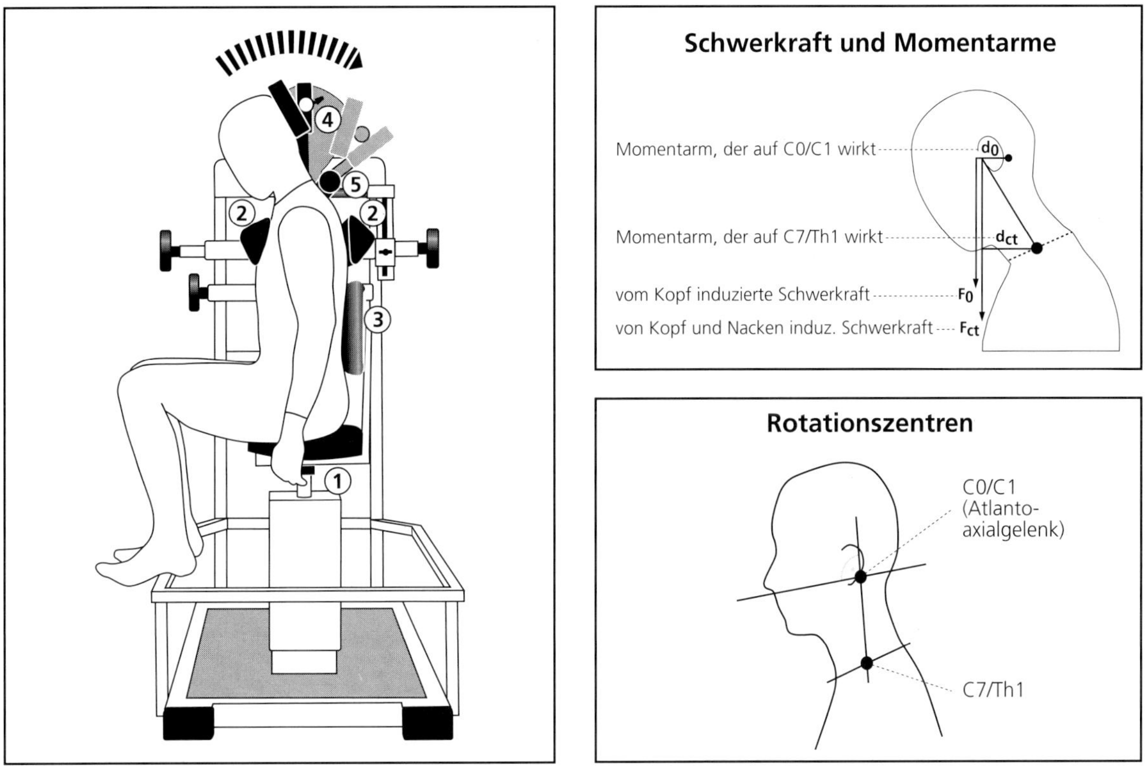

Kombiniertes Analyse- und Trainingssystem für die HWS-Extension (Typus FPZ SYSTEMS developed by Schnell) und dabei zu berücksichtigende biomechanische Aspekte (basierend auf Harms-Ringdahl et al. 1986, 1542f.)

Unter Berücksichtigung der funktionellen Gliederung der Halswirbelsäule in einen oberen und unteren Abschnitt (2.4) sind bei Beuge- und Streckbewegungen des Kopfes prinzipiell 2 **Rotationszentren** involviert: 1. das Atlantoaxialgelenk (C0/C1), 2. das C7/Th1-Segment (s. Abbildung). Die Drehachse des Atlantoaxialgelenks befindet sich am vorderen Anteil des Processus mastoideus (Warzenfortsatz des Schläfenbeins), die Drehachse des C7/Th1-Segments liegt mittig auf einer Linie, die den Dornfortsatz des 7. Halswirbels mit der Fossa supraclavicularis minor verbindet (Kapandij 1985, Harms-Ringdahl et al. 1986; Parviainen u. Denner 1992).

Biomechanische Untersuchungen haben jedoch gezeigt, daß die Position des Atlantoaxialgelenks die Größe der maximalen Muskelkraft der zervikalen Extensoren nicht systematisch beeinflußt (Harms-Ringdahl u. Schüldt 1988; Harms-Ringdahl et al. 1986). Das **Positionierungskriterium für die HWS-Extension** ist daher die Lage des durch Palpation ermittelbaren Segments C7/Th1. Ein stufenlos höhenverstellbarer Sitz (1) ermöglicht die achsengerechte Positionierung von Proband und Analyse-/Trainingssystem.

Stufenlos und voneinander unabhängig längs- sowie höhenverstellbare Stützpolster (2) gewährleisten die **Fixierung des Rumpfes** von ventral und dorsal. Thorakale Bewegungen werden dadurch eliminiert, die Extension des Kopfes wird ausschließlich durch segmentale zervikale Bewegungen realisiert. Eine dorsale LWS-/BWS-Stütze (3) erleichtert dabei die aufrechte Sitzposition des Probanden. Die **Arme** hängen neben dem Rumpf locker und ausgestreckt herab.

Die Kraft der zervikalen Extensoren wird über ein speziell geformtes drehbares **Kopfpolster** (4) auf den Bewegungsarm des Systems übertragen. Dieses Kopfpolster weist eine runde Vertiefung auf, welchen den Kopf umschließt bzw. einbettet und dadurch eine gleichmäßige Druckverteilung über die gesamte Kopffläche hinweg gewährleistet. Es wird durch stufenlose Höhenverstellung optimal an die individuelle Halslänge angepaßt.

Im Mittelpunkt der **Bewegungsaufgabe** steht analog zum Rumpfbereich die Realisierung kontrollierter segmentaler Bewegungen. Die maximale Bewegungsamplitude bei der Flexion und Extension wird durch die Mobilität des Probanden determiniert. Es werden prinzipiell keine Bewegungen erzwungen. Zu Beginn der dynamischen Bewegung erfolgt die Vordehnung der HWS-Extensoren mittels maximaler HWS-Flexion. Danach werden die einzelnen Segmente der oberen und unteren HWS sukzessive von unten nach oben aktiviert. Eine dorsale HWS-Stütze (5) erleichtert die Auf- und Abrollbewegungen.

HWS-FLEXION

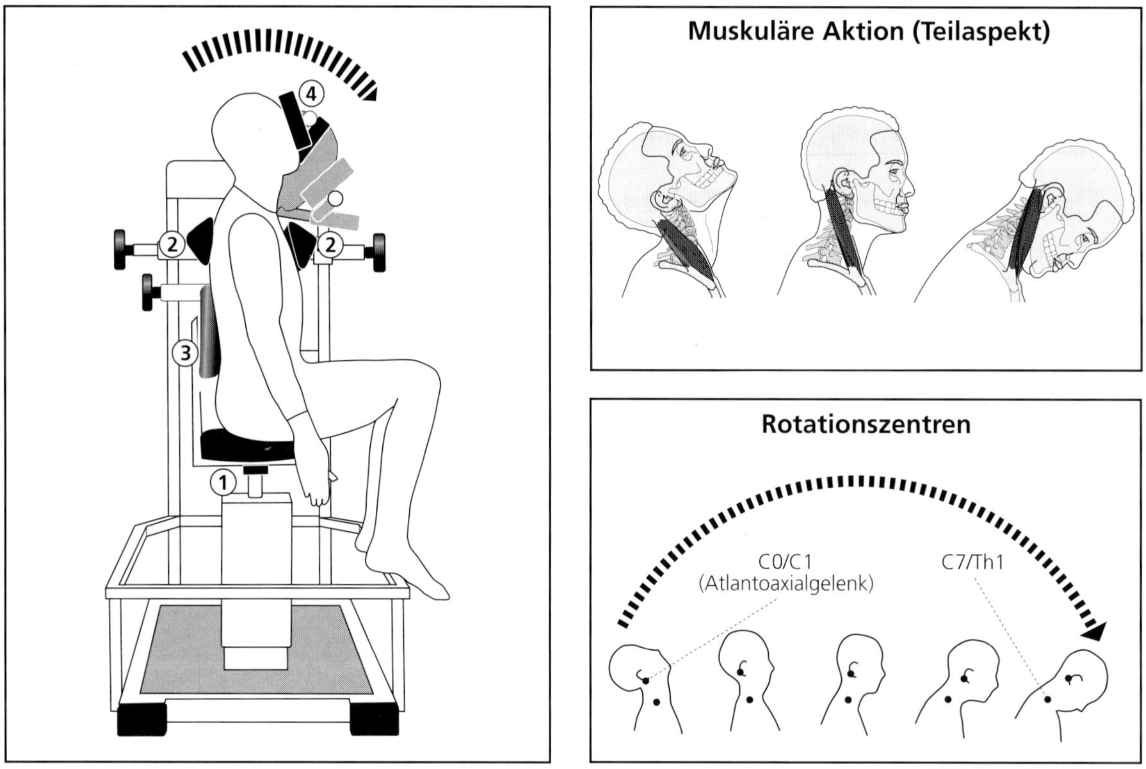

Kombiniertes Analyse- und Trainingssystem für die HWS-Flexion (Typus FPZ SYSTEMS developed by Schnelll, Abb. Rotationszentren basierend auf Harms-Ringdahl et al. 1986, 1547)

Das Analyse- und Trainingssystem für die HWS-Extension wird auch für die HWS-Flexion eingesetzt. Der drehbare Sitz ermöglicht dabei eine **Veränderung der Positionierung** des Probanden, ohne daß dieser das Gerät verlassen oder aufstehen muß. Der Testleiter/Trainer entfernt lediglich das Kopfpolster, löst die ventralen und dorsalen Stützpolsterarretierungen sowie die Sitzarretierung und **dreht** den Probanden **um 180°**.

Die **Körperposition** des Probanden ist dadurch bei der HWS-Flexion in gleicher Weise standardisiert wie bei der HWS-Extension. Es gelten dieselben **Kriterien** bezüglich Positionierung, Anpassung an individuelle Körpermaße und Armhaltung:

- **Rotationszentrum: C7/Th1**
  - achsengerechte Positionierung mittels höhenverstellbarem Sitz (1) in Abhängigkeit von der Lage des Segments C7/Th1
  - die Position des Atlantoaxialgelenks (C0/C1) ist für die Größe der maximalen Muskelkraft von untergeordneter Bedeutung
- **Fixierung des Rumpfes**
  - zur Eliminierung thorakaler Bewegungen und zur Isolation segmentaler zervikaler Bewegungen
  - von ventral und dorsal mittels stufenlos und voneinander unabhängig längs- sowie höhenverstellbaren Stützpolstern (2)
  - Erleichterung der aufrechten Sitzposition durch dorsale LWS-/BWS-Stütze (3)
- Armhaltung
  – locker und ausgestreckt neben dem Rumpf herabhängend

Die Kraftübertragung der HWS-Flexoren auf den Bewegungsarm des Systems erfolgt über ein speziell geformtes, stufenlos höhenverstellbares **Stirnpolster** (4). Dieses verteilt den bei muskulären Aktionen entstehenden Druck gleichmäßig auf die gesamte Stirnfläche.

Die **dynamische Bewegung** wird durch Vordehnung der HWS-Flexoren eingeleitet. Bei der konzentrischen Bewegung werden die Segmente der oberen und unteren HWS von oben nach unten kontrolliert flektiert. Dabei ist eine Vor- und Rückführung des Unterkiefers (translatorisches Gleiten) zu vermeiden. Den meisten Probanden hilft diesbezüglich die **Bewegungsaufgabe** „Versuchen Sie die Stirn gegen den Oberschenkel zu drücken". Die exzentrische Bewegung muß äusserst kontrolliert durchgeführt werden, da mit zunehmender Extension 2 **bewegungshemmende Phänomene** auftreten:

1. das vordere Längsband spannt sich an,
2. die Dornfortsätze benachbarter Wirbel nähern sich an und überlagern sich dachziegelartig.

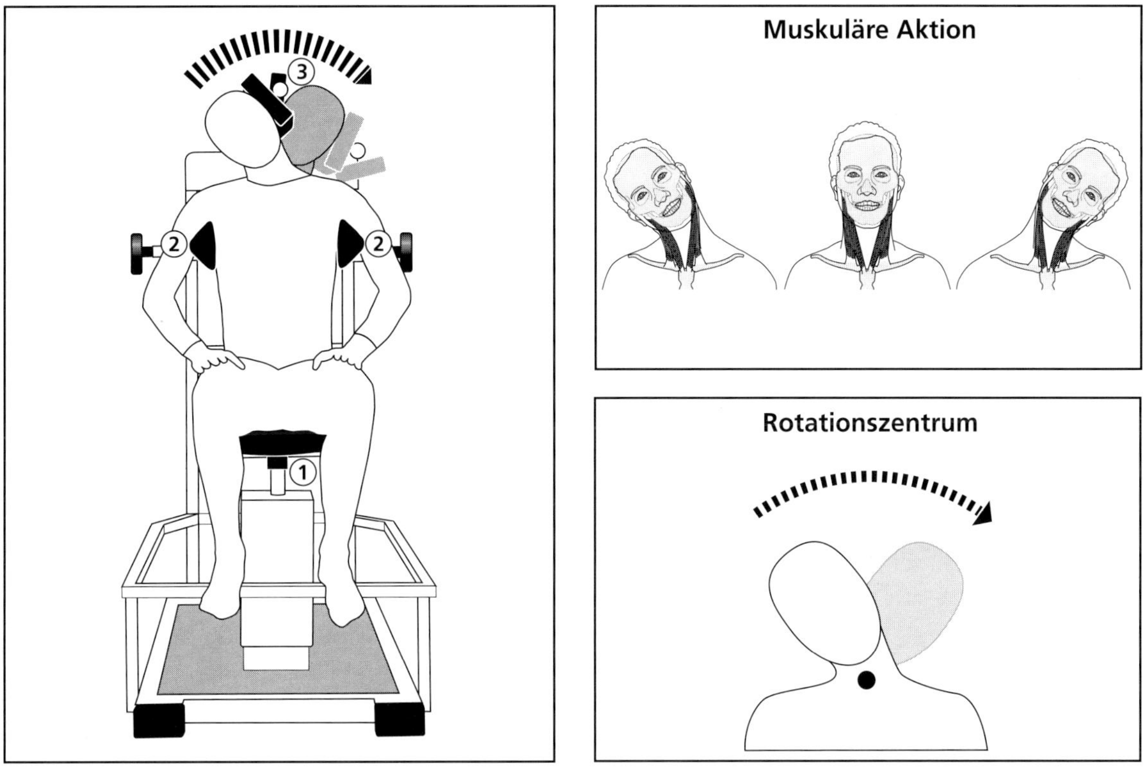

Kombiniertes Analyse- und Trainingssystem für die HWS-Lateralflexion (Typus FPZ SYSTEMS developed by Schnell)

Das System für die HWS-Extension und -Flexion ermöglicht auch die Analyse und das Training der HWS-Lateralflexion. Der Proband wird dabei mit dem Rücken zur Drehachse des Systems positioniert. Primäres **Positionierungskriterium** ist die Lage des durch Palpation ermittelbaren Segments **C7/Th1** (= Rotationszentrum der unteren HWS). Ein stufenlos höhenverstellbarer Sitz (1) erlaubt die achsengerechte Positionierung von Proband und Analyse-/Trainingssystem in Abhängigkeit von der individuellen Rumpf- und Halslänge.

Die **Isolation der HWS-Bewegung** wird **durch** eine **laterale Rumpffixierung** in aufrechter Körperhaltung sichergestellt (gestreckte Rumpfposition). Zwei stufenlos und voneinander unabhängig längs- und höhenverstellbare Stützpolster (2) fixieren dabei die Schulterachse und eliminieren in Verbindung mit der dorsalen LWS-/BWS-Stütze (4.9 und 4.10) thorakale Mitbewegungen. Die **Arme** hängen wie bei der HWS-Extension und HWS-Flexion locker und ausgestreckt neben dem Rumpf herab, die Hände können beim Training auf die Oberschenkel aufgelegt werden.

Die **Kraftübertragung** der HWS-Lateralflexoren auf den Bewegungsarm des Systems erfolgt über ein speziell geformtes, stufenlos höhenverstellbares **laterales Kopfpolster** (3). Dieses hat eine runde Vertiefung, welche eine komfortable Einbettung des Ohres ermöglicht. Eine relativ breite Auflagefläche gewährleistet eine gleichmäßige Druckverteilung über die gesamte laterale Kopffläche hinweg.

Die HWS-Lateralflexion wird prinzipiell durch **funktionelle Ergänzung der oberen und unteren Halswirbelsäule** realisiert. Dabei kompensiert die obere Halswirbelsäule die in der unteren Halswirbelsäule auftretende kombinierte Lateralflexion-Rotation-Extension mit dem Ergebnis, daß eine reine HWS-Lateralflexion stattfinden kann (Kapandji 1985).

Isolierte HWS-Lateralflexionsbewegungen erfordern ein exakte und permanente **Kontrolle der Kopfstellung** durch den Probanden. Der Kopf sollte sowohl unter statischen als auch unter dynamischen Arbeitsbedingungen in neutraler Position (Bestimmung nach der Neutral-Null-Methode) gehalten werden, sodaß bei der Lateralflexion weder die Extensions- noch die Rotationskomponente verstärkt wird. Ein stets geradeaus gerichteter **Blick** und ein aufrecht gehaltenes Kinn erleichtern die konstante Kopfhaltung. Im Mittelpunkt der dynamischen Bewegung steht die Realisierung der **Bewegungsaufgabe** „Versuchen Sie im rhythmischen Wechsel Ihr rechtes Ohr auf die rechte Schulter sowie Ihr linkes Ohr auf die linke Schulter aufzulegen". Dabei ist besonders darauf zu achten, daß der Proband im Schulterbereich nicht verkrampft.

HWS-ROTATION

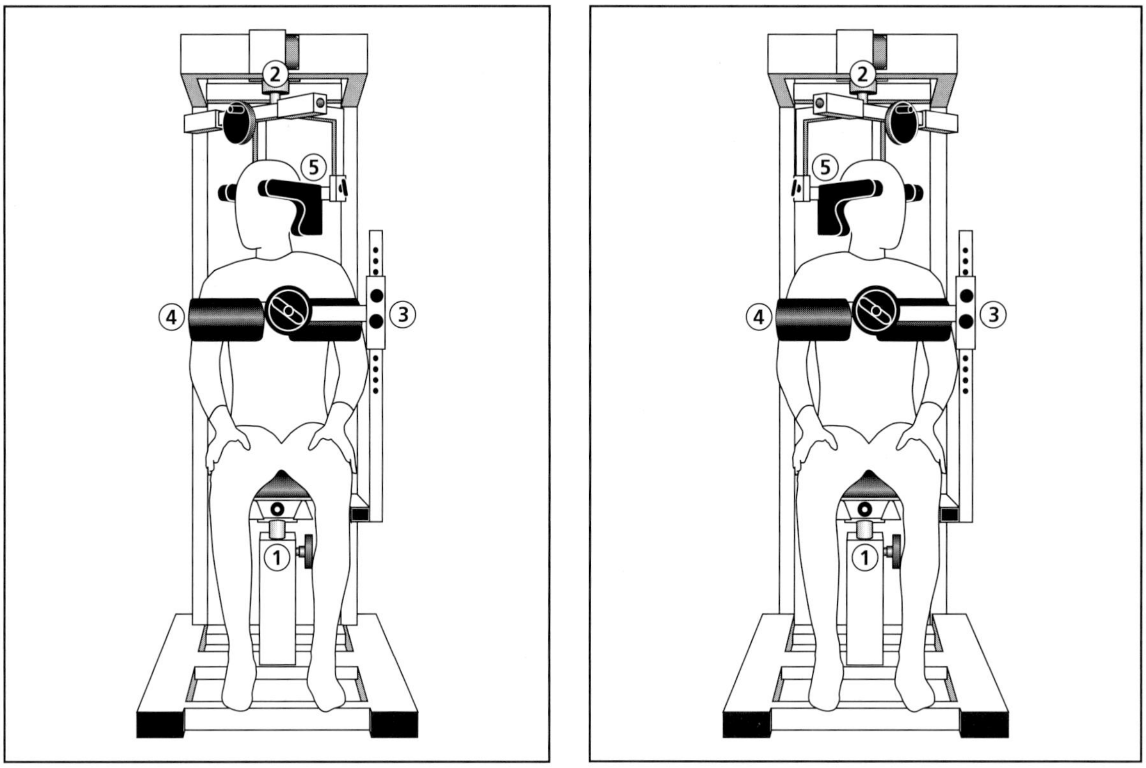

Analyse- und Trainingssystem für die HWS-Rotation (Typus FPZ SYSTEMS developed by Schnell)

Das Analyse- und Trainingssystem für die HWS-Rotation ermöglicht bei fixiertem Rumpf eine isolierte Rotation der oberen und unteren Halswirbelsäule um die Vertikalachse (Körperlängsachse). Der Proband wird dabei auf dem stufenlos höhenverstellbaren Sitz (1) mittig unter die **Drehachse** des Systems (2) positioniert.

Ein **komplexer Rumpffixierungsmechanismus** (3) eliminiert thorakale Rotationsbewegungen und stellt die Standardisierung der Körperposition sicher. Dabei wird der Rumpf von dorsal durch eine bis zur Schulterhöhe reichende **Rükkenlehne** - diese gewährleistet eine gestreckte Rumpfposition - und von ventral durch ein an die Rumpftiefe anpaßbares stufenlos **längsverstellbares Stützpolster** (4) fixiert. Die **Arme** hängen locker und ausgestreckt neben dem Rumpf herab, die Hände können beim Training auf die Oberschenkel aufgelegt werden.

Die Kraft der zervikalen Rotatoren wird über ein speziell geformtes und an die Kopfbreite stufenlos anpaßbares **laterales Kopfpolster** (5) auf den Bewegungsarm des Analyse- und Trainingssystems übertragen. Analog zur HWS-Lateralflexion stellt auch das laterale Kopfpolster für die HWS-Rotation eine komfortable Einbettung des druckempfindlichen Ohrmuschelknorpels sowie eine gleichmäßige Druckverteilung über die gesamte seitliche Kopffläche hinweg sicher.

Auch die HWS-Rotation ist nur durch **funktionelle Ergänzung der oberen und unteren Halswirbelsäule** möglich. Die untere Halswirbelsäule führt dabei eine simultane Rotation-Lateralflexion mit geringgradiger Extensionskomponente aus. In der oberen Halswirbelsäule, einem mit drei Achsen und drei Freiheitsgraden ausgestatten Gelenkkomplex, werden die von der unteren Halswirbelsäule übertragenen und nicht erwünschten Lateralflexions- und Extensionsmomente kompensiert und zu einer resultierenden reinen Rotation umgeformt (Kapandji 1985).

Die **dynamische Bewegung** wird bei neutraler Kopfhaltung (Bestimmung nach der Neutral-Null-Methode) durchgeführt. Analog zur HWS-Lateralflexion sollte das **Blickverhalten** bei der sukzessiven Drehung des Kopfes zur gegenüberliegenden Körperseite stets geradeaus gerichtet sein und das Kinn aufrecht gehalten werden. Die maximale Bewegungsamplitude wird durch die Mobilität des Probanden determiniert; wie bei allen HWS-Bewegungen werden prinzipiell keine Bewegungen erzwungen. Das Hauptaugenmerk liegt auf der Realisierung kontrollierter dynamischer Bewegungen.

KÖRPERGRÖSSE UND KÖRPERGEWICHT

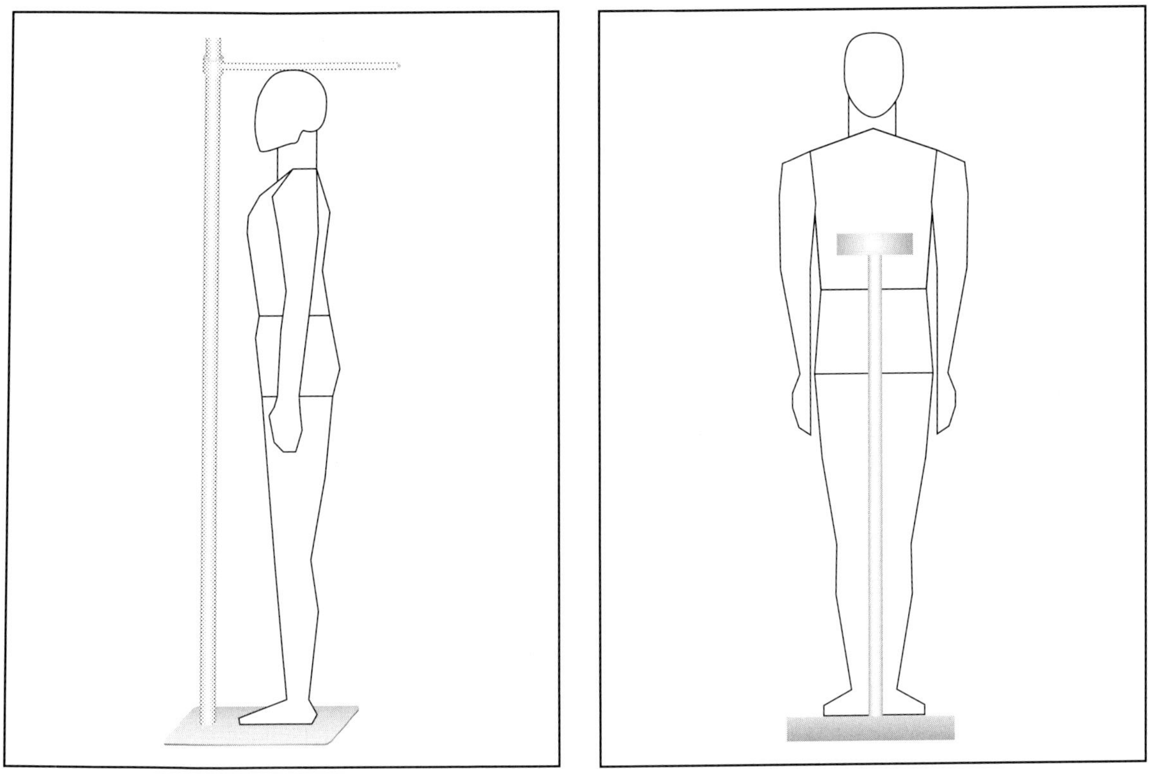

Messungen von Körpergröße und -gewicht mittels geeichter Waage inkl. Meßlatte

Die anthropometrischen Merkmale Körpergröße und -gewicht gehören zu den 7 Faktoren, welche die Muskelkraft nachweislich determinieren (3.1). Querschnittstudien mit mehreren tausend Probanden haben z. B. gezeigt, daß die isometrische Maximalkraft der Rumpfextensoren bei Probanden mit gleichem Körpergewicht mit zunehmender Körpergröße kontinuierlich abnimmt, während sie bei Probanden mit gleicher Körpergröße mit zunehmendem Körpergewicht kontinuierlich zunimmt (Denner 1995).

Körpergröße und -gewicht dürfen nicht durch Befragung erhoben, sondern müssen **meßtechnisch ermittelt** werden. Ansonsten können bei der nachfolgenden Relativierung der durch isometrische Maximalkraftanalyse (4.18-20) gemessenen maximalen Drehmomente mittels der Regressionsgleichungen von Zaciorskij (1984 et al.; 2.14) substantielle Fehler auftreten.

Wiegen und Messen der Testperson sollten mittels geeichter Waage inkl. Meßlatte erfolgen. Dabei sollte ein Waagentypus verwendet werden, der standardmäßig **vor jeder Messung** eine **Eichprozedur** durchführt.

Die Testperson sollte eine **entspannte aufrechte Körperposition** mit geradeaus gerichtetem Blick und herabhängenden Armen einnehmen.

Aufgrund der tagesperiodischen Schwankungen beider Parameter sollten Messungen der Körpergröße **morgens oder am Vormittag** sowie Messungen des Körpergewichts **immer zu ungefähr derselben Uhrzeit** durchgeführt werden.

KÖRPERZUSAMMENSETZUNG

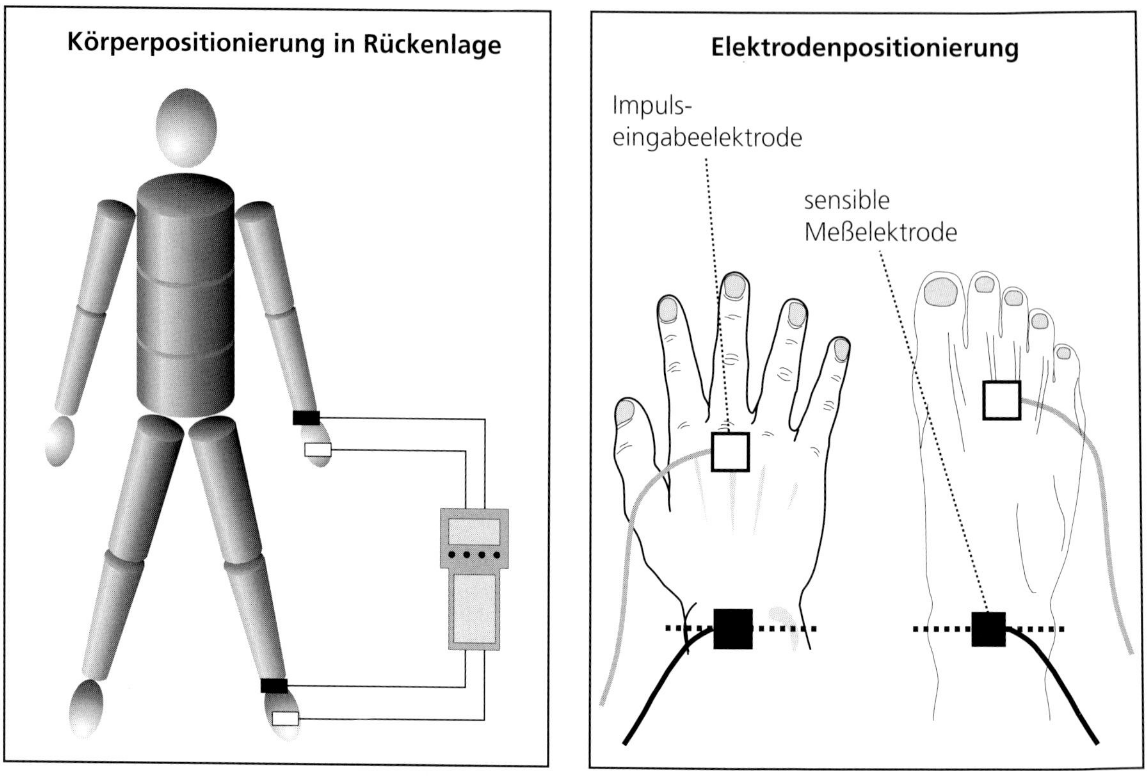

Standardisierte Körper- und Elektrodenpositionierungen bei der bioelektrischen Impedanzanalyse (BIA)

Als **optionales Analyseverfahren** ermöglicht die **bioelektrische Impedanzanalyse (BIA)** die qualitativ-quantitative Bestimmung der Körperzusammensetzung. Es handelt sich dabei um eine einfach durchzuführende elektrische Leitfähigkeitsmessung, die auf der unterschiedlichen elektrischen Leitfähigkeit von Gewebetypen basiert (Fettgewebe: schlechte Leitfähigkeit; Muskelgewebe: sehr gute Leitfähigkeit).

Zur Durchführung der Impedanzanalyse nimmt der Proband für ca. 2 min. eine **waagerechte Körperposition in Rückenlage** mit leicht abgewinkelten Armen und Beinen ein. 4 (Einmal)-**klebeelektroden**, die mit Meßkabeln verbunden sind, werden **an standardisierten Körperstellen** positioniert (sensible Meßelektroden: zwischen Ulnarkopf der rechten Hand und Fußgelenkprominens des rechten Fußes, Impulseingabeelektroden: handgelenkbreit entfernt auf dem rechten Handrücken sowie fußgelenkbreit entfernt auf dem rechten Fußrücken).

Der Impedanzplethysmograph leitet einen ungefährlichen 50-kHz-Wechselstrom mit 800 mA durch den Körper des Probanden. Dadurch bildet sich im Körper ein konstantes elektromagnetisches Feld. Durch die Ableitung des Impulses an den beiden proximalen Elektroden wird der Spannungsabfall, den der Körper je nach Bau und Beschaffenheit bewirkt, berechnet. Der Spannungsabfall verhält sich zum Widerstand proportional. Während eines Meßvorgangs werden mehrere Messungen durchgeführt, aus deren Einzelwerten dann das arithmetische Mittel gebildet wird. **Gemessen werden Resistanz und Reaktanz** in Ohm. Beide Meßgrößen sind Anteile des Wechselstromwiderstandes, der Impedanz. Die EDV-gestützte BIA-Software rechnet dann über Regressionsgleichungen sowie unter Berücksichtigung personenbezogener Daten (Alter, Geschlecht, Größe, Gewicht) die Meßdaten in Analysedaten um (Tomczak 1997; Steinhöfer u. Könning 1996).

Als **Ergebnis** werden folgende Parameter in absoluten (kg, l) sowie relativen Einheiten (%) dargestellt: 1. fetthaltige Körpermasse, 2. fettfreie Körpermasse (Muskulatur, Knochen, Körperflüssigkeiten, innere Organe), 3. Körperwasseranteil.

Folgende **Anforderungskriterien** müssen für reliable Messungen erfüllt sein (Tomczak 1997):

- genaue Bestimmung des Körpergewichts
- genaue Elektrodenplazierung auf entfetteter trockener Haut
- keine Einnahme von Diuretika, kein übermäßiger Kaffee- und Alkoholgenuß innerhalb der letzten 12 h, kein(e) körperliches Training/intensive körperliche Aktivität/Saunabesuch unmittelbar vor der Messung
- normale Körpertemperatur (kein Fieber)

DEHNBARKEIT AUSGEWÄHLTER HÜFTMUSKELN

M. iliopsoas

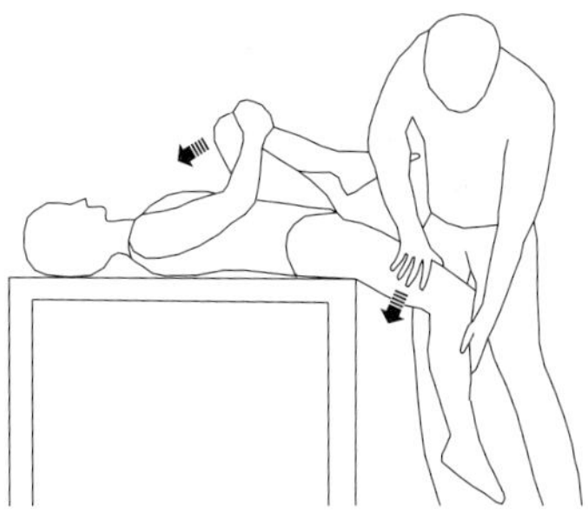

Kriterien für "normal"
- Oberschenkel: ≥parallel

Kriterien für "eingeschränkt"
- Oberschenkel: <parallel

M. rectus femoris

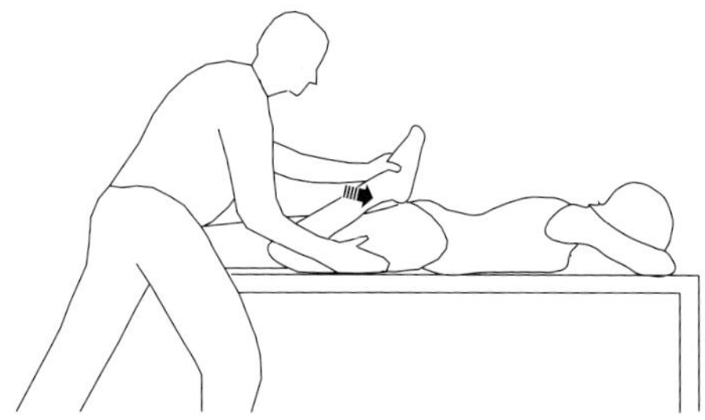

Kriterien für "normal"
- Berührung von Ferse und Gesäß ohne Flexion der Hüfte

Kriterien für "eingeschränkt"
- Hüftflexion während Knieflexion
- seitliche Ausweichbewegung des Beckens während Knieflexion

Ischiokrurale Muskulatur (Option 1)

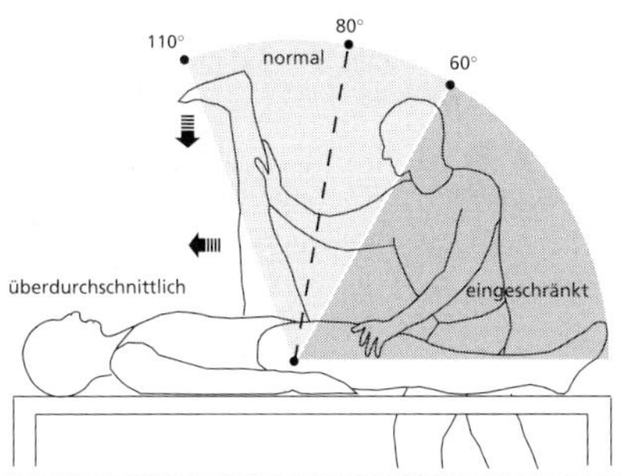

- Zehenspitzen gebeugt
- keine Hüft- oder Knieflexion im unbeteiligten Bein
- Kriterien (Bezug: Hüftwinkel)
  - eingeschränkt <60°
  - normal 60-110°
  - überdurchschnittlich >110°

Ischiokrurale Muskulatur (Option 2)

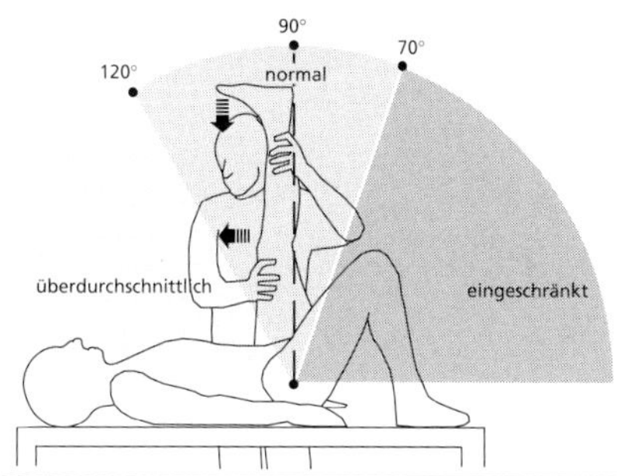

- bei verkürztem M. iliopsoas
- ständiger Kontakt von Gesäß und Tisch
- Kriterien (Bezug: Hüftwinkel)
  - eingeschränkt <70°
  - normal 70-120°
  - überdurchschnittlich >120°

Standardisierte manuelle Muskelprüfungen zur Evaluation und Beurteilung der Dehnbarkeit der Mm. iliopsoas und rectus femoris sowie der ischiokruralen Muskulatur (Denner 1995)

Optionaler Bestandteil der biomechanischen Funktionsanalyse der Wirbelsäule ist die **Evaluation der Dehnbarkeit** der Mm. iliopsoas und rectus femoris sowie der ischiokruralen Muskulatur beider Körperseiten.

Dabei soll vor allem festgestellt werden, ob **muskuläre Hyper- bzw. Hypoaktivitäten** und insbesondere **Rechts-links-Asymmetrien** vorliegen, die aufgrund ihres Einflusses auf die Beckenstellung einer Dehnungsbehandlung zuzuführen sind.

Die Dehnbarkeit wird **mittels manueller Muskelprüfung** untersucht. Der Testleiter steht dabei jeweils auf der zu testenden Seite. Wie in den Abbildungen illustriert ist, befindet sich die Testperson bei der Untersuchung des M. iliopsoas sowie der ischiokruralen Muskulatur (Option 1: bei normaler Dehnbarkeit des M. iliopsoas, Option 2: bei eingeschränkter Dehnbarkeit des M. iliopsoas) in Rückenlage, während der M. rectus femoris in Bauchlage analysiert wird.

Die Dehnbarkeit wird **mittels passiver Beweglichkeitsmessung** bestimmt. Der Testleiter prüft, welches maximale Bewegungsausmaß die Testperson mit seiner (sanften) Unterstützung im Hüft- und Kniegelenk (weitgehendst) schmerzfrei realisieren kann. Voraussetzung für reliable Messungen ist dabei, daß das **Becken** während des gesamten Tests durch den Testleiter bzw. durch Autofixation der Testperson **fixiert** wird.

Die **Reihenfolge der Untersuchungen** ist wie folgt standardisiert: 1. M. iliopsoas - M. rectus femoris - ischiokrurale Muskulatur, 2. rechte Körperseite vor linker Körperseite.

Die Dehnbarkeit kann vom Testleiter **visuell beurteilt** werden. Reliabler sind jedoch Messungen mit einem zweischenkligen Goniometer (Schenkellänge: ca. 30 cm, Skalenintervall: 1°).

Die **Bewertung der Dehnbarkeit** erfolgt anhand einer 3-Kategorien-Skala mit den Optionen überdurchschnittlich (1), normal (2), eingeschränkt (3). Bei Patienten ermöglicht eine **5-Kategorien-Skala** die Differenzierung einer eingeschränkten Dehnbarkeit in leicht eingeschränkt (3), stark eingeschränkt (4) und sehr stark eingeschränkt (5).

RUMPFMOBILITÄT

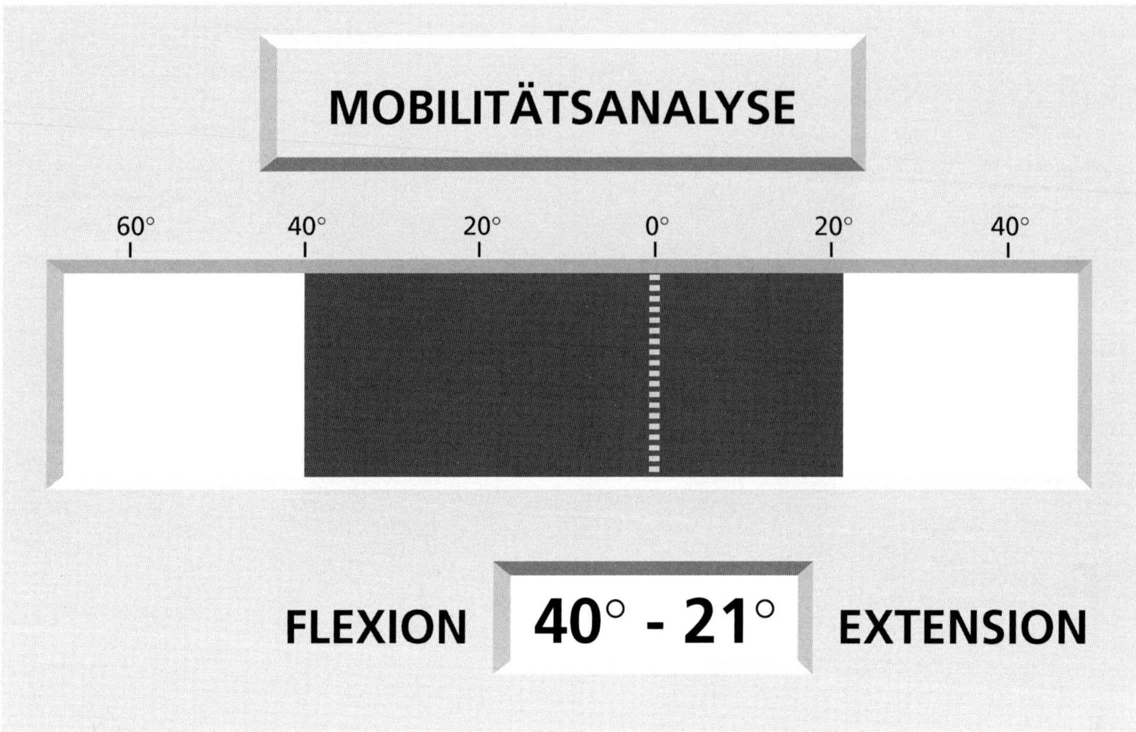

Online-Darstellung der gemessenen Rumpfmobilität in der Sagittalebene (Meßsoftware: FPZ Newton & more)

Die Mobilität des Rumpfes in der Sagittal-, Frontal- und Transversalebene wird unter Verwendung der Analysesysteme für die Rumpfextension (4.3, 4.4), Rumpflateralflexion (4.6) und Rumpfrotation (4.7) als **Gesamtmobilität in der jeweiligen Bewegungsebene** goniometrisch bestimmt (Einheit: Grad). Das Maß der Mobilität ist die **maximale Bewegungsamplitude**, die von der Testperson aktiv realisiert werden kann. Unter Verwendung der Neutral-Null-Methode wird darüber hinaus zwischen Flexion und Extension (Sagittalebene) sowie zwischen rechts- und linksseitiger Lateralflexion/Rotation (Frontal- und Transversalebene) differenziert.

Alle Einzelbewegungen zur Bestimmung der Rumpfmobilität werden **mit minimaler Bewegungsgeschwindigkeit** und ohne Einsatz von Schwungelementen durchgeführt, wobei die Extrempositionen an beiden Enden der Bewegungsamplitude nur so lange eingenommen werden, bis der Testleiter den Meßwert bestätigt hat. Jede einzelne Bewegung wird mehrfach durchgeführt und so oft wiederholt, bis die Testperson einen konstanten Meßwert reproduzieren kann.

Vor Durchführung von Mobilitätsanalysen werden mit jeder Testperson sowohl **spezifische Dehnungsübungen** (durchschnittliche Übungsanzahl: 3, s. Kap. 8) als auch eine **submaximale Belastungsserie** (ca. 15 Wiederholungen mit vom Testleiter frei festgelegter Widerstandslast) an dem jeweiligen Analysesystem durchgeführt. Die Mobilitätsanalysen selbst erfolgen ohne zusätzliche Widerstandslast.

Die Einzelanalysen werden **in** folgender **standardisierter Reihenfolge** durchgeführt: 1. Rumpfmobilität sagittal, 2. Rumpfmobilität frontal, 3. Rumpfmobilität transversal.

Bei der Analyse der **Rumpfmobilität in der Sagittalebene** palpiert der seitlich neben der Testperson stehende Testleiter den vorderen oberen Darmbeinstachel der Testperson. Die Flexions- und Extensionsamplitude werden vom Testleiter jeweils bei Registrierung einer Mitbewegung des Beckens determiniert.

Auch bei der Analyse der **Rumpfmobilität in der Frontalebene** stellt eine mittels taktiler Kontrolle der vorderen oberen Darmbeinstachel identifizierbare Beckenkippung das Abbruchkriterium für die rechts- und linksseitige Rumpflateralflexion dar.

Bei der Analyse der **Rumpfmobilität in der Transversalebene** palpiert der Testleiter mit den Daumen die Kniescheiben der Testperson. Er kann damit ein Nachvorneschieben des Femurs als Indiz für eine Beckenrotation registrieren. Diese determiniert die Rumpfbewegung. Beim Oberkörper muß der frontal zur Testperson stehende Testleiter darauf achten, daß keinerlei Schwungelemente zur Realisierung der endgradigen Gelenkposition eingesetzt werden.

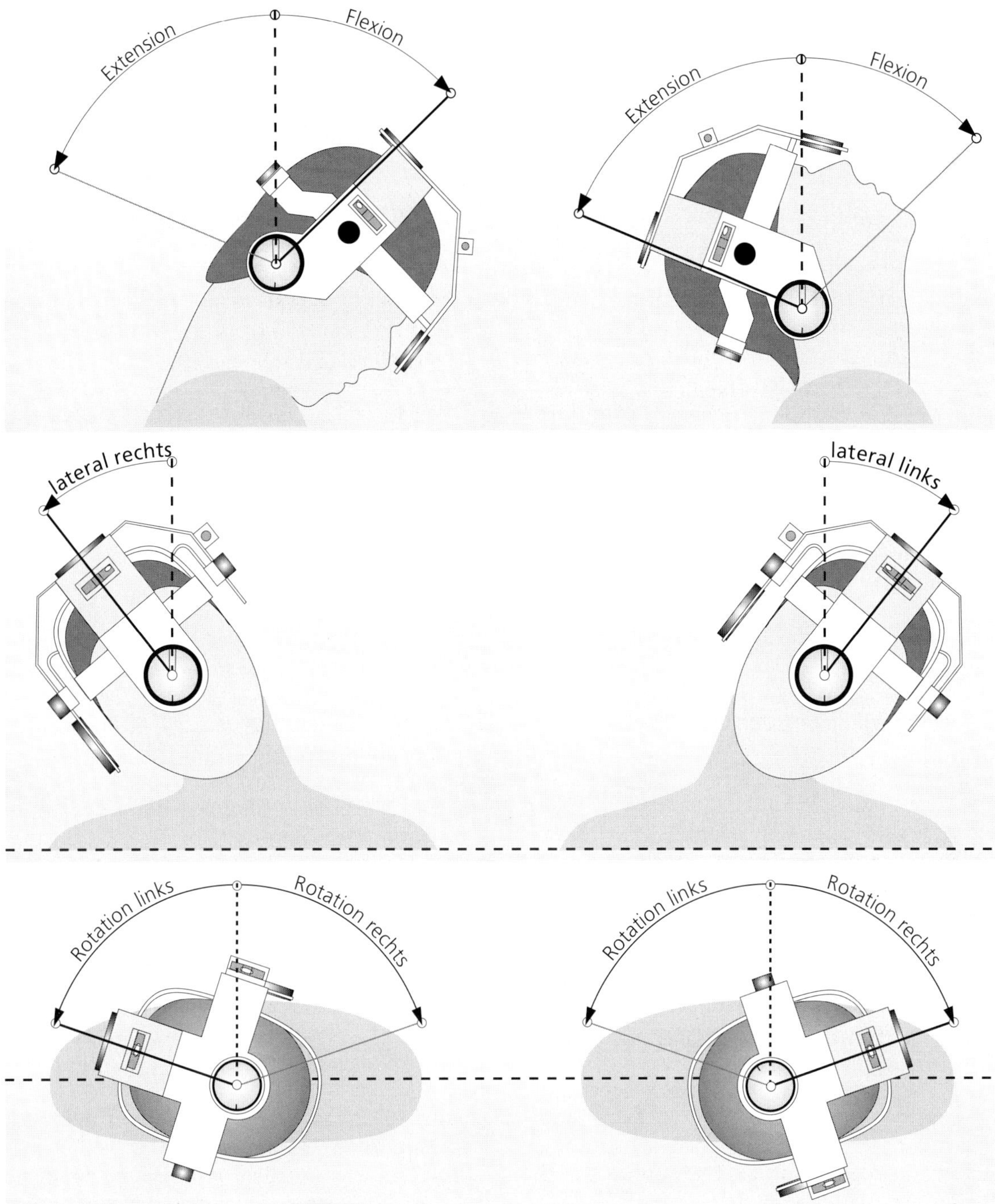

Bestimmung der HWS-Gesamtmobilität in den einzelnen Bewegungsebenen mittels **C**ervical-**M**easurement-**S**ystem-Goniometer

Für die Analyse der HWS-Mobilität gelten dieselben Prinzipien wie für die Analyse der Rumpfmobilität. Als **Meßgerät** wird ein **helmartiger** an die individuellen Kopfdimensionen anpaßbarer **Goniometer** eingesetzt (CMS; Denner 1995).

Die Testperson sitzt aufrecht und ohne Kontakt mit der Rückenlehne auf einem Stuhl (Hüft- und Kniewinkel: ca. 90°). Ober- und Unterschenkel stehen parallel nebeneinander, die Füße haben Bodenkontakt, die Arme hängen ausgestreckt neben dem Körper herab. Die beiden **Inklinometer** und der **Kompaß** auf der Oberseite des CMS werden vor Beginn jeder Analyse bei neutraler Kopfhaltung der Testperson jeweils auf 0° justiert.

Der **Testleiter** steht bei den Analysen seitlich neben (Sagittalebene), vor (Frontalebene) sowie hinter der Testperson (Transversalebene) und **stabilisiert** deren Rumpf bzw. Schulterachse **manuell**. Mitbewegungen des Rumpfes (= Abbruchkriterien) können dadurch **optisch und taktil** identifiziert werden.

Die Meßwerte werden von den Inklinometern bzw. dem Kompaß (Rotation) abgelesen und auf dem standardisierten Testprotokoll (4.29) notiert.

ISOMETRISCHE MAXIMALKRAFT (PRINZIPIEN)

Die isometrische Maximalkraft der Rumpf- und HWS-Extensoren, -Flexoren, -Lateralflexoren und -Rotatoren wird meßtechnisch als **maximales Nettodrehmoment** bestimmt (Einheit für Rumpfkraftmessungen: Nm pro kg Oberkörpermasse; Einheit für HWS-Kraftmessungen: Nm pro kg Kopfmasse). Die **Bewegungsarme** der einzelnen Analysesysteme lassen sich hierfür in 5°-Schritten mechanisch **verriegeln**.

Isometrische Maximalkraftanalysen können als Referenzmessung (4.19) in einer Gelenkposition pro Bewegung sowie als Amplitudenmessung (4.20) in beliebig vielen Gelenkpositionen pro Bewegung durchgeführt werden. **Standardanalyse ist die Referenzmessung**, da diese

1. die Evaluation aller Hauptmuskelgruppen von Rumpf und HWS in einer Analyseeinheit von 60 bis 90minütiger Dauer sowie
2. die simultane Erfassung des Kraftanstiegsverhaltens (= Schnellkraftvermögen) ermöglicht.

Die einzelnen **Referenzpositionen** sind wie folgt definiert (Festlegung in Abhängigkeit von der Position des Bewegungsarms des Analysesystems):

- Extensoren: Rumpfflexion von 10°/HWS-Flexion von 0°
- Flexoren: Rumpfflexion von -60°/HWS-Flexion von 45°
- Lateralflexoren: Rumpflateralflexion von 20°/HWS-Lateralflexion von 45°
- Rotatoren: Rumpfrotation von 30°/HWS-Rotation von 30°

Die maximale Aktivierung isolierter Muskelgruppen setzt eine genaue **Bewegungsvorstellung** der Testperson voraus. Vor Beginn jeder Kraftanalyse definiert daher der Testleiter die jeweilige Bewegungsaufgabe präzise und eindeutig.

Der Testleiter spricht dabei die Testperson auf eine standardisierte Art und Weise an. Bei isometrischen Maximalkraftanalysen wird die Testperson um höchste Konzentration gebeten und zu einer maximalen muskulären Anspannung gegen den fixierten Bewegungsarm des Analysesystems aufgefordert. Testleiter und Testperson vereinbaren gemeinsam ein **Konzentrationsritual**, i. d. R. eine Wortsequenz wie „1, 2, 3 und los".

Nach Freigabe der Anspannung durch den Testleiter sollte die Testperson ihre maximale Kraft **nicht ruckartig**, sondern innerhalb von ca. 3 s entwickeln und für ca. 2 s aufrechterhalten. **Kriterium für die Beendigung** der Analyse ist das Abfallen der Kraft-Zeit-Kurve, die der mit dem Analysesystem verbundene PC auf seinem Monitor für Testleiter und Testperson sichtbar online darstellt (4.19).

Der Testleiter steht bei allen Muskelkraft- und Muskelleistungsfähigkeitsanalysen seitlich neben der Testperson und überwacht mittels peripherem Sehen einerseits die korrekte Bewegungsausführung der Testperson sowie andererseits die Online-Darstellung der Kraft-Zeit-Kurve. Während der Durchführung der isometrischen Maximalkraftanalyse feuert er die Testperson lautstark verbal an, um sie zur Aktivierung ihres momentanen Kraftpotentials zu ermutigen.

Jede Maximalkraftanalyse wird **prinzipiell einmal wiederholt** (Pausenintervall: 60 s). Sollten sich die Meßwerte beider Kraftanalysen um mehr als 3% unterscheiden, muß die Analyse ein zweites Mal wiederholt werden. Nach der ersten Maximalkraftanalyse gibt der Testdurchführende der Testperson ein verbales Feedback inkl. spezifizierter Bewegungsanweisungen. In das Testprotokoll wird der **Meßwert des korrektesten Einzelversuchs** aufgenommen.

8jährige Untersuchungen mit mehr als 8000 Personen im Alter von 13-85 Jahren führten zu der Erkenntnis, daß **pro Analyseeinheit** i. d. R. **15** (bis maximal 20) **isometrische Maximalkraftanalysen** ohne signifikante Willensermüdung absolviert werden können. Sollten Testpersonen jedoch während der Durchführung einer biomechanischen Funktionsanalyse der Wirbelsäule Ermüdungserscheinungen zeigen und Maximalkraftanalysen nicht mehr mit maximaler Willensaktivierung durchführen können, werden die noch nicht absolvierten Einzelanalysen zu einem späteren Zeitpunkt nachgeholt.

Maximalkraftanalysen sollten **nur mit spezifisch vorbereiteten Testpersonen** durchgeführt werden (4.16). Sie werden prinzipiell im Anschluß an die jeweilige Mobilitätsanalyse und **in** folgender **standardisierter Reihenfolge** absolviert:

1. Extensoren
2. Flexoren
3. Rechtsseitige Lateralflexoren
4. Linksseitige Lateralflexoren
5. Rechtsseitige Rotatoren
6. Linksseitige Rotatoren

Rumpf- und HWS-Kraftanalysen sollten nur dann im Rahmen einer Analyseeinheit durchgeführt werden, wenn die maximal tolerierbare Anzahl von Einzelanalysen (n= 15-20) nicht überschritten wird. Für diesen Fall gilt die Reihenfolge Rumpf vor HWS.

ISOMETRISCHE MAXIMALKRAFT (REFERENZMESSUNG)

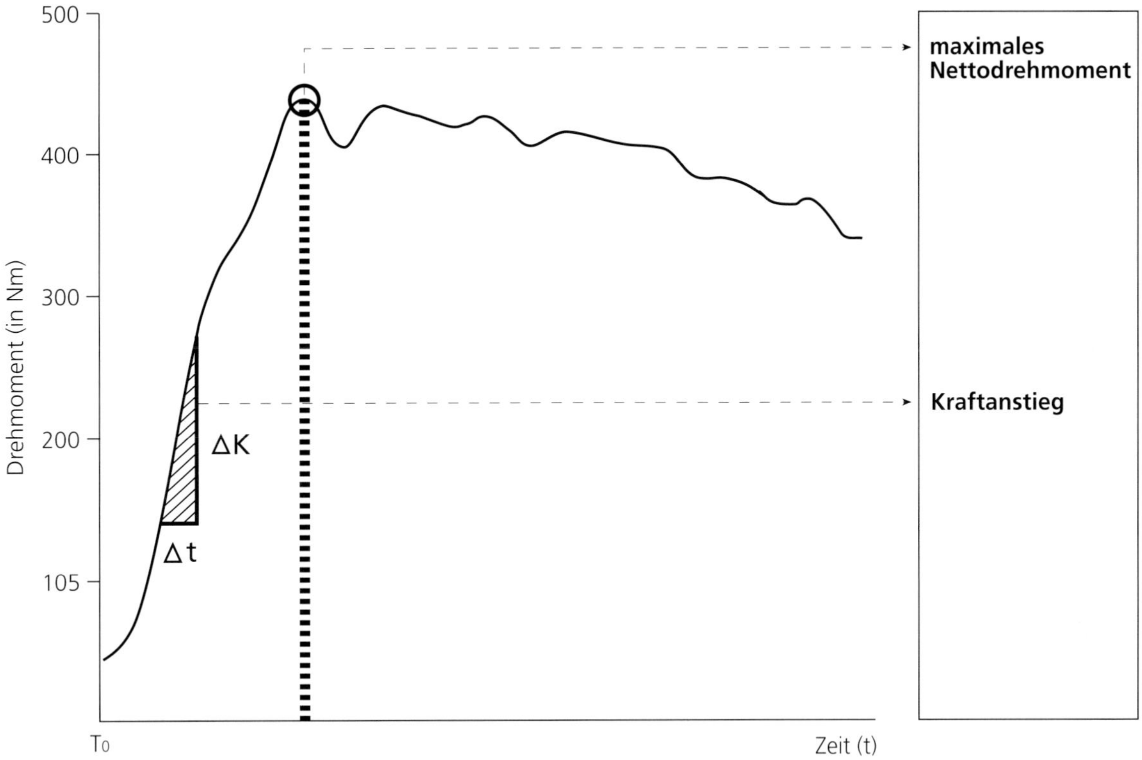

Online-Darstellung der Kraft-Zeit-Kurve inkl. Ermittlung von maximalem Nettodrehmoment und Kraftanstiegsverhalten

Herzstück der biomechanischen Funktionsanalyse der Wirbelsäule ist die **Registrierung von Kraft-Zeit-Kurven** bei isometrischen Maximalkontraktionen. Die Meßtechnik inkl. Software der Analysesysteme ermöglicht dabei die elektronische Registrierung bzw. Berechnung der Kernparameter **maximales Nettodrehmoment** sowie **Kraftanstieg** (= größter Steigungswert der Kraftkurve, Einheit: Nm/s). Erfassung und Auswertung der Kraft-Zeit-Kurve erfolgen online. Die Kernparameter werden unmittelbar nach Durchführung der Analyse digital gespeichert, sofern der Testleiter die jeweilige Analyse als korrekt akzeptiert.

Korrekte isometrische Maximalkraftanalysen entsprechen der definierten Standardisierung (4.18) und weisen darüber hinaus folgende **Kurvencharakteristika** auf: 1. kurze initiale Vorkontraktionsphase, 2. zügiger kontinuierlicher Kraftanstieg mit anfänglich linearem Verlauf, 3. ausgeprägte Plateauphase nach Realisierung des maximalen Drehmoments mit nachfolgendem Kraftabfall.

Bei isometrischen Maximalkraftanalysen lassen sich 3 **typische Fehler** beobachten: 1. die Testperson ist übervorsichtig und entwickelt ihre Kraft zu langsam, die Anspannungsdauer überschreitet 5 s bei weitem, 2. die anfangs zügige Kraftentwicklung wird unterbrochen und der Proband setzt neu an (Kurve mit 2 Gipfeln), 3. die Kraft wird zu ruckartig entwickelt. Alle 3 Fehlervarianten verhindern eine maximale Kraftentwicklung. Die Analysen müssen wiederholt werden. In den meisten Fällen hilft es, wenn der Testleiter den Informationsgehalt seiner Anweisungen an die Testperson sinnvoll reduziert und nochmals präzisiert.

Bei **isometrischen Maximalkraftanalysen der Rumpfmuskulatur** sollte der Testleiter seine Aufmerksamkeit auf die definierten **Hauptfehlerquellen** (4.8) richten:

- Rumpfextension: Impulsartige Mitaktivierung des M. quadriceps
- Rumpfflexion: Arm- und Pektoraliseinsatz
- Rumpflateralflexion: Mitstemmen der Beine sowie Arm- und Pektoraliseinsatz
- Rumpfrotation: Ausweichbewegung der Unterschenkel

Das insbesondere bei Frauen im Verhältnis zur Muskelkraft relativ hohe Kopfgewicht (4,8-5,2 kg) stellt bei **isometrischen Maximalkraftanalysen der Nacken- und Halsmuskulatur** das **Hauptproblem** dar. Bei HWS-Kraftanalysen muß daher streng darauf geachtet werden, daß

1. die Testperson keine Ausholbewegung des Kopfes durchführt,
2. der Kopf nicht ruckartig beschleunigt wird sowie
3. keinerlei Mitbewegungen im Rumpf erfolgen.

4.20 MESSUNGEN

ISOMETRISCHE MAXIMALKRAFT (AMPLITUDENMESSUNG)

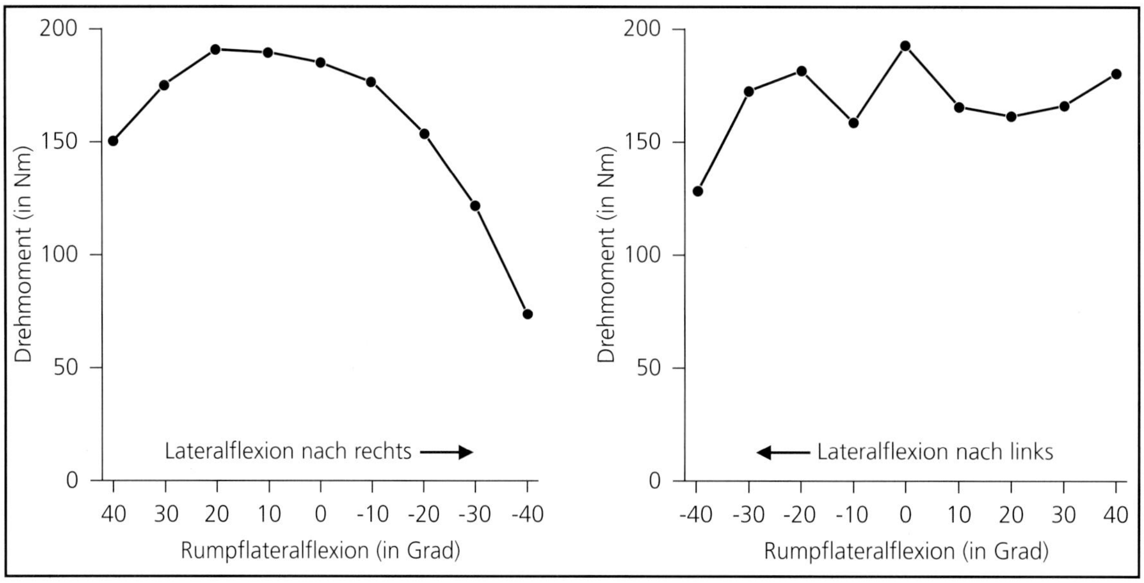

Zum Einfluß der Willenserschöpfung bei der standardisierten multipositionalen isometrischen Maximalkraftanalyse am Beispiel einer Analyse der rechts- und linksseitigen Rumpflateralflexoren mit jeweils 9 Meßpositionen (beschwerdefreier Proband)

Die menschliche Muskelkraft variiert in Abhängigkeit von der Gelenkposition (2.15-2.18). Mit der Veränderung der Gelenkposition verändern sich auch die mechanischen Bedingungen für die Kraftentwicklung. Trainingsstudien führten darüber hinaus zu der Erkenntnis, daß eine spezifische körperliche Belastung bzw. ein spezifisches Training spezifische muskuläre Anpassungserscheinungen zur Folge haben (Pollock et al. 1987; Graves et al. 1989, 1990b; Fulton et al. 1990). Diese beiden Erkenntnisse legitimieren die Forderung nach **multipositionalen isometrischen Maximalkraftanalysen** zur Evaluation der Muskelkraft über die gesamte Bewegungsamplitude hinweg.

In der Praxis werden derartige Amplitudenmessungen i. d. R. in 10°-Schritten vorgenommen, sodaß sich je nach Bewegung **zwischen 7 und 10 Meßpositionen** ergeben. Üblicherweise werden die Kraftanalysen in der endgradigen Gelenkposition begonnen, in der die höchsten Kraftwerte auftreten, und in der endgradigen Gelenkposition mit den geringsten Kraftwerten beendet. Bei Lateralflexions- und Rotationsbewegungen gilt die **Reihenfolge** rechts vor links.

Die in den einzelnen Gelenkpositionen ermittelten Drehmomente werden in Form von **Drehmoment-Winkel-Kurven** oder Drehmoment-Winkel-Balkendiagrammen dargestellt. Anhand dieser grafischen Plots können muskuläre Defizite innerhalb der Gesamtbewegung spezifiziert werden. Es soll sogar Praktiker geben, die in der Lage sind, pathologische Zustände an der Wirbelsäule anhand abnormaler Kurvencharakteristika zu erkennen.

Die Amplitudenmessung sollte **nur als optionale Analyse** eingesetzt werden. In Anbetracht der Tatsachen, daß die meisten Probanden innerhalb einer Analyseeinheit maximal 15-20 isometrische Maximalkraftanalysen ohne Willensermüdung durchführen können und jede Maximalkraftanalyse prinzipiell durch unmittelbaren Retest validiert werden muß, liegt der **Hauptnachteil der Amplitudenmessung** darin, daß sie aufgrund der Vielzahl von Gelenkpositionen lediglich die Analyse einer Bewegung innerhalb einer Analyseeinheit ermöglicht. Also z. B. nur die Analyse der rechtsseitigen Rumpfrotatoren, die linksseitigen können nur anläßlich eines weiteren Analysetermins evaluiert werden.

Ohne die **unmittelbare Retestvalidierung** ist die Amplitudenmessung fehleranfällig und es besteht die Gefahr der Mißinterpretation stochastischer Phänomene. Die Abbildung dokumentiert einen solchen Fall, bei dem ein 36jähriger beschwerdefreier Proband nach Absolvierung von 9 isometrischen Maximalkraftanalysen der rechtsseitigen Rumpflateralflexoren aufgrund von Willenserschöpfung nicht mehr in der Lage war, die maximale Kraft seiner linksseitigen Rumpflateralflexoren in allen Gelenkpositionen willkürlich zu aktivieren.

Die Amplitudenmessung sollte immer dann eingesetzt werden, wenn im Einzelfall **eine einzelne Muskelgruppe von besonderem analytischem Interesse** ist, z. B. bei fehlenden oder unterdurchschnittlichen Adaptationen im Rahmen eines mehrwöchigen Rekonditionierungsprogramms.

STATISCHE MUSKELLEISTUNGSFÄHIGKEIT (OHNE EMG)

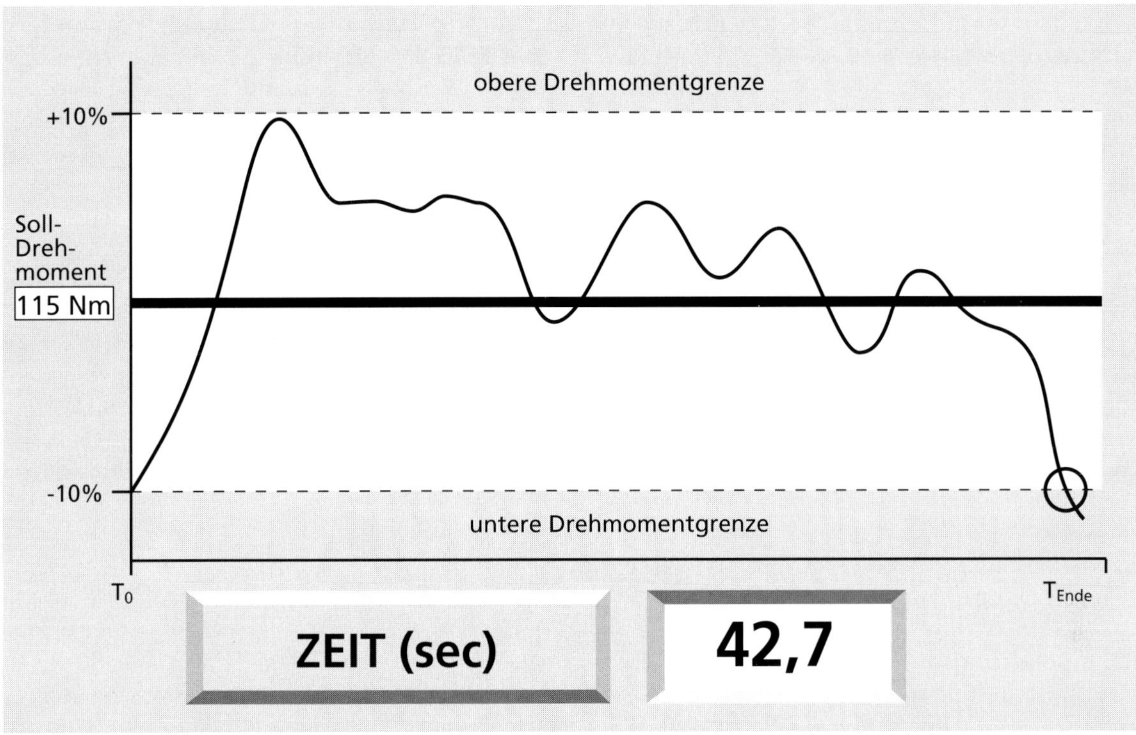

Online-Darstellung bei der Analyse der statischen Muskelleistungsfähigkeit (Meßsoftware: FPZ Newton & more)

Die statische Leistungsfähigkeit der wirbelsäulenstabilisierenden Muskelgruppen wird **anhand standardisierter Kraftausdauertests** ermittelt. Deren Aufgabe ist die Quantifizierung der spezifischen Ermüdungswiderstandsfähigkeit. Zwei Typen von Kraftausdauertests kommen zum Einsatz:

- **Typ A** (Art: maximaler Ermüdungstest, EMG-Einsatz: nein, Bewertungskriterium: maximale Haltezeit in s),
- **Typ B** (Art: submaximaler Ermüdungstest; EMG-Einsatz: ja, Bewertungskriterien: Veränderungen ausgewählter Frequenzparameter des EMG-Signals).

Für die Analyse der statischen Leistungsfähigkeit einer Muskelgruppe wird der Bewegungsarm des Analysesystems **in der definierten Referenzposition** (4.18) mechanisch verriegelt. Bei Typ-A-Tests hat die Testperson die **Aufgabe**, eine vorgegebene statische Belastung in dieser Gelenkposition möglichst lange willkürlich aufrechtzuerhalten.

Die **Belastungshöhe** wird auf der Basis von Referenzdaten (Kap. 5) und damit unabhängig von der jeweiligen isometrischen Maximalkraft der Testperson festgelegt. Sie beträgt standardmäßig **50% des relativen Durchschnittsnettodrehmoments** untrainierter beschwerdefreier Person gleichen Geschlechts und Alters multipliziert mit der (vorab errechneten) Oberkörpermasse (Rumpfanalysen) bzw. Kopfmasse (HWS-Analysen) der Testperson (2.14).

Das vorgegebene **Soll-Drehmoment**, die **obere Drehmomentgrenze** (Soll-Drehmoment plus 10%), die **untere Drehmomentgrenze** (Soll-Drehmoment minus 10%), das von der Testperson kontinuierlich erzeugte **Ist-Drehmoment** (jeweils in Nm) sowie die **Haltezeit** (in s) werden auf dem Monitor des mit dem Analysesystem verbundenen PC für Testleiter und Testperson sichtbar online dargestellt. Diese **Biofeedbackfunktion** ermöglicht der Testperson, ihre Muskelkraft genau zu dosieren und dadurch das aufgebrachte Drehmoment relativ konstant zu halten. Der Testleiter unterstützt die Testperson durch mit zunehmender Haltezeit kontinuierlich intensivierter **verbaler Anfeuerung**. Die Analyse wird beendet, sobald die Testperson die untere Drehmomentgrenze länger als 1 s unterschreitet (= **Abbruchkriterium**).

Die statische Muskelleistungsfähigkeitsanalyse ist eine **optionale Analyse**, die jeweils im Anschluß an die isometrische Maximalkraftanalyse einer Muskelgruppe durchgeführt werden kann. Sie stellt hohe Anforderungen an die Willenskraft und Ermüdungstoleranz der Testperson und wird infolgedessen im Rahmen einer Analyseeinheit **nur einmal durchgeführt**, d. h. nicht wiederholt. Während der gesamten Analyse hat der Testleiter darauf zu achten, daß die Testperson regelmässig und bewußt ein- sowie ausatmet, so daß eine **Preßatmung und deren Folgen (weitgehendst) vermieden** werden können.

EINSATZ VON OBERFLÄCHEN-EMG (PRINZIPIEN)

Standardisierte Kraftausdauertests unter Einsatz der Oberflächenelektromyographie (EMG) wurden primär entwickelt, um **bei Rückenschmerzpatienten mit medizinischen Kontraindikationen** für isometrische Maximalkraftanalysen sowie **bei wenig belastbaren oder motivierten bzw. motivierbaren Rückenschmerzpatienten** gefahrlose Analysen der lumbalen und zervikalen Extensoren durchführen zu können.

Die Oberflächenelektromyographie ermöglicht die Quantifizierung der aerob-anaeroben statischen Muskelleistungsfähigkeit **unter submaximalen Arbeitsbedingungen**. Eine erschöpfende Ausbelastung der Testperson ist nicht erforderlich, die Anforderungen an deren Eigenmotivation, Willenskraft und Ermüdungstoleranz sind deutlich geringer als bei maximalen Ermüdungstests.

Die **Belastungshöhe** wird analog zur Analyse der statischen Muskelleistungsfähigkeit ohne EMG-Einsatz auf der Basis von Referenzdaten für die isometrische Maximalkraft (Kapitel 5) bestimmt. Sie beträgt für Analysen der **lumbalen Extensoren 33%,** für Analysen der **zervikalen Extensoren 25% des Durchschnittsnettodrehmoments** untrainierter beschwerdefreier Personen gleichen Geschlechts und Alters (Einheit: Nm). Die unterschiedliche Belastungshöhe ergibt sich aufgrund der empirisch belegten Erkenntnis, daß die zervikalen Extensoren bei gleicher Belastungshöhe und -dauer wesentlich stärker ermüden als die lumbalen Extensoren (Denner 1995). Aus Gründen der Vergleichbarkeit von Meßergebnissen wird daher für die zervikalen Extensoren eine geringere Belastungshöhe gewählt.

Rückenschmerzpatienten können submaximale statische Belastungen aufgrund ischämiebedingter Konzentration von Schmerzsubstanzen im Muskelgewebe (Traue u. Kessler 1992) i. d. R. nicht sehr lange aufrechterhalten. Die **Belastungsdauer** ist infolgedessen auf jeweils **60 s** begrenzt.

Als **Meßinstrument** wird zumindest ein 4-Kanal-EMG-System inkl. Software benötigt (2.24). Dieses ermöglicht die Quantifizierung der belastungsbedingten Veränderung ausgewählter Parameter, welche die Frequenz des mit einer **Abtastrate** von **1000 Hz** aufgezeichneten EMG-Signals beschreiben.

Veränderungen von Frequenzparametern des EMG-Signals sind sensible Indikatoren für die lokale muskuläre Ermüdung unter konstanten statischen Arbeitsbedingungen (Basmajan u. De Luca 1985; De Luca 1985; Roy et al. 1989; Hägg 1992).

Die Quantifizierung der statischen Muskelleistungsfähigkeit erfolgt anhand der nachweislich reliablen elektrischen Parameter **„median frequency" (MF)** sowie **„mean power frequency" (MPF)**. Die Software des EMG-Systems errechnet dabei für beide Parameter den unter den definierten statischen Arbeitsbedingungen auftretenden **Frequenzabfall pro Minute in % vom Initialwert**. Dies geschieht unter Einsatz der Formel FI= (1 : Testdauer in Minuten) x Frequenzveränderung in Hz.

Ein gering ausgeprägter Frequenzabfall pro Minute in % vom Initialwert repräsentiert dabei eine geringe lokale muskuläre Ermüdung und damit eine hohe lokale aerob-anaerobe statische Muskelleistungsfähigkeit. Eine geringe lokale aerob-anaerobe statische Muskelleistungsfähigkeit wird umgekehrt durch einen hohen Frequenzabfall pro Minute in % vom Initialwert charakterisiert.

Für die Durchführung der elektromyographischen Untersuchungen werden **Oberflächenelektroden** paarweise auf der Haut über dem abzuleitenden Muskelbereich des rechts- und linksseitigen lumbalen bzw. zervikalen M. erector spinae angebracht. Die **Haut** der Testperson wird hierfür mit Waschbenzin **gereinigt**, **Körperhaare** im Bereich der Elektrodenpositionen werden mittels Rasur, abgestorbene Hautpartikel durch Vorbehandlung mit feinem Sandpapier **entfernt**.

Die **Positionierung der Elektroden** erfolgt jeweils parallel zum Faserverlauf der abzuleitenden Muskulatur, wobei ein konstanter vertikaler und horizontaler Elektrodenabstand sichergestellt wird. Bei Bedarf (z. B. stark schwitzende Testperson) werden die Elektroden unter Verwendung von Tapestreifen zusätzlich fixiert.

Die EMG-gestützten Analysen zur Quantifizierung der statischen Muskelleistungsfähigkeit der lumbalen und zervikalen Extensoren werden als **optionale Analysen** jeweils unmittelbar nach oder anstelle der isometrischen Maximalkraftanalyse der jeweiligen Muskelgruppe durchgeführt. Die Analyse erfolgt **einmalig** und wird nicht wiederholt.

STATISCHE MUSKELLEISTUNGSFÄHIGKEIT (MIT EMG)

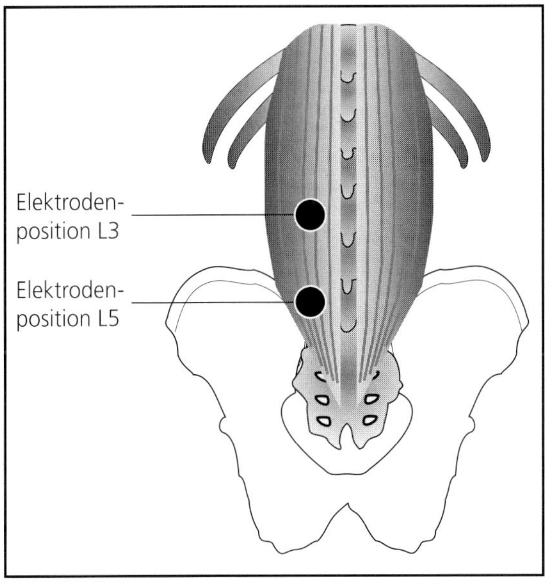

Elektrodenpositionierung für die Analyse der statischen Muskelleistungsfähigkeit der lumbalen Extensoren

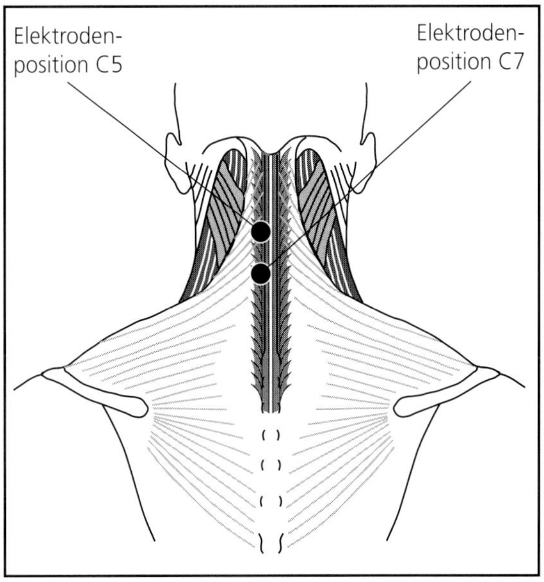

Elektrodenpositionierung für die Analyse der statischen Muskelleistungsfähigkeit der zervikalen Extensoren

Für die Analyse der statischen Muskelleistungsfähigkeit der lumbalen Extensoren (Meß-/Gelenkposition: Rumpfflexion von 30°) werden die **Oberflächenelektroden auf Höhe der** durch Palpation ermittelten **Segmente L3 und L5** über den Muskelbäuchen des rechten und linken M. erector spinae symmetrisch angebracht, die Plazierung der **Erdungselektrode** erfolgt lateral über dem subkutanen Fettdepot oder auf der untersten Rippe.

Vor Beginn der Analyse errechnet der mit dem Analysesystem verbundene PC das von der Testperson über einen Zeitraum von 60 s aufzubringende **Soll-Drehmoment** (Einheit: Nm). Dieses beträgt standardmäßig **33% des relativen Durchschnittsnettodrehmoments** untrainierter beschwerdefreier Personen gleichen Geschlechts und Alters, multipliziert mit der Oberkörpermasse der Testperson (2.14).

Unter Einsatz der für Analysen der statischen Muskelleistungsfähigkeit ohne EMG-Einsatz entwickelten **Biofeedbackfunktion** (4.21) wird die Testperson dann vom Testleiter aufgefordert, das Soll-Drehmoment durch isometrische Anspannung zu erzeugen. Sobald dies der Fall ist, löst der Testleiter die Aufzeichnung der EMG-Signale aus. Am Monitor sichtbare positive und negative Veränderungen des Ist-Werts von mehr als 5% werden vom Testleiter mittels verbalem Feedback unmittelbar korrigiert. Je nach Bedarf erfolgt dabei eine Anfeuerung oder Beruhigung der Testperson. Hat diese die vorgegebene Bewegungsaufgabe über einen Zeitraum von 60 s korrekt und vollständig absolviert, werden Analyse und Aufzeichnung der EMG-Signale beendet.

Bei der Analyse der statischen Muskelleistungsfähigkeit der zervikalen Extensoren (Meß-/Gelenkposition: HWS-Flexion von 0°) erfolgt die standardisierte Positionierung der **Oberflächenelektroden auf Höhe der** durch Palpation ermittelten **Segmente C5 und C7** symmetrisch über den Muskelbäuchen des rechten und linken M. erector spinae. Die **Erdungselektrode** wird auf der knöchernen Schulterblattgräte plaziert.

Vor Beginn der Analyse errechnet der mit dem Analysesystem verbundene PC mit Biofeedbackfunktion das von der Testperson über einen Zeitraum von 60 s aufzubringende **Soll-Drehmoment** in Nm (= **25% des relativen Durchschnittsnettodrehmoments** untrainierter beschwerdefreier Personen gleichen Geschlechts und Alters, multipliziert mit der Kopfmasse der Testperson, 2.14).

Die Testauslösung, -durchführung, -überwachung, und -beendigung erfolgt analog zur Analyse der statischen Muskelleistungsfähigkeit der lumbalen Extensoren.

Für beide Analysen gilt der **Grundsatz**, daß vorzeitig abgebrochene und fehlerhafte Versuche mit erheblichen Veränderungen des aufgebrachten Nettodrehmoments nicht berücksichtigt werden können, sondern anläßlich eines erneuten Analysetermins wiederholt werden müssen.

DYNAMISCHE MUSKELLEISTUNGSFÄHIGKEIT

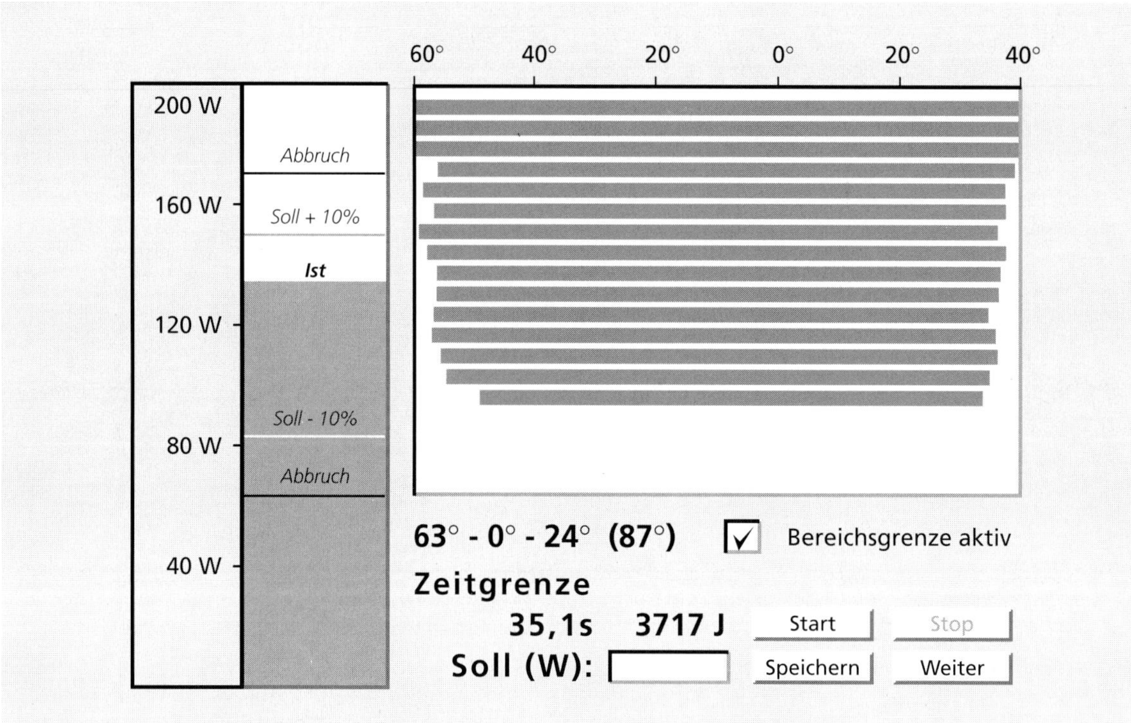

Online-Darstellung der momentanen Ist-Leistung sowie der Bewegungsamplituden aller Einzelwiederholungen

Für die **(optionale) Analyse** der dynamischen Leistungsfähigkeit der wirbelsäulenstabilisierenden Muskelgruppen wurde **ein weiterer Typ von standardisierten Kraftausdauertests** entwickelt. Dieser ermöglicht die Quantifizierung der spezifischen Ermüdungswiderstandsfähigkeit gegen langdauernde Belastungen bei dynamischer Muskelarbeitsweise.

Die Testperson hat dabei die **Aufgabe**, mit einer submaximalen Widerstandslast (m) eine physikalisch exakt definierte Leistung (p) möglichst lange mittels rhythmisch wechselnder dynamisch-konzentrischer und dynamisch-exzentrischer Bewegungen mit konstanter Amplitude (s) aufrechtzuerhalten (Einheit: s).

Die primären **Belastungsgrößen** sind wie folgt definiert:

- **Widerstandslast (m)**= Oberkörpermasse in kg (für Rumpfanalysen) bzw. Kopfmasse in kg (für HWS-Analysen)
- **Soll-Leistung (p)**= Betrag der Oberkörpermasse x 2 in W (für Rumpfanalysen) bzw. Betrag der Kopfmasse x 2 in W (für HWS-Analysen)

Die vorgegebene Widerstandslast wird unter Verwendung des in die Rahmenkonstruktion jedes Analysesystems integrierten Gewichtsblocks appliziert, die vorgegebene Soll-Leistung auf dem Monitor des mit dem Analysesystem verbundenen PC visualisiert. Während der Analyse können Testleiter und Testperson anhand der **Position des Ist-Leistungbalkens** positive und negative Abweichungen der momentanen Ist-Leistung von der Soll-Leistung jederzeit erkennen. Die Bewegungsamplitude wird von der Testperson entsprechend den individuellen Bewegungsmöglichkeiten selbst gewählt. Während der ersten 3 konzentrischen und exzentrischen Bewegungen registriert die Meßsoftware die **individuelle Referenzamplitude** im ermüdungsfreien Zustand als Mittelwert aus den 3 Einzelbewegungen (Einheit: Grad). Dieses methodische Vorgehen hat zur Folge, daß die **Bewegungsgeschwindigkeit weder konstant** sein **noch normiert** werden muß.

Die **belastungsbedingte Ermüdung** dokumentiert sich anhand einer signifikanten Reduktion der Bewegungsamplitude. Die Meßsoftware ist so programmiert, daß sie die Analyse bei einer **Reduktion der Bewegungsamplitude um mehr als 10% der individuellen Referenzamplitude** automatisch abbricht.

Vor Durchführung der eigentlichen Analyse übt der Testleiter mit der Testperson den **korrekten Bewegungsablauf inkl. regelmäßigem Atemrhythmus** unter Verwendung einer frei wählbaren submaximalen Widerstandslast ein. Während der Analyse unterstützt der Testleiter die Testperson mittels **Bewegungskorrekturen** sowie **Rhythmus- und Motivationshilfen**.

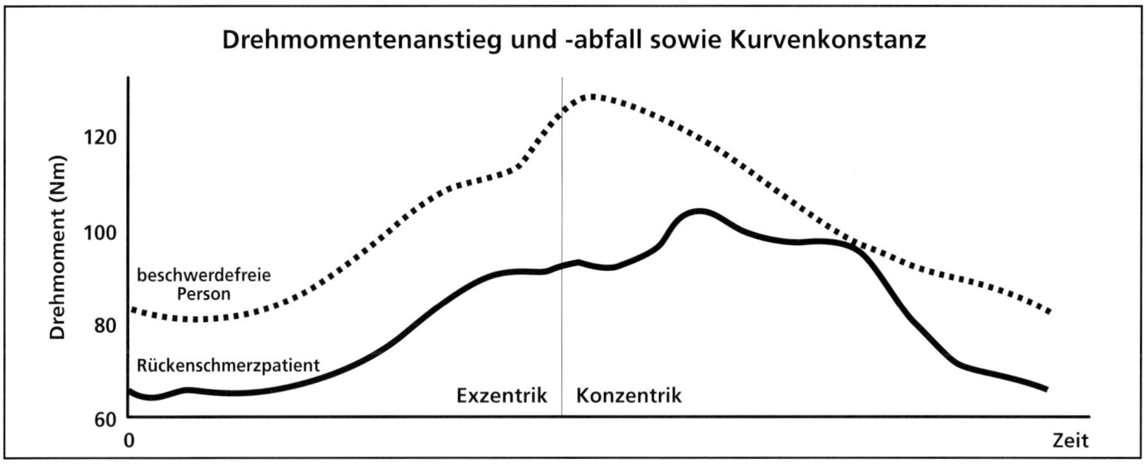

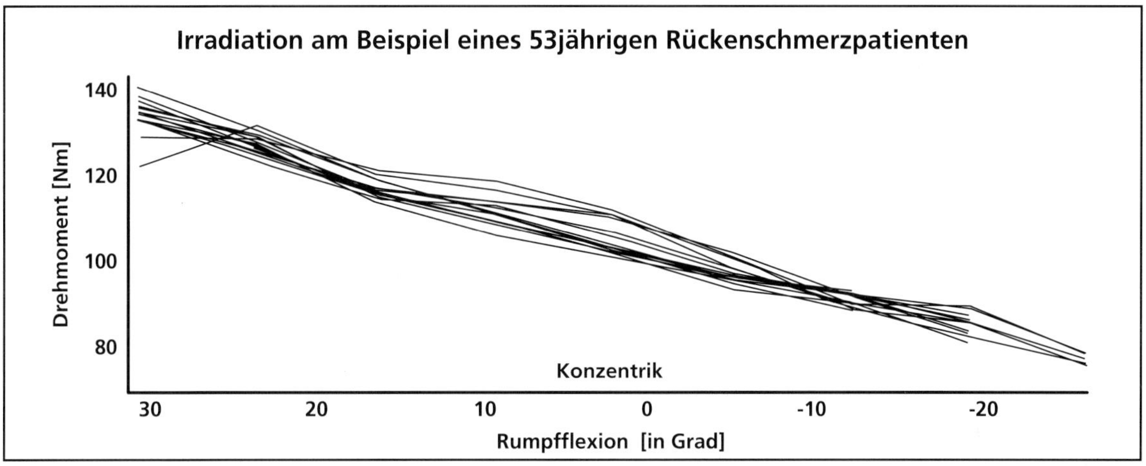

Typische dynamische Kurvencharakteristika am Beispiel der Rumpfextensoren (basierend auf Harter et al. 1998)

Parallel zur Analyse der dynamischen Muskelleistungsfähigkeit kann das jeweilige dynamische Bewegungsmuster qualitativ-quantitativ evaluiert werden. Hierfür ist eine **spezielles Softwaremodul** erforderlich, das folgende **validierte Methode** anwendet (Harter et al. 1998):

1. Schritt: Berechnung der linearen Regression für jede konzentrische Bewegung in den zweiten 50% der Wiederholungen eines Versuchs
2. Schritt: Mitteln der Werte für jeden Versuch
3. Schritt: Interpretation der Steigungen der angepaßten Regresssionsgeraden als konditionell-koordinative Entwicklung der kinematischen Kette der Rumpfextensoren
4. Schritt: Interpretation des CHI^2 als Maß der Irradiation der Bewegung

Untersuchungen mit Industriearbeitern und Lkw-Fahrern führten diesbezüglich zu folgenden Erkenntnissen über dynamische Bewegungsmuster der Rumpfextensoren (Harter et al. 1998):

- beschwerdefreie Personen entwickeln die initialen Drehmomente frühzeitiger und aggressiver (= steilerer **Drehmomentenanstieg**) und geben während der konzentrischen Bewegung stärker nach (= stärkerer **Drehmomentenabfall**)
- beschwerdefreie Personen entwickeln die **initialen Drehmomente** überwiegend durch Aktivität der LWS-Extensoren, Rückenschmerzpatienten **überwiegend durch Aktivität der BWS-Extensoren**
- bei Rückenschmerzpatienten läßt sich eine **stärkere Irradiation** und damit eine **geringere Bewegungskonstanz** nachweisen als bei beschwerdefreien Personen
- bei Rückenschmerzpatienten verändern **segmentale muskuläre Insuffizienzen** frühzeitig das dynamische Bewegungsmuster

Die **(optionale) Koordinationsanalyse** bzw. Analyse des dynamischen Bewegungsmusters **komplettiert** die Analysen zur Differenzierung der Dimensionen des Kraftverhaltens. **In der Summation** ermöglichen die Mobilitäts-, Maximalkraft-, Schnellkraft-/Kraftanstiegsverhalten-, Muskelleistungsfähigkeits-/Kraftausdauer- und Koordinationsanalysen der biomechanischen Funktionsanalyse der Wirbelsäule die **Objektivierung und Quantifizierung aller 5 motorischen Grundeigenschaften**.

ERGÄNZENDE ANALYSEN

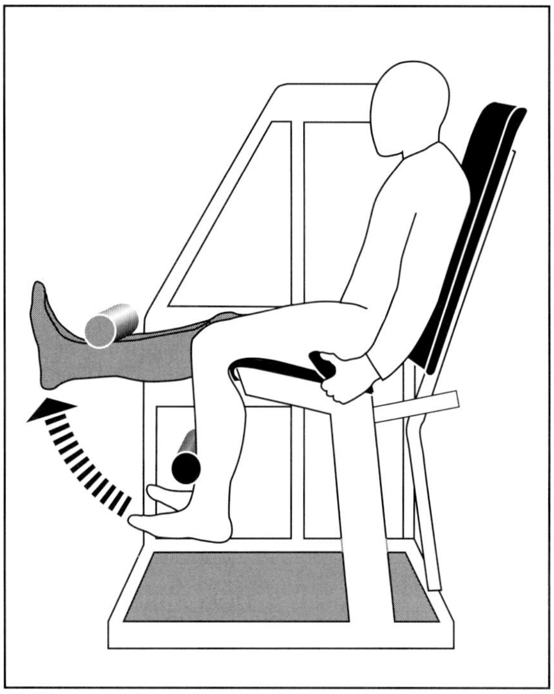

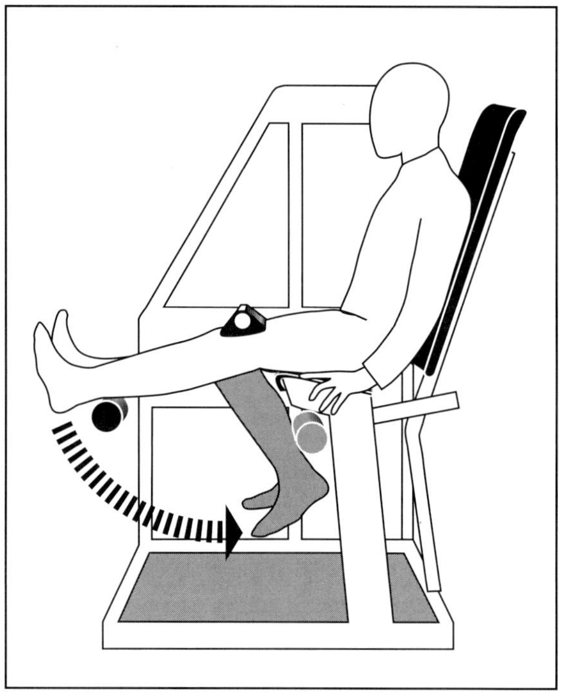

Analyse- und Trainingssysteme für Analysen der Knieextensoren und -flexoren (Typus FPZ SYSTEMS developed by Schnell)

Rückenschmerzpatienten weisen in allen Hauptfunktionsmuskeln von Rumpf und Halswirbelsäule signifikante Kraft- und Leistungsfähigkeitsdefizite auf. Vergleichende Untersuchungen von Rückenschmerzpatienten und beschwerdefreien Personen haben darüber hinaus gezeigt, daß sich das komplexe Dekonditionierungssyndrom von Rückenschmerzpatienten auch an den Knie- und Hüftgelenken manifestiert. Bei den meisten Rückenschmerzpatienten liegt ein **überwiegend inaktivitätsbedingtes generalisiertes Dekonditionierungssyndrom** vor (Denner 1995 u. unpubliziert; Lee et al. 1995; Kankaanpää et al. 1996).

Eigene Korrelationsstudien führten zu der Erkenntnis, daß die Maximalkraft der Knieextensoren und -flexoren sowie der Hüftadduktoren und -abduktoren sowohl bei beschwerdefreien Personen als auch bei Rückenschmerzpatienten nicht bzw. nur auf geringem Signifikanzniveau mit der Maximalkraft der Rumpfextensoren und -flexoren korreliert. Erkenntnisse, die bei einer Muskelgruppe gewonnen wurden, dürfen infolgedessen nicht automatisch auf andere Muskelgruppen übertragen werden.

Bei entsprechenden finanziellen und zeitlichen Rahmenbedingungen ist es daher sinnvoll, die biomechanische Funktionsanalyse der Wirbelsäule um **Analysen der Knie- und Hüftgelenkmuskulatur** zu ergänzen. Dabei sollten dieselben Methoden eingesetzt werden wie bei der Analytik der wirbelsäulenstabilisierenden Muskelgruppen.

Bei chronischen Rückenpatienten konnten **keine Korrelationen zwischen Herz-Kreislauf-Leistungsfähigkeit und Schmerz** sowie Behinderung nachgewiesen werden. Die Herz-Kreislauf-Leistungsfähigkeit scheint danach keine prädiktive Bedeutung für den Verlauf von Rückenschmerzen zu haben (Hurri et al. 1991).

Trainingsmaßnahmen zur Verbesserung der allgemeinen aeroben Ausdauer sind aufgrund ihrer nachweislich äußerst positiven Wirkungen auf die Skelettmuskulatur und deren Leistungsfähigkeit (Hollmann u. Hettinger 1990) Bestandteil vieler Rekonditionierungskonzepte für subakute und chronische Rückenpatienten. **Analysemethoden zur Beurteilung der Leistungsfähigkeit und Belastbarkeit des kardiopulmonalen Systems** (Meßparameter: maximale O_2-Aufnahme pro kg Körpergewicht, Höhe der aerob-anaeroben Schwelle) dienen im Rahmen der biomechanischen Funktionsanalyse der Wirbelsäule primär **zur Individualisierung evtl. Herz-Kreislauf-Trainingsmaßnahmen**. Als ergänzende Analysen sollten Fahrradergometeruntersuchungen nach den gängigen Standardtestmethoden (Dal Monte 1989; Hollmann u. Hettinger 1990) eingesetzt werden.

Die willkürliche Realisierung der individuellen Leistungsfähigkeit hängt entscheidend von der Motivation der Testperson ab. Motivationsdefizite wirken sich in erheblichem Umfang negativ auf das Analyseergebnis aus. Analysemethoden werden durch den nicht ohne weiteres kontrollierbaren Willen der Testperson, ihr muskuläres Potential maximal zu aktivieren, in ihrer Objektivität eingeschränkt.

Unter **Motivation** versteht man die Summe der Beweggründe, welche die Handlung beeinflussen (Drosdowski et al. 1994). Die Motivation ist praktisch ein **physiologischer Handlungsspielraum**, der auch ausgenutzt wird. Konsequenz: Interindividuelle und intraindividuelle Unterschiede in der Motivation beeinflussen das Analyseergebnis.

In der Praxis lassen sich 3 grobe Kategorien von Testpersonen unterscheiden:
1. der eigenmotivierte Proband,
2. der nicht oder wenig eigenmotivierte, aber motivierbare Proband,
3. der nicht oder wenig eigenmotivierte und nicht motivierbare Proband,

Während Testpersonen der Kategorie 1 den Idealfall darstellen und bei Testpersonen der Kategorie 3 im Zweifelsfall auf die Durchführung der Analyse verzichtet werden sollte, hat der Testleiter bei Kategorie-2-Testpersonen die Aufgabe, den kooperationsbereiten Probanden **extrinsisch** zu **motivieren**, seine physiologische Leistungsfähigkeit voll auszuschöpfen. In langjähriger Untersuchungsarbeit hat sich folgendes **Maßnahmenraster** praktisch bewährt:

Information, Beratung, Aufgabendefinition

Die Testperson muß wissen, was auf sie zukommt und was von ihr erwartet wird. Der Testleiter informiert sie darüber, daß bereits mehrere tausend Personen die Analyse absolviert haben und diese als weitgehendst gefahrlos gilt. Vor Beginn jeder Einzelanalyse erhält die Testperson jeweils eindeutige Aufgabendefinitionen.

Suggestion, Programmierung, Visualisation

Der Testleiter teilt der Testperson mit, daß er davon überzeugt ist, daß sie die gestellte Aufgabe erfolgreich realisieren wird. Formulierungen wie „Ich habe keinen Zweifel daran, daß..." sollen die Testperson auf ein positives Ergebnis programmieren. Darüber hinaus regt der Testleiter visuelle Vorstellungen an, indem er z. B. auf dem vor dem Probanden befindlichen Monitor mit seinem Zeigefinger eine (realistische) Zielvorgabe markiert.

Konzentration und Fokussierung

Der Testleiter fordert die Testperson auf, sich geistig zu sammeln, andere Gedanken auszuschalten und ihre gesamte Aufmerksamkeit auf die Realisierung der Aufgabe zu richten.

Aktive Unterstützung

Die Mimik, Gestik und Sprache des Testleiters sind wichtige Motivationsfaktoren. Sie signalisieren der Testperson „Ich bin an Ihrer Seite, ich unterstütze Sie, ich mache mit." Der optimale Motivationsschub wird durch die Kombination von visuellem Feedback (Monitor) und lautstarker verbaler Unterstützung erzielt.

Kontrolliertes und gesteuertes Feedback

Der Testleiter darf ein Analyseergebnis niemals kommentarlos zur Kenntnis nehmen, sondern sollte dieses je nach Probandentypus durch Anerkennung und Lob positiv verstärken bzw. durch offen gezeigte und verbalisierte Enttäuschung bzw. Frustration negativ verstärken. Bei wenig anstrengungsbereiten Testpersonen hilft manchmal nur eine bewußte Provokation („Sie haben die Kraft eines 14jährigen Mädchens"). Für jeden Menschen ist darüber hinaus der eigene Name äußerst wichtig (hoher Identifikationsfaktor). Bei Motivationsproblemen hilft i. d. R. auch die wiederholte besonders akzentuierte Ansprache der Testperson mit ihrem eigenem Namen.

Einsatz an den Willen appellierender Maßnahmen

Wenn normale Motivationsmaßnahmen wirkungslos bleiben, greifen erfahrene Testleiter zu einem Repertoire von erprobten Maßnahmen, die psychologisch bedingte Hemmechanismen durch geeignete neue Reize lösen (Hollmann u. Hettinger 1990). Hierzu zählen:
- Anwesenheit eines mitanfeuernden Partners oder Freundes
- Aufforderung an die Testperson, so laut wie möglich zu schreien
- Provokation mit einem individuellen „Feindbild"
- Erschrecken der Testperson und Auslösen eines Fluchtreflexes durch einen Schuß oder Knall
- Anwesenheit und bewußte Positionierung einer besonders attraktiven Person, die bewundernde Blicke schweifen läßt

STANDARDISIERTE TESTPROTOKOLLE

Für den praktischen Einsatz der biomechanischen Funktionsanalyse der Wirbelsäule stehen standardisierte Testprotokolle zur Verfügung. Die Auswahl des eingesetzten Testprotokolls erfolgt durch den Testleiter **in Abhängigkeit von der Fragestellung** im Einzelfall. Für alle Protokolle gelten folgende **Pausenintervalle**:

- Pausen zwischen Einzelanalysen an einem Analysesystem: 60 s,
- Pausen zwischen Analysen an verschiedenen Analysesystemen: 3 min.

Testprotokoll für Rumpfanalysen

Eigene Querschnittstudien zur Ermittlung von Referenzdaten führten zu der Erkenntnis, daß die Extensoren die kräftigste Rumpfmuskelgruppe darstellen, während die Flexoren und Lateralflexoren in etwa über dieselbe Muskelkraft verfügen. Die Rotatoren können die geringste Kraft realisieren. Untersuchungen zur Handdominanz haben darüber hinaus gezeigt, daß mehr als 90% aller Testperson rechtsdominant sind (Denner 1995). Auf der Basis dieser Erkenntnisse ergibt sich folgende **Testhierarchie**:

- Rumpfmobilität sagittal
- isometrische Maximalkraft (Isomax) der Rumpfextensoren (Referenzmessung RM)
- dynamische Leistungsfähigkeit der Rumpfextensoren
- Isomax der Rumpfflexoren
- Rumpfmobilität frontal
- Isomax der rechtsseitigen Rumpflateralflexoren (RM)
- Isomax der linksseitigen Rumpflateralflexoren (RM)
- Rumpfmobilität transversal
- Isomax der rechtsseitigen Rumpfrotatoren (RM)
- Isomax der linksseitigen Rumpfrotatoren (RM)

Testprotokoll für HWS-Analysen

Für den Bereich des Halswirbelsäule wurde bezüglich der Muskelkraftverhältnisse **dieselbe Hierarchie** von Muskelgruppen ermittelt wie für den Rumpfbereich (Berg et al. 1994, Conley et al. 1995, Denner 1995). Das standardisierte Testprotokoll weist infolgedessen dieselbe Testreihenfolge auf. Es wird ergänzt durch Analysen der Rumpfextensoren.

- HWS-Mobilität sagittal
- Isomax der HWS-Extensoren (RM)
- dynamische Leistungsfähigkeit der HWS-Extensoren
- Isomax der HWS-Flexoren
- HWS-Mobilität frontal
- Isomax der rechtsseitigen HWS-Lateralflexoren (RM)
- Isomax der linksseitigen HWS-Lateralflexoren (RM)
- HWS-Mobilität transversal
- Isomax der rechtsseitigen HWS-Rotatoren (RM)
- Isomax der linksseitigen HWS-Rotatoren (RM)
- Isomax der Rumpfextensoren (RM)
- dynamische Leistungsfähigkeit der Rumpfextensoren

Testprotokoll für kombinierte Rumpf- und HWS-Analysen

Kombinierte Analysen werden überwiegend für präventive Zwecke eingesetzt. Bei Patienten mit Rumpf- und HWS-Problemen sollte primär dann auf kombinierte Analysen zurückgegriffen werden, wenn nicht die Möglichkeit besteht, Rumpf und HWS an zwei verschiedenen Testtagen zu evaluieren. Kombinierte Analysen konzentrieren sich aufgrund ihrer herausragenden Stellung auf die **Extensoren sowie** bezüglich des Aspekts Seitigkeitsphänomene auf die **Rotatoren**. Rumpfanalysen induzieren größere Beanspruchungen als HWS-Analysen. Infolgedessen gilt bezüglich der Reihenfolge das Prinzip **Rumpf vor HWS**.

- Rumpfmobilität sagittal
- Isomax der Rumpfextensoren (RM)
- dynamische Leistungsfähigkeit der Rumpfextensoren
- Rumpfmobilität transversal
- Isomax der rechtsseitigen Rumpfrotatoren (RM)
- Isomax der linksseitigen Rumpfrotatoren (RM)
- HWS-Mobilität sagittal
- Isomax der HWS-Extensoren (RM)
- dynamische Leistungsfähigkeit der HWS-Extensoren
- HWS-Mobilität transversal
- Isomax der rechtsseitigen HWS-Rotatoren (RM)
- Isomax der linksseitigen HWS-Rotatoren (RM)

Testprotokoll für die differenzierende Analyse einer Muskelgruppe

In allen Fällen, in denen eine einzelne Muskelgruppe von besonderem analytischem Interesse ist, ergibt sich folgende **Standardisierung**:

- Rumpf- bzw. HWS-Mobilität in der jeweiligen Bewegungsebene
- isometrische Maximalkraft (Referenzmessung oder Amplitudenmessung)
- statische Leistungsfähigkeit (ohne EMG)
- dynamische Leistungsfähigkeit
- Koordination/dynamisches Bewegungsmuster

5. Anthropometr. Merkmale/ Körperzusammensetzung

Datum vorher ________ / nachher ________ ☐ Rechtshänder ☐ Linkshänder

fettfreie Körpermasse v. ____ /n. ____ % Körpergewicht v. ____ /n. ____ kg

fetthaltige Körpermasse v. ____ /n. ____ % Größe ____ cm Testleiter ________

6. Dehnbarkeit

(1) überdurchschnittlich
(2) normal
(3) leicht eingeschränkt
(4) stark eingeschränkt
(5) sehr stark eingeschränkt

vorher			nachher		
ischiocrurale M.	rechts ☐	links ☐	**ischiocrurale M.**	rechts ☐	links ☐
m. rectus femoris	rechts ☐	links ☐	**m. rectus femoris**	rechts ☐	links ☐
m. iliopsoas	rechts ☐	links ☐	**m. iliopsoas**	rechts ☐	links ☐

7. Biomechan. Funktionsanalyse der Wirbelsäule

HWS-Mobilität

	vorher/nachher	vorher/nachher	vorher/nachher
Sagittalebene	Flexion ____°/____°	Extens. ____°/____°	gesamt ____°/____°
Frontalebene	rechts ____°/____°	links ____°/____°	gesamt ____°/____°
Transversalebene	rechts ____°/____°	links ____°/____°	gesamt ____°/____°

Sitzhöhe ☐☐
Polster vent. ☐☐
Polster dors. ☐☐
Kopfpolster ☐☐

HWS-Extension (Isomax/Kraftanstieg)

vorher / nachher vorher / nachher
0° ____/____ Nm ____/____ Nm/s

HWS-Flexion (Isomax/Kraftanstieg)

vorher / nachher vorher / nachher
45° ____/____ Nm ____/____ Nm/s

HWS-Extension (dyn. Leistungsfähigkeit) Watt ____ sec vorher ____ nachher ____

Sitzhöhe ☐
Polster rechts ☐
Polster links ☐
Kopfpolster ☐

HWS-Lateralflexion (Isomax/Kraftanstieg)

rechts
vorher / nachher vorher / nachher
45° ____/____ Nm ____/____ Nm/s

links
vorher / nachher vorher / nachher
45° ____/____ Nm ____/____ Nm/s

HWS-Rotation (Isomax/Kraftanstieg)

Sitzhöhe ☐
Polster (Höhe) ☐
Polster (Tiefe) ☐
Kopfpolster ☐☐

rechts
vorher / nachher vorher / nachher
30° ____/____ Nm ____/____ Nm/s

links
vorher / nachher vorher / nachher
30° ____/____ Nm ____/____ Nm/s

LWS-/BWS-Mobilität

	vorher/nachher	vorher/nachher	vorher/nachher
Sagittalebene	Flexion ____°/____°	Extens. ____°/____°	gesamt ____°/____°
Frontalebene	rechts ____°/____°	links ____°/____°	gesamt ____°/____°
Transversalebene	rechts ____°/____°	links ____°/____°	gesamt ____°/____°

Sitzhöhe ☐☐
OS-Länge ☐☐
Kniefixation ☐☐
R-Länge ☐☐

Rumpfextension (Isomax/Kraftanstieg)

vorher / nachher vorher / nachher
10° ____/____ Nm ____/____ Nm/s

Rumpfflexion (Isomax/Kraftanstieg)

vorher / nachher vorher / nachher
-60° ____/____ Nm ____/____ Nm/s

Rumpfextension (dyn. Leistungsfähigkeit) Watt ____ sec vorher ____ nachher ____

Sitzhöhe ☐
US-Länge ☐
Rumpflänge ☐

Rumpflateralflexion (Isomax/Kraftanstieg)

rechts
vorher / nachher vorher / nachher
20° ____/____ Nm ____/____ Nm/s

links
vorher / nachher vorher / nachher
20° ____/____ Nm ____/____ Nm/s

Beckenbreite ☐
OS-Länge ☐
Schulterbreite ☐
Rumpftiefe ☐

Rumpfrotation (Isomax/Kraftanstieg)

rechts
vorher / nachher vorher / nachher
30° ____/____ Nm ____/____ Nm/s

links
vorher / nachher vorher / nachher
30° ____/____ Nm ____/____ Nm/s

Standardisierter Testbogen zur Erfassung der Meßparameter der obligatorischen Standardanalysen, Bezug: s. 3.3 (© FPZ Köln)

SEITE INHALT

KAPITEL 5: REFERENZDATEN

SEITE INHALT

KAPITEL 5: REFERENZDATEN

KAPITEL 5

REFERENZDATEN

Gesundheit ist notwendigerweise **ein relatives Konzept**, d. h. der Zustand eines Individuums kann nur in Relation zu etwas interpretiert werden. Erst der **Vergleich gesammelter Daten mit Referenzdaten** ermöglicht die Bewertung von gesundheitlich relevanten Parametern (Solberg 1994).

Referenzdaten werden **für alle durchgeführten Analysen** benötigt, und zwar zumindest differenziert nach gesunden, d. h. beschwerdefreien Personen und Patienten.

Die **Erstellung von Referenzdaten** gehört zu den anspruchsvollsten wissenschaftlichen Aufgaben. Eine Vielzahl individueller Faktoren wie Alter, Geschlecht, Größe, Gewicht, Trainingszustand und Beschwerdeprofil muß berücksichtigt werden. An Auswahl und Anzahl der Referenzindividuen werden strenge Anforderungskriterien gestellt.

Referenzdaten, die für eine Subpopulation ermittelt wurden, sind nur für diese Population **repräsentativ** und dürfen nicht auf eine andere Subpopulation übertragen werden. Im Idealfall können die Meßdaten einer Testperson in bezug zu mehreren **Sammlungen von Referenzdaten** gesetzt werden (Solberg 1994; Engelhard u. Freiwald 1996).

Bei biomechanischen Analysen der wirbelsäulenstabilisierenden Muskulatur ergibt sich darüber hinaus eine weitere **wichtige Besonderheit**: Referenzdaten, die mit einem Gerätetypus ermittelt wurden, sind nur für diesen Gerätetypus repräsentativ und dürfen nicht auf andere, d. h. auf nicht exakt **baugleiche Gerätetypen** übertragen werden. Praktisch bedeutet dies, daß jeder Hersteller von Analysesystemen in langjähriger qualitativ hochwertiger Forschung eigene Sammlungen von Referenzdaten entwickeln muß.

Differenzierende Referenzdaten sind das interindividuelle Maßsystem muskulärer Insuffizienzen an der Wirbelsäule. Ohne Verfügbarkeit von Referenzdaten können sämtliche Meßwerte nur für intraindividuelle Vergleiche genutzt werden. Für interindividuelle Vergleiche sind sie mehr oder weniger wertlos, da nicht seriös interpretierbar.

Erst mit der Verfügbarkeit von Referenzdaten wird es möglich, das **Anforderungsprofil** an eine voll funktionsfähige Wirbelsäule (Parviainen u. Denner 1992) **mathematisch** zu **beschreiben**.

5.2 ANSATZ

DAS KONZEPT DER REFERENZWERTE

Die International Federation of Clinical Chemistry (IFCC) hat folgende **Definitionen und Empfehlungen** für die Erstellung und Anwendung von Referenzwerten erarbeitet (Solberg 1994):

Referenzindividuum

Ein zu Vergleichszwecken unter Verwendung definierter Kriterien ausgewähltes Individuum.

Auswahl von Referenzindividuen

Die direkte Auswahl von Referenzindividuen, d. h. die Auswahl von Individuen aus einer Erwachsenenpopulation unter Verwendung definierter Kriterien, ist die einzige Methode, die mit dem Konzept der Referenzwerte, wie es von der IFCC empfohlen wird, übereinstimmt. Referenzwerte können sowohl auf der Basis von A-priori-Stichproben (direkte Zusammenstellung mittels Auswahl von Individuen, die definierte Auswahlkriterien erfüllen) als auch auf der Basis von A-posteriori-Stichproben (nachträgliche Zusammenstellung unter Verwendung einer Datenbank) erarbeitet werden.

Es ist wichtig, daß die Daten mittels strikt standardisierter und umfassender Protokolle gesammelt werden. Aus verschiedenen Gründen werden die meisten Sammlungen von Referenzwerten durch ein nichtrandomisiertes Verfahren gewonnen. Ein strikt randomisiertes Stichprobenschema ist aus praktischen Gründen in den meisten Fällen unmöglich. Die gewonnenen Daten sollten daher mit gebührender Vorsicht eingesetzt und interpretiert werden. Im Idealfall sollten Patient und Referenzindividuen einander entsprechen, d. h. aus derselben Population stammen.

Partitionierung von Referenzindividuen

Referenzindividuen werden in einem zweiten Schritt anhand von Partitionskriterien (z. B. Alter, Geschlecht) in homogenere Untergruppen eingeteilt. Die Anzahl der Partitionskriterien sollte so klein wie möglich gehalten werden, um genügend große Stichproben zum Gewinn valider Daten zu erhalten. Das Ziel der Partitionierung ist die Reduktion der Variation unter Individuen, um das biologische „Rauschen" zu verringern. Eine geringere Variation innerhalb von Untergruppen führt zu engeren und sensibleren Referenzintervallen.

Referenzwert

Bei einem Referenzindividuum durch Beobachtung und Messung einer besonderen Art von Quantität ermittelter Wert. Personenbezogene Referenzwerte sind frühere Werte desselben Individuums, die in einem definierten Gesundheitszustand erfaßt worden sind. Als populationsbasierende Referenzwerte bezeichnet man die Referenzwerte einer Gruppe exakt definierter Referenzindividuen. Bei der Entwicklung von Referenzwerten sollten nur solche Faktoren kontrolliert werden, die auch unter klinischen Bedingungen relativ leicht kontrolliert werden können.

Statistische Behandlung von Referenzwerten

Die Information eines vollständigen Satzes von Referenzwerten wird durch das Referenzintervall zusammengefaßt. Das Referenzintervall wird durch 2 Referenzgrenzen begrenzt. Referenzgrenzen beschreiben die Referenzverteilung. Sie sagen etwas über die beobachtete Variation von Werten in dem ausgewählten Satz von Referenzindividuen aus. Von der IFCC wird als Referenzintervall ein Interperzentilintervall empfohlen. Es ist definiert als ein Intervall, das durch 2 Perzentile der Referenzverteilung begrenzt wird. Ein Perzentil bezeichnet einen Wert, der die Referenzverteilung teilt, so daß ein spezifizierter Prozentsatz ihrer Werte Größen von kleiner als oder gleich dem begrenzenden Wert hat.

Es besteht eine willkürliche, aber übliche Übereinkunft, das Referenzintervall als das zentrale 95%-Referenzintervall, welches durch das 0,025 Quantil und das 0,975 Quantil begrenzt wird, zu definieren. Das Interperzentilintervall kann sowohl durch parametrische als auch durch nichtparametrische statistische Techniken bestimmt werden.

Die Schätzung der Quantile erfordert mindestens 40 Beobachtungen. Sie wird mit wachsendem Stichprobenumfang präziser. Ein Stichprobenumfang von mindestens 120 Referenzwerten wird von der IFCC empfohlen.

Beobachteter Wert

Wert einer besonderen Art von Quantität, der durch Beobachtung oder Messung ermittelt und zum Zweck einer medizinischen Entscheidung entwickelt wurde. Ein beobachteter Wert kann mit Referenzwerten, Referenzverteilungen, Referenzgrenzen oder Referenzintervallen verglichen und - in Abhängigkeit von seiner Lage in Relation zum Referenzintervall - als gering, normal oder hoch klassifiziert werden. Die Charakterisierung des beobachteten Wertes als ein Perzentil der Referenzverteilung liefert ein sehr genaues Maß der Relation.

Referenzdaten für die wirbelsäulenstabilisierende Muskulatur, welche den Empfehlungen der IFCC entsprechen, liegen bisher (Stand: 01.01.1998) für 2 verschiedene Gerätetypen vor (Typus David, Hersteller: David Fitness & Medical Ltd., Vantaa/Finnland; Typus FPZ SYSTEMS, Hersteller: Schnell Trainingsgeräte GmbH, Peutenhausen/Deutschland).

In einem 8jährigen Untersuchungszeitraum wurde dabei mit **8214 Personen im Alter von 13-85 Jahren** eine biomechanische Funktionsanalyse der Wirbelsäule unter Laborbedingungen durchgeführt. Bei den Testpersonen handelte es sich um deutschsprachige Männer (52% aller Testpersonen) und Frauen (48% aller Testpersonen) **mit** überwiegend **deutscher Staatsangehörigkeit und weißer Hautfarbe**. Nahezu alle untersuchten Personen waren **arbeitsfähig** und nahmen **freiwillig** an den Analysemaßnahmen teil, zeigten eine ausreichende bis sehr gute Kooperationsbereitschaft bzw. Motivation und verfügten über keinerlei Vorerfahrungen bzgl. apparativ gestützter Kraftanalyse im Bereich der wirbelsäulenstabilisierenden Muskulatur.

Die Definition der Referenzindividuen wurde auf der Basis eines **differenzierenden und wertenden Körpernormkonzepts** vorgenommen, das - abhängig von der Charakteristik des bewegungsinduzierten adaptativen Gesamtbildes - 4 **Kategorien von Körpernormen** unterscheidet: 1. Minimalnorm, 2. Majoritätsnorm, 3. Idealnorm, 4. Spezialnorm (Israel et al. 1995).

Die **Minimalnorm** dient der Abgrenzung physiologischer Befunde von pathologischen Zuständen und markiert die Grenze zwischen gesund und krank, die **Majoritätsnorm** kennzeichnet die traditionelle Norm und entspricht dem repräsentativen Mittelwert der (gesunden) Population, die **Idealnorm** reflektiert das Optimum an Funktionstüchtigkeit und reflektiert übergreifend Leistungsfähigkeit, Gesundheitsstabilität, Erholungsvermögen, Widerstandsfähigkeit und Belastbarkeit, während die **Spezialnorm** die organismischen Voraussetzungen für eine konkrete Aufgabe, die eine spezielle Tauglichkeit erfordert, reflektiert.

Die ausschlaggebende Instanz für die Gültigkeit einer Norm ist ihre Brauchbarkeit in der Praxis (Israel et al. 1995). Auf der Basis dieser Überzeugung wurde das qualitativ hochwertige primäre Referenzdatenmaterial differenziert nach verschiedenen **Gruppen von Referenzindividuen** evaluiert (Erfassung der nachfolgend definierten Charakteristika, s. Kap. 3).

Gruppe 1: Rückenschmerzpatienten (Minimalnorm)
- nicht spezifisch wirbelsäulentrainiert
- momentane Beschwerden: ja
- Dauer der Beschwerden in Jahren: >1/4 des Lebensalters <u>oder</u>
- Dauer der aktuellen Beschwerdeepisode: >6 Wochen <u>bei jeweils</u>
  - momentaner Regelmäßigkeit der Beschwerden: ≥ regelmäßig oder ständig
  - momentaner Intensität der Beschwerden: ≥5

Gruppe 2: Untrainierte beschwerdefreie Referenzpersonen (Majoritätsnorm A)
- nicht spezifisch wirbelsäulentrainiert
- momentane Beschwerden: nein <u>oder</u>
- momentane Beschwerden: ja
  - Dauer der Beschwerden in Jahren: <1 Jahr <u>und</u>
  - Dauer der aktuellen Beschwerdeepisode: <6 Wochen
  - momentane Regelmäßigkeit der Beschwerden: ≤ unregelmäßig
  - momentane Intensität der Beschwerden: ≤4

Gruppe 3: Trainierte beschwerdefreie Referenzpersonen (Majoritätsnorm B)
- spezifisch wirbelsäulentrainiert
  - Regelmäßigkeit ≥1 TE/Woche
  - Systematik: systematisch
- momentane Beschwerden: nein <u>oder</u>
- momentane Beschwerden: ja
  - Dauer der Beschwerden in Jahren: <1 Jahr <u>und</u>
  - Dauer der aktuellen Beschwerdeepisode: <6 Wochen
  - momentane Regelmäßigkeit der Beschwerden: ≤ unregelmäßig
  - momentane Intensität der Beschwerden: ≤4

Gruppe 4: Athleten (Idealnorm)
- spezifisch wirbelsäulentrainiert
- Leistungssportler

Für alle Analyseparameter wurden u.a. folgende **statistischen Kennwerte** ermittelt: 1. Mittelwert ± Standardabweichung, 2. 50%-Referenzintervall, 3. 95%-Referenzintervall. Diese können an anderer Stelle publizierten **Tabellensammlungen** (Denner 1995 u. 1998) entnommen werden.

Für den zielgrößenspezifischen Vergleich von 3 der 4 Gruppen von Refererenzindividuen wird nachfolgend die **Methode der deskriptiven graphischen Veranschaulichung der Mittelwerte** gewählt. Dabei wird auf die Darstellung von Analyseparametern, die bisher noch nicht mit der von der IFCC geforderten **Mindestfallzahl** abgesichert sind, verzichtet.

RUMPFMOBILITÄT SAGITTAL (GESAMT)

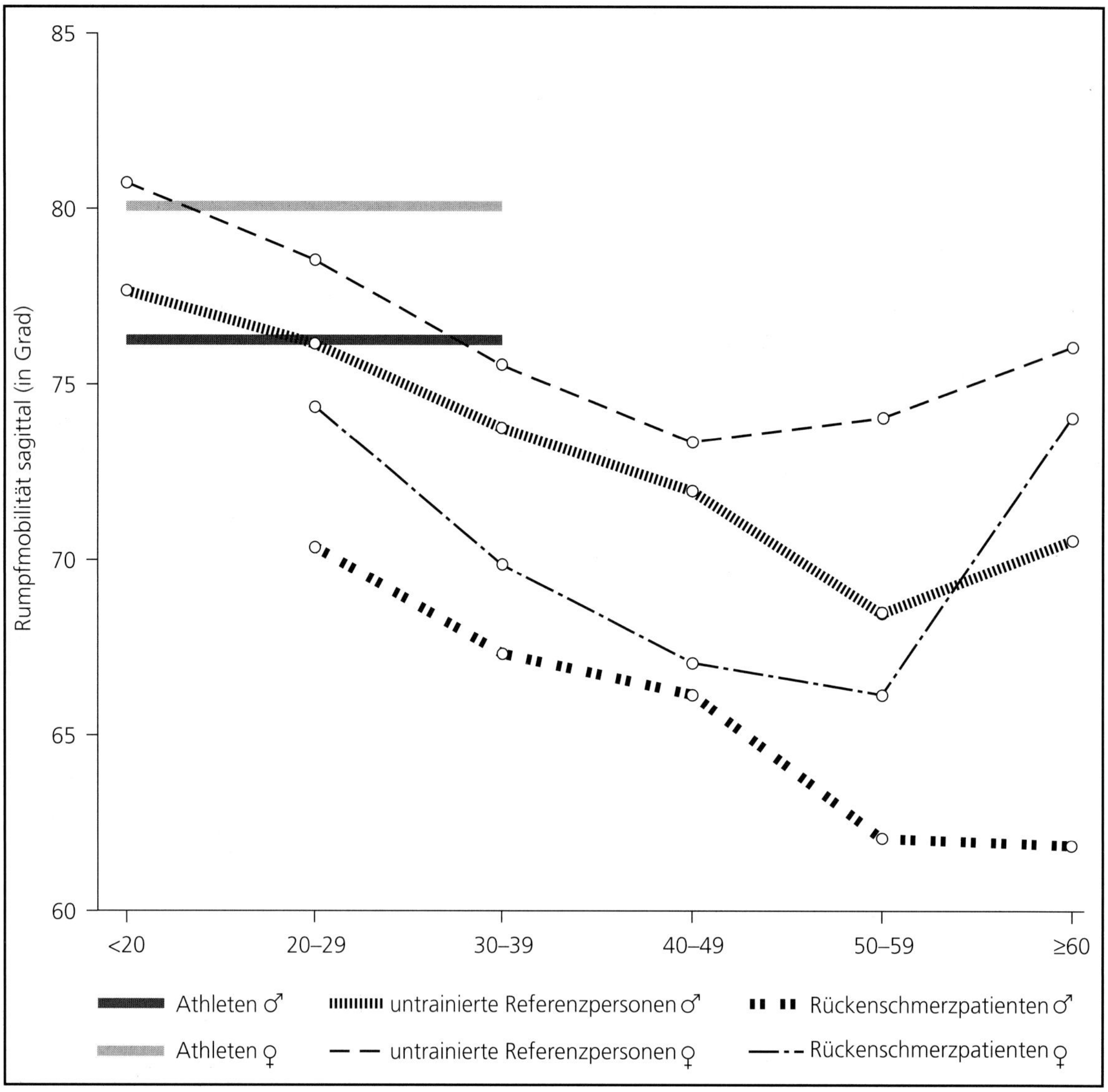

Gesamtmobilität des Rumpfes in der Sagittalebene (Flexion plus Extension; Denner 1995)

Die maximale Bewegungsamplitude in der Sagittalebene erreicht ihr Maximum bei Männern und Frauen im Alter von unter 20 Jahren und reduziert sich pro Altersdekade um durchschnittlich 2-3°.

Frauen verfügen über eine geringfügig größere sagittale Rumpfmobilität als gleichaltrige Männer.

Untrainierte beschwerdefreie Referenzpersonen sind in allen Altersklassen signifikant beweglicher als Rückenschmerzpatienten.

Männliche und weibliche Athleten unterscheiden sich nicht von gleichaltrigen untrainierten Referenzpersonen.

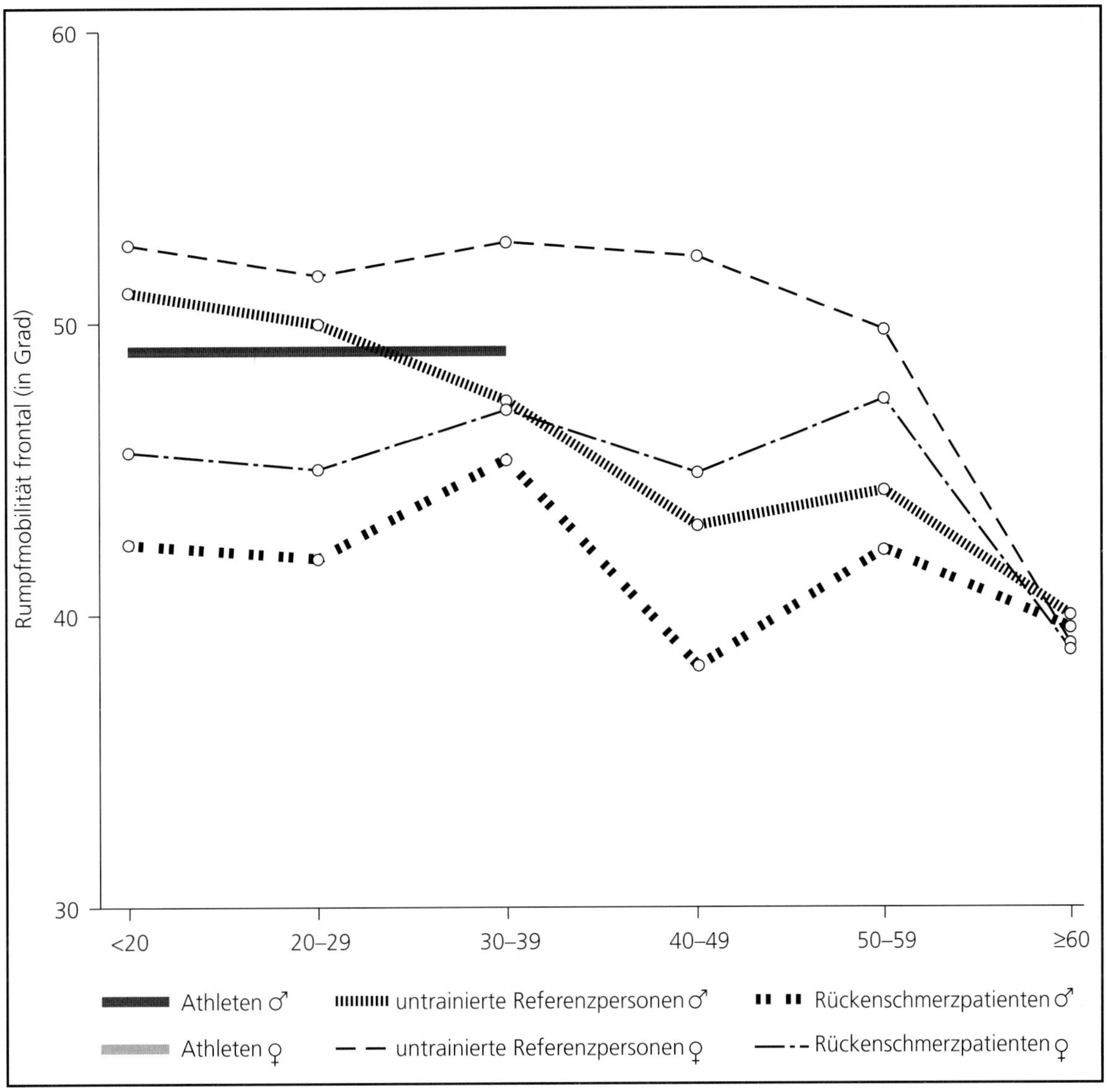

Gesamtmobilität des Rumpfes in der Frontalebene (rechtsseitige Lateralflexion plus linksseitige Lateralflexion; Denner 1995, 1998)

Die Rumpfmobilität in der Frontalebene erreicht ihr Maximum bei beiden Geschlechtern im Alter von unter 20 Jahren. Sie bleibt bei Frauen über einen langen Zeitraum relativ konstant, während bei Männern mit fortschreitendem Alter ein kontinuierlicher Mobilitätsverlust von durchschnittlich 2-4° pro Altersdekade auftritt.

Die maximale Bewegungsamplitude bei der Lateralflexion des Rumpfes ist bei Frauen in allen Altersklassen größer als bei gleichaltrigen Männern.

Untrainierte beschwerdefreie Referenzpersonen verfügen über eine signifikant größere frontale Rumpfmobilität als gleichaltrige Rückenschmerzpatienten.

RUMPFMOBILITÄT TRANSVERSAL (GESAMT)

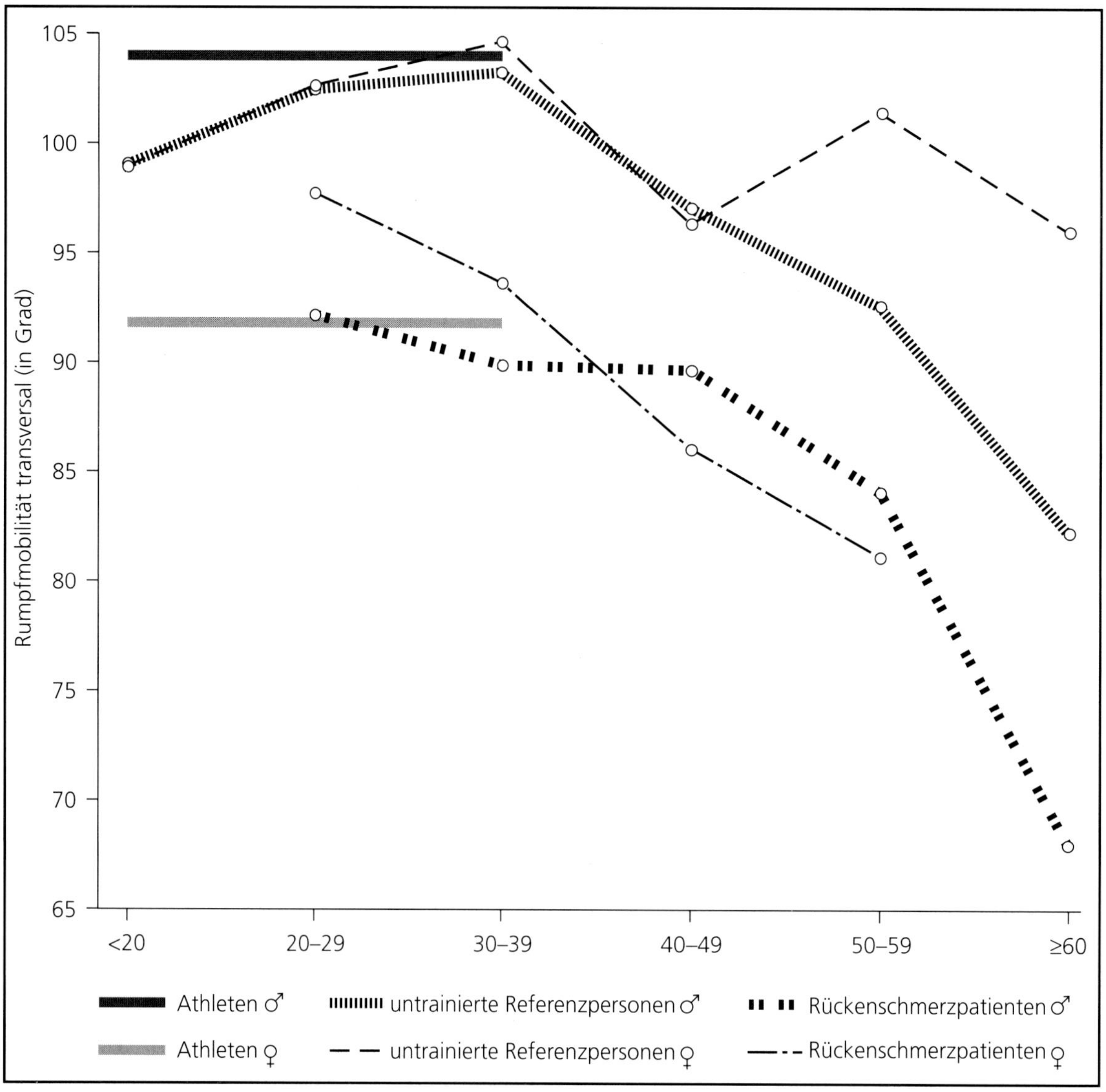

Gesamtmobilität des Rumpfes in der Transversalebene (rechtsseitige Rotation plus linksseitige Rotation; Denner 1995)

Die maximale Bewegungsamplitude in der Transversalebene wird bei Männern und Frauen zwischen dem 20. und 39. Lebensjahr erreicht. Danach tritt mit fortschreitendem Alter eine kontinuierliche Amplitudenverringerung auf.

Ab dem 50. Lebensjahr ist der Mobilitätsverlust bei Männern wesentlich ausgeprägter als bei Frauen.

Untrainierte beschwerdefreie Referenzpersonen sind in allen Altersklassen signifikant beweglicher als Rükkenschmerzpatienten.

Weibliche Athleten zeigen im Vergleich zu gleichaltrigen Referenzpersonen eine erheblich geringere Mobilität, männliche Athleten sind nicht beweglicher als gleichaltrige untrainierte Referenzpersonen.

MAXIMALKRAFT DER RUMPFEXTENSOREN

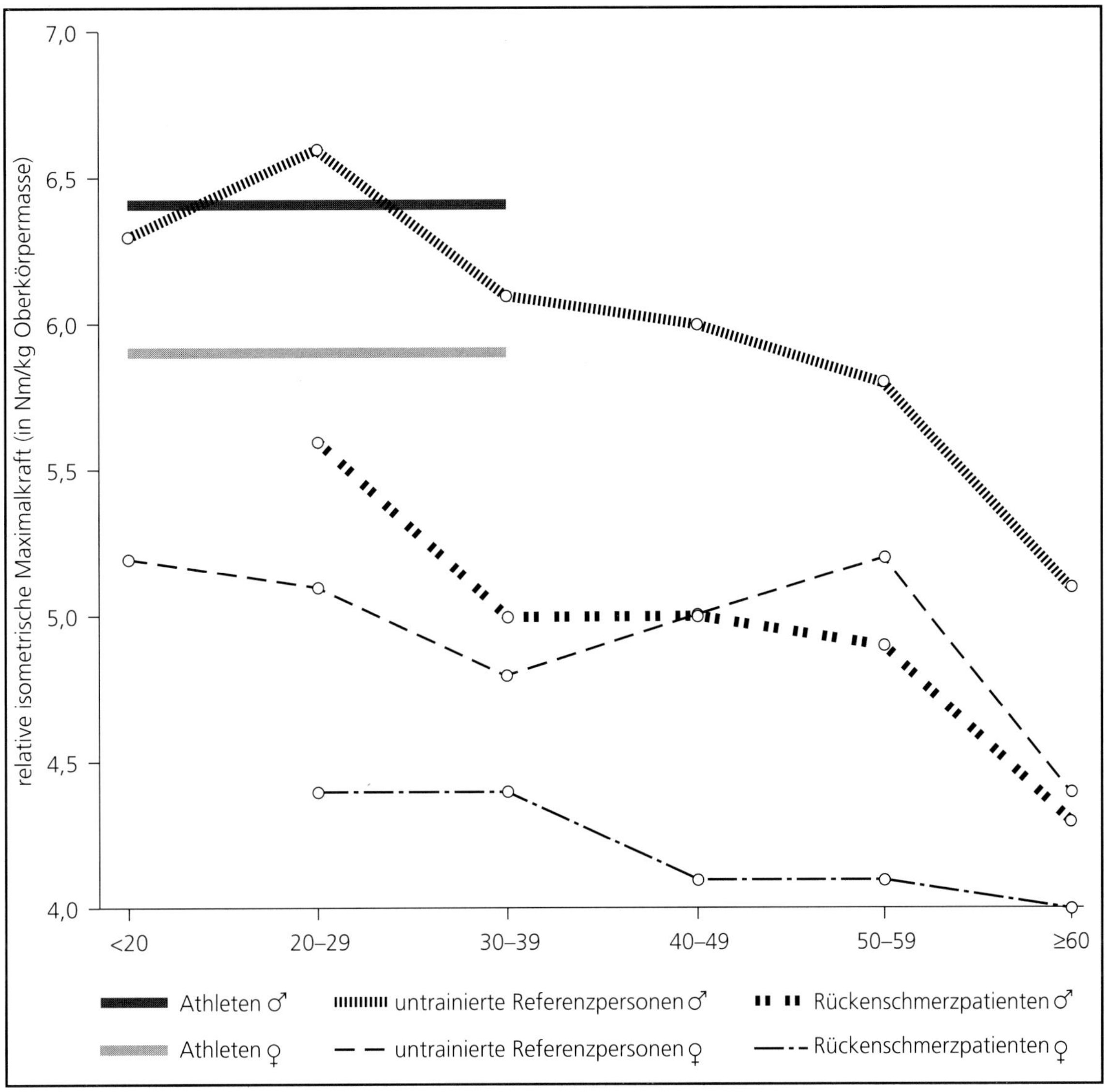

Relative isometrische Maximalkraft der Rumpfextensoren (Denner 1995)

Die Extensorenkraft ist bei Männern zwischen dem 20. und 29. Lebensjahr, bei Frauen bereits vor dem 20. Lebensjahr am größten.

Bei männlichen Referenzpersonen reduziert sich die Maximalkraft mit fortschreitendem Alter, während weibliche Referenzpersonen erst ab dem 60. Lebensjahr einen Kraftverlust zeigen (Ausnahme: reversibler Kraftverlust in der Altersgruppe 30-39 Jahre).

Männer verfügen in allen Altersklassen und in allen Gruppen über eine größere Extensorenkraft als Frauen (durchschnittlich +17,3%).

Rückenschmerzpatienten weisen in allen Altersklassen ein ausgeprägtes Kraftdefizit von durchschnittlich 16,0% (Männer) bzw. 14,1% (Frauen) auf.

Die isometrische Maximalkraft weiblicher Athleten ist deutlich stärker entwickelt als die isometrische Maximalkraft gleichaltriger Referenzpersonen. Dies ist bei männlichen Athleten nicht der Fall.

MAXIMALKRAFT DER RUMPFFLEXOREN

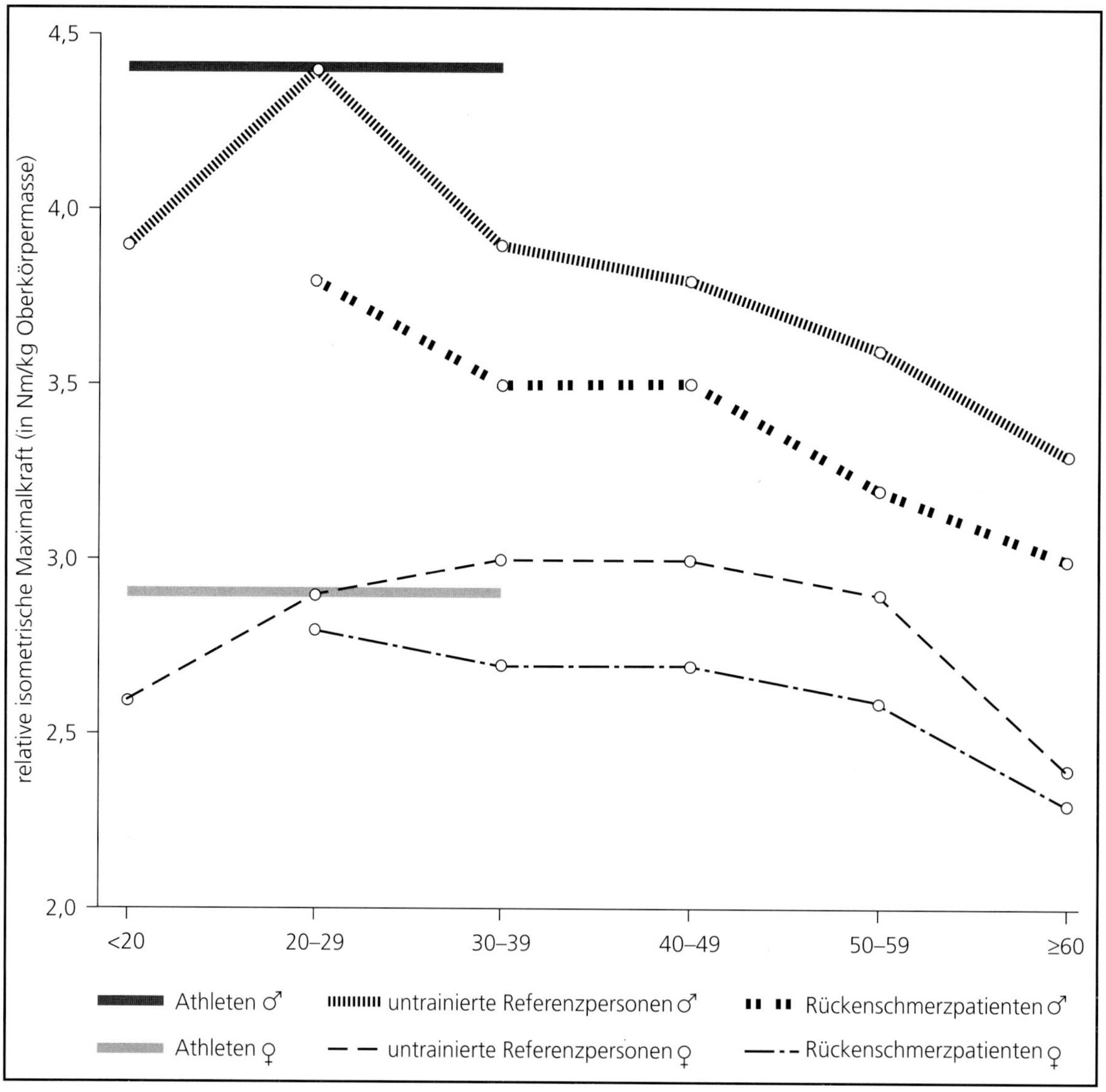

Relative isometrische Maximalkraft der Rumpfflexoren (Denner 1995)

Die Flexorenkraft erreicht bei Männern zwischen dem 20. und 29. Lebensjahr ihr Maximum und reduziert sich mit fortschreitendem Alter kontinuierlich.

Bei Frauen erhöht sich die Flexorenkraft bis zum 30. Lebensjahr, bleibt dann bis zum 59. Lebensjahr konstant und sinkt ab dem 60. Lebensjahr rapide ab.

Männer demonstrieren in allen Altersklassen eine wesentlich größere Rumpfflexorenkraft als Frauen.

Der geschlechtsspezifische Kraftunterschied beträgt im Durchschnitt 26,6 %.

Rückenschmerzpatienten haben in allen Altersklassen ein ausgeprägtes Kraftdefizit von durchschnittlich 10,4% (Männer) bzw. 7,6% (Frauen).

Athleten verfügen über keine größere isometrische Maximalkraft der Rumpfflexoren als gleichaltrige untrainierte Referenzpersonen.

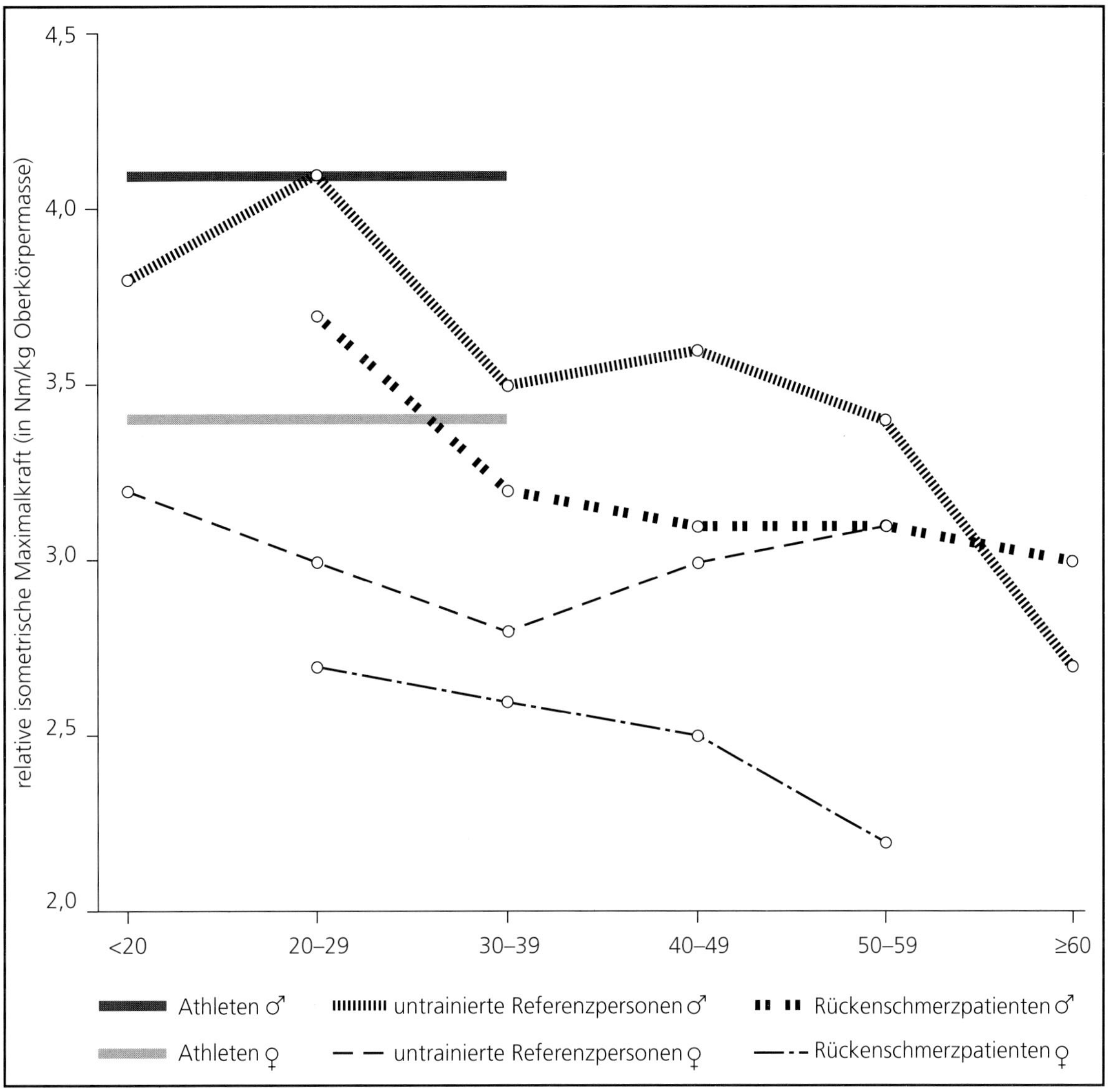

Relative isometrische Maximalkraft der Rumpflateralflexoren (Denner 1995)

Das isometrische Maximalkraftverhalten der rechts- und linksseitigen Rumpflateralflexoren entspricht exakt dem der Rumpfextensoren.

Die Maximalkraft ist bei Männern zwischen dem 20. und 29. Lebensjahr, bei Frauen bereits vor dem 20. Lebensjahr am größten. Bei männlichen Referenzpersonen reduziert sich die maximale Lateralflexorenkraft mit fortschreitendem Alter, während bei weiblichen Referenzpersonen zwischen dem 20. und 60. Lebensjahr kein Maximalkraftverlust auftritt.

Männer verfügen in allen Altersklassen und in allen Gruppen über eine größere Maximalkraft als Frauen (durchschnittlich +16,7%).

Rückenschmerzpatienten weisen in allen Altersklassen ein ausgeprägtes Kraftdefizit von durchschnittlich 10,3% (Männer) bzw. 16,6% (Frauen) auf.

Die isometrische Maximalkraft ist nur bei weiblichen Athleten deutlich stärker entwickelt als die isometrische Maximalkraft gleichaltriger Referenzpersonen.

MAXIMALKRAFT DER RUMPFROTATOREN

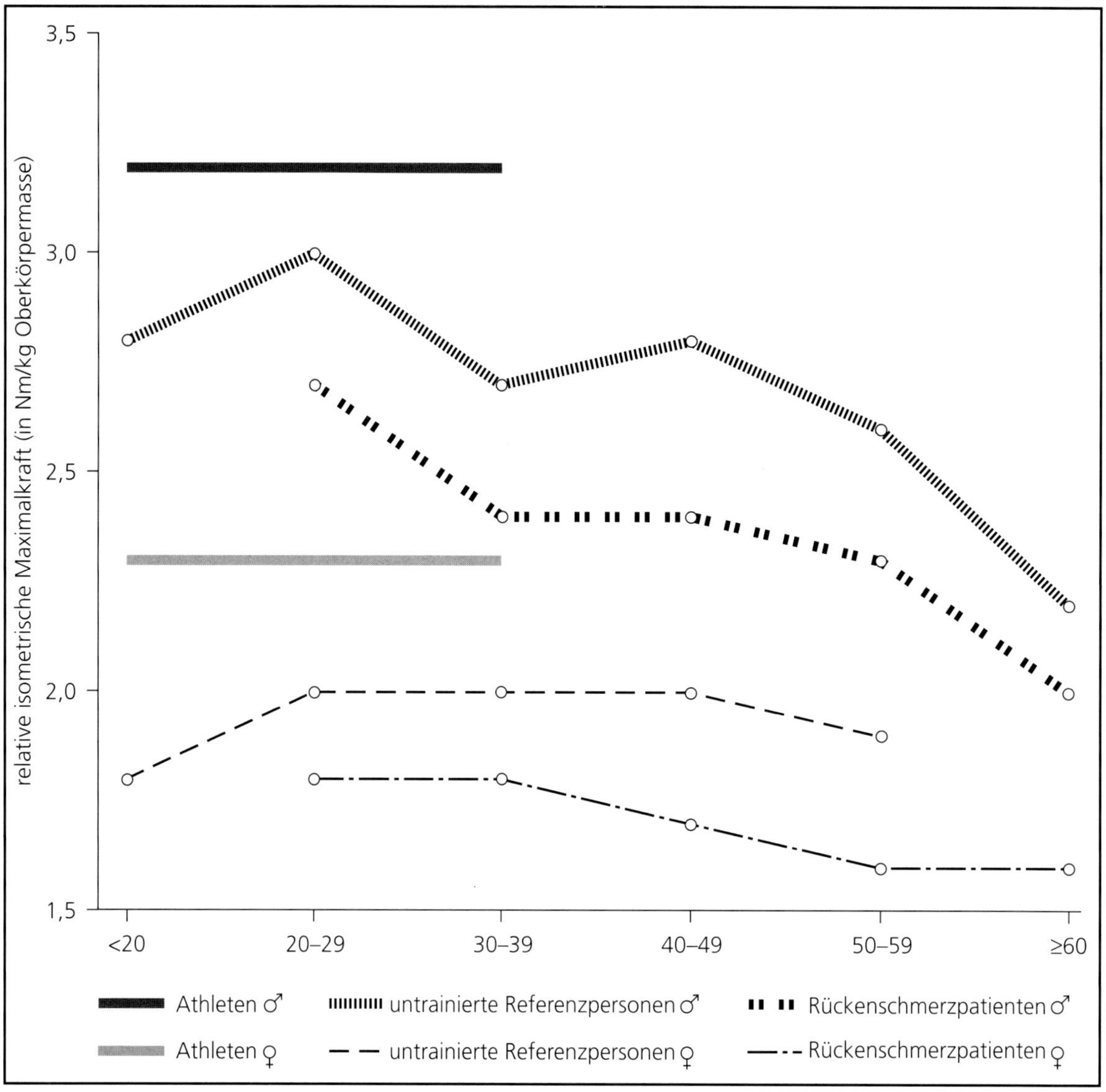

Relative isometrische Maximalkraft der Rumpfrotatoren (Denner 1995)

Die Rumpfrotatorenkraft erreicht bei Männern zwischen dem 20. und 29. Lebensjahr ihr Maximum und reduziert sich mit fortschreitendem Alter kontinuierlich. Zwischen dem 30. und 70. Lebensjahr beträgt der Kraftverlust ca. 25%.

Bei Frauen verändert sich die isometrische Maximalkraft zwischen dem 20. und 60. Lebensjahr nicht.

Die Maximalkraft der Rumpfrotatoren untrainierter beschwerdefreier Frauen ist um im Durchschnitt 31,1% geringer als die Rumpfrotatorenkraft gleichaltriger Männer.

Bei Rückenschmerzpatienten läßt sich in allen Altersklassen ein signifikantes Kraftdefizit in einer Größenordnung von durchschnittlich 11,9% (Männer) bzw. 13,5% (Frauen) registrieren.

Männliche und weibliche Athleten verfügen über eine größere Rumpfrotatorenkraft als gleichaltrige Referenzpersonen.

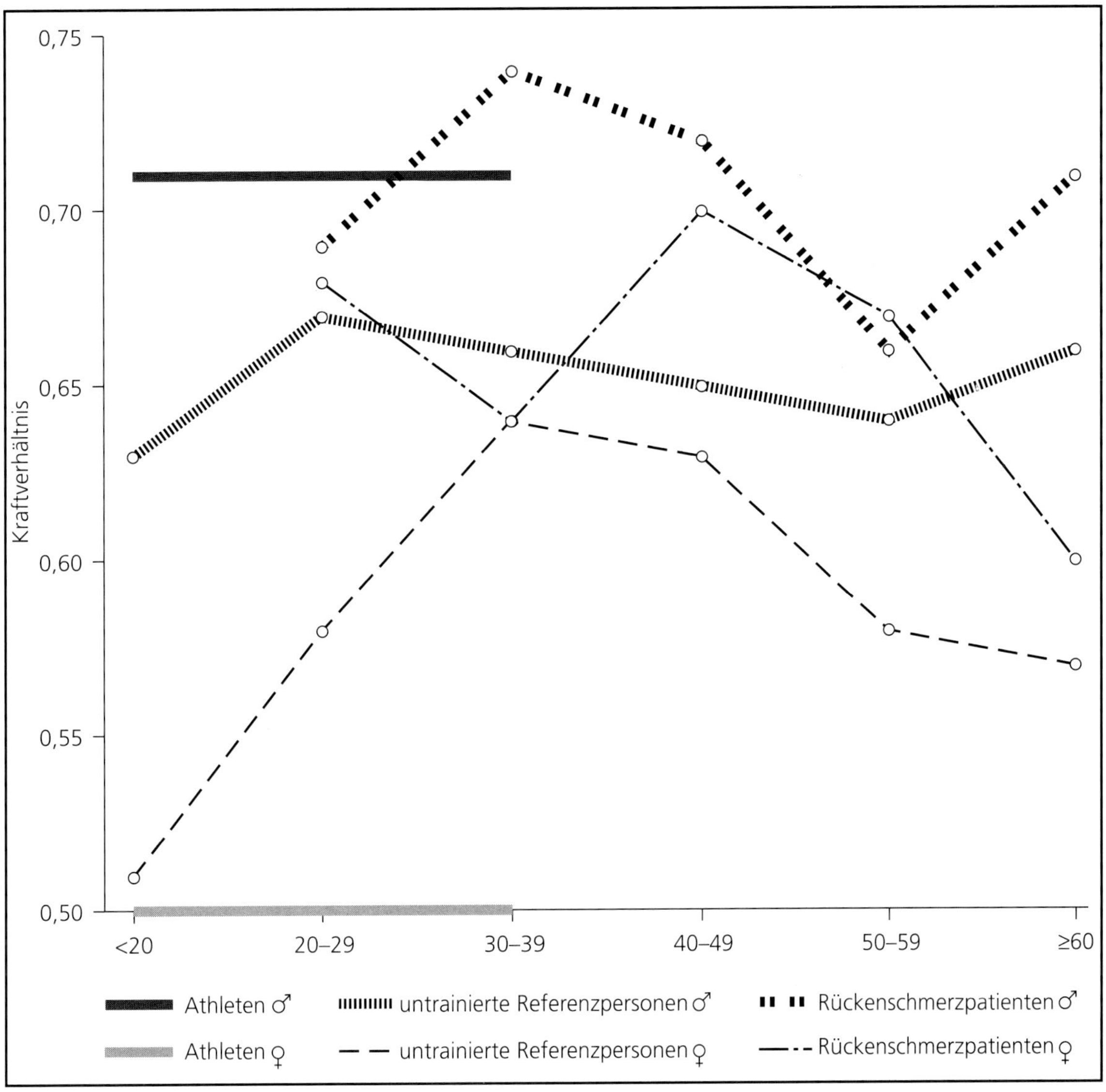

Kraftverhältnis/(neuro)muskuläre Balance von Rumpfflexoren und Rumpfextensoren (Denner 1995)

Das Kraftverhältnis zwischen Rumpfflexoren und -extensoren bleibt bei allen Gruppen im Altersverlauf relativ konstant (Ausnahme: weibliche Referenzpersonen im Alter von unter 20 Jahren).

Frauen weisen in allen Gruppen ein signifikant anderes Kraftverhältnis auf als Männer.

Während männliche Referenzpersonen und Athleten über verhältnismäßig kräftigere Flexoren als Extensoren verfügen, demonstrieren Frauen dieser Referenzgruppen die Tendenz zu einer Extensorendominanz. Diese ist bei weiblichen Athleten extrem ausgeprägt.

Die Kraftverhältnisse von Referenzpersonen und Rückenschmerzpatienten unterscheiden sich nur geringfügig, wobei Rückenschmerzpatienten prinzipiell eine Tendenz zur Flexorendominanz demonstrieren.

KRAFTVERHÄLTNIS R.-LATERALFLEXOREN (RE. : LI.)

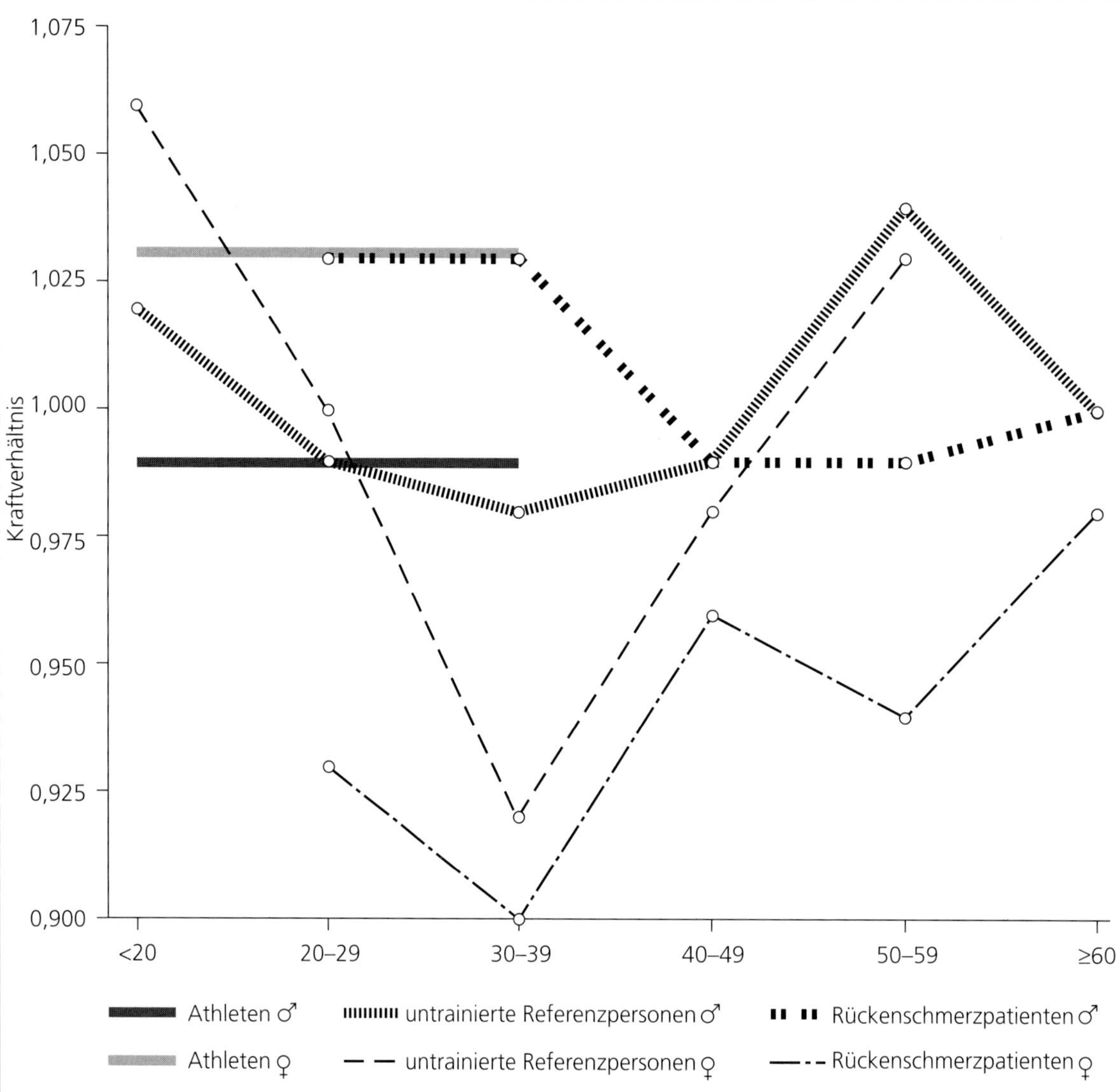

Kraftverhältnis/(neuro)muskuläre Balance von rechts- und linksseitigen Rumpflateralflexoren (Denner 1995)

Referenzpersonen, Athleten sowie männliche Rückenschmerzpatienten zeigen durchschnittliche Rechts-links-Kraftunterschiede von ≤4% (Ausnahmen: weibliche Referenzpersonen im Alter von unter 20 Jahren sowie im Alter von 30-39 Jahren).

Bei weiblichen Rückenschmerzpatienten finden sich Seitigkeitsdifferenzen in einer Größenordnung von 4 - 10% (Ausnahme: weibliche Patienten im Alter von unter 60 Jahren).

KRAFTVERHÄLTNIS RUMPFROTATOREN (RECHTS : LINKS)

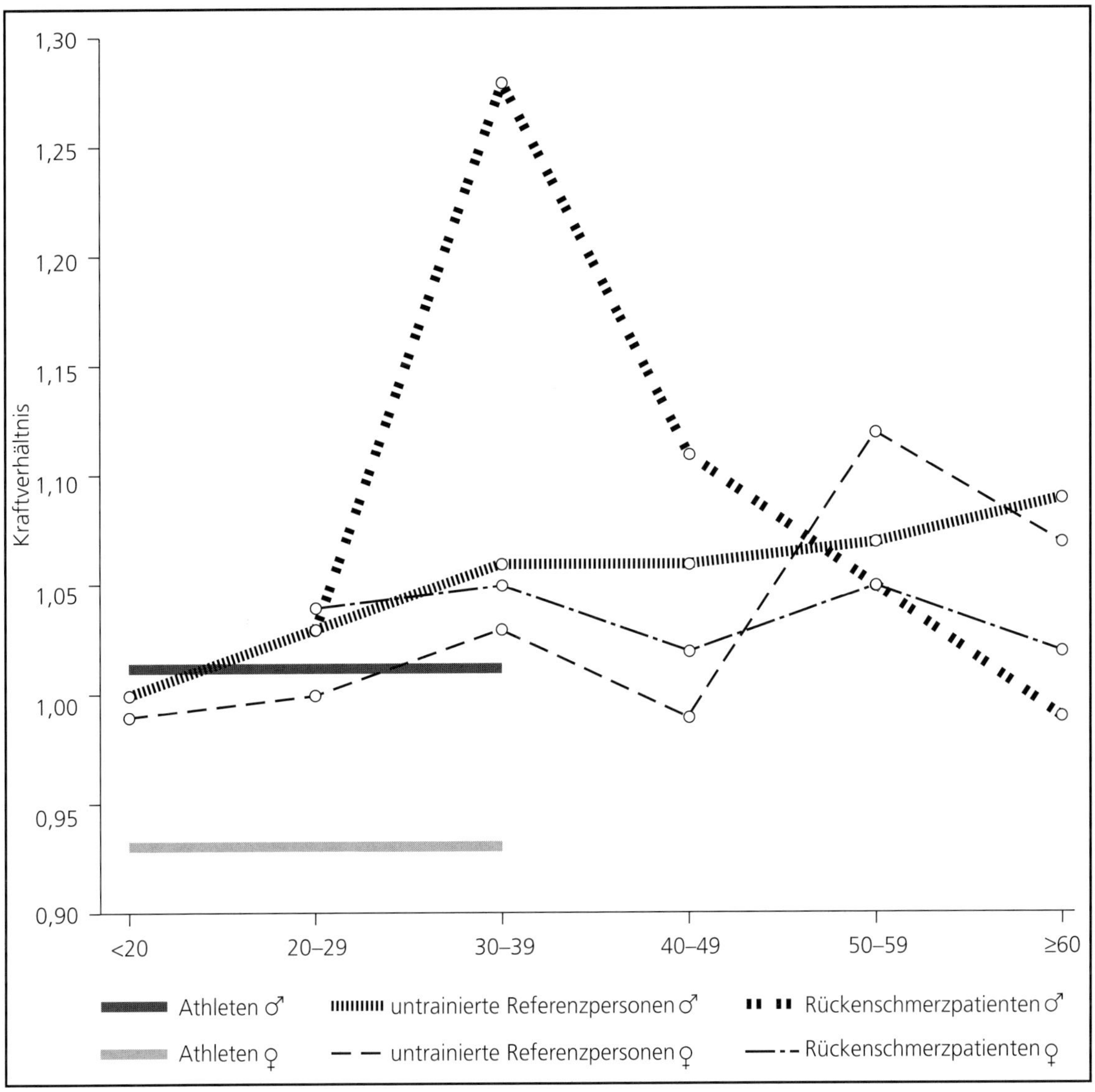

Kraftverhältnis/(neuro)muskuläre Balance von rechts- und linksseitigen Rumpfrotatoren (Denner 1995)

Referenzpersonen, Rückenschmerzpatienten und Athleten zeigen durchschnittliche Maximalkraftunterschiede zwischen rechts- und linksseitigen Rumpfrotatoren von ≤7% (Ausnahmen: männliche Referenzpersonen im Alter von ≥60 Jahren: 9%; weibliche Referenzpersonen im Alter von 50 - 59 Jahren: 12%; männliche Rückenschmerzpatienten im Alter von 30 - 39 Jahren bzw. 40 bis 49 Jahren: 28% bzw. 11%).

DYNAMISCHE LEISTUNGSFÄHIGKEIT DER R.-EXTENSOREN

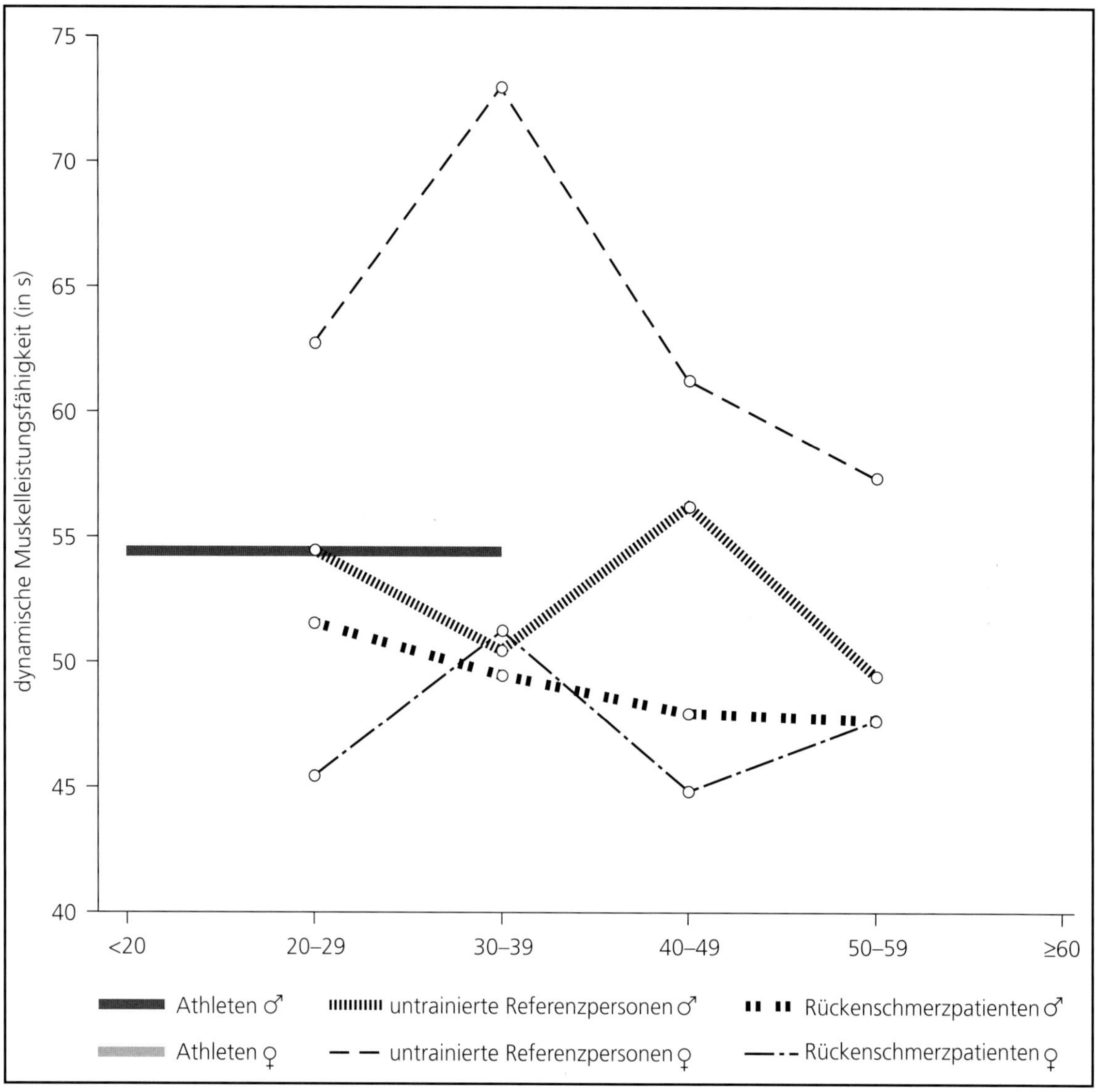

Dynamische Muskelleistungsfähigkeit der Rumpfextensoren (Denner 1995)

Weibliche Referenzpersonen verfügen über eine um durchschnittlich 20,8% größere dynamische Muskelleistungsfähigkeit als gleichaltrige männliche Referenzpersonen.

Weibliche Rückenschmerzpatienten demonstrieren im Gegensatz zu männlichen Patienten in allen Altersgruppen einen erheblichen Verlust an dynamischer Extensorenleistungsfähigkeit in einer Größenordnung von durchschnittlich 25,5% (Männer: 6,7%).

Männliche Athleten haben keine größere dynamische Rumpfextensorenleistungsfähigkeit als gleichaltrige untrainierte Referenzpersonen.

STATISCHE LEISTUNGSFÄHIGKEIT DER R.-EXTENSOREN

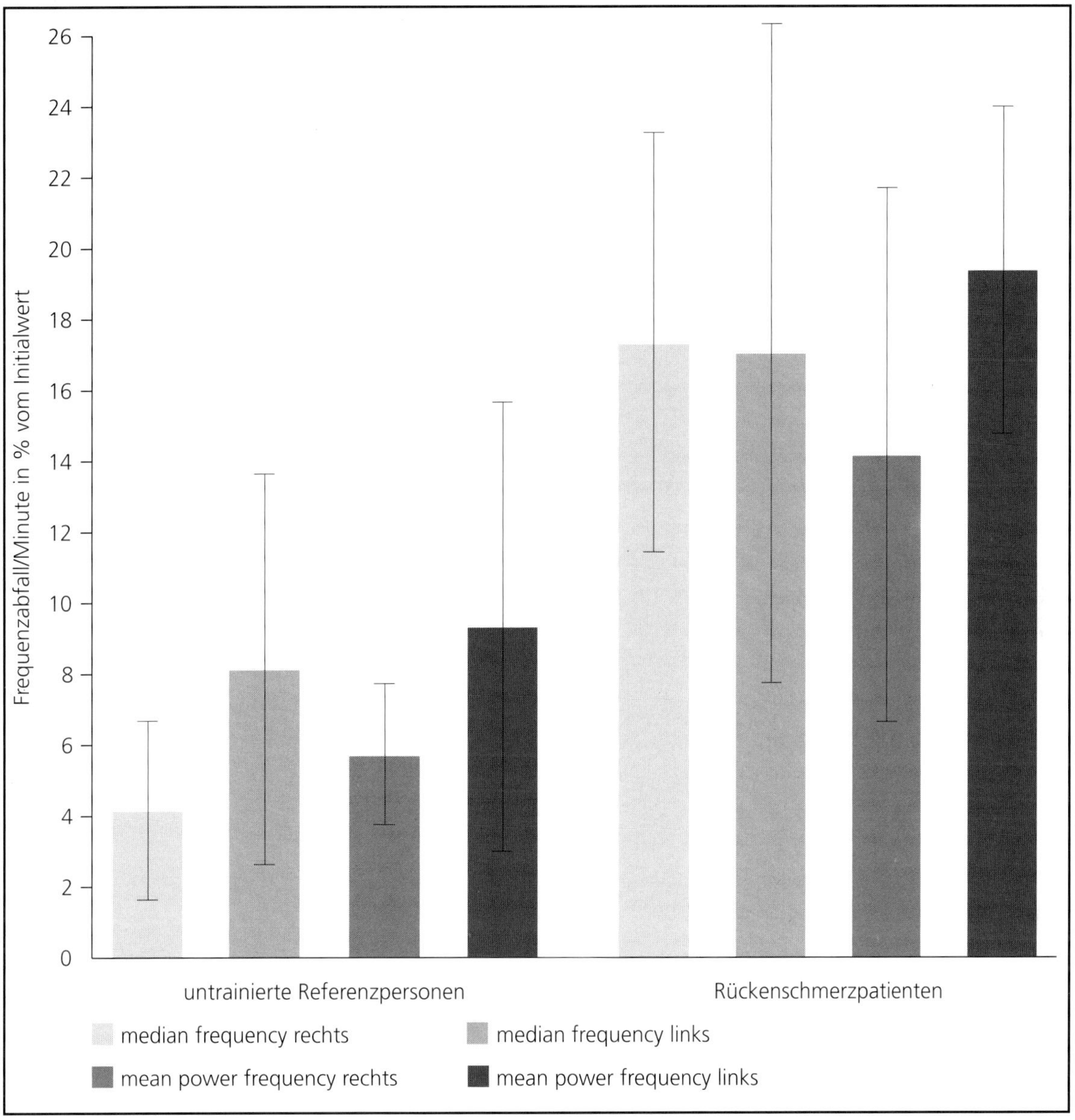

Statische Muskeleistungsfähigkeit der Rumpfextensoren (lumbaler Anteil; Denner 1995)

Unter konstanten statischen Arbeitsbedingungen zeigen sowohl der rechts- als auch der linksseitige lumbale M. erector spinae bei Referenzpersonen und Rückenschmerzpatienten unterschiedliche Veränderungen von Frequenzparametern des EMG-Signals.

Bei einer 60 s dauernden statischen Belastung mit 33% des alters- und geschlechtsspezifischen Durchschnittsnettodrehmoments untrainierter beschwerdefreier Referenzpersonen ermüden Rückenschmerzpatienten durchschnittlich 2,5mal so stark wie gleichaltrige Referenzpersonen.

Referenzpersonen verfügen dadurch über eine signifikant größere lokale aerob-anaerobe statische Kurzzeitausdauer als Rückenschmerzpatienten.

HWS-MOBILITÄT SAGITTAL (FLEXION)

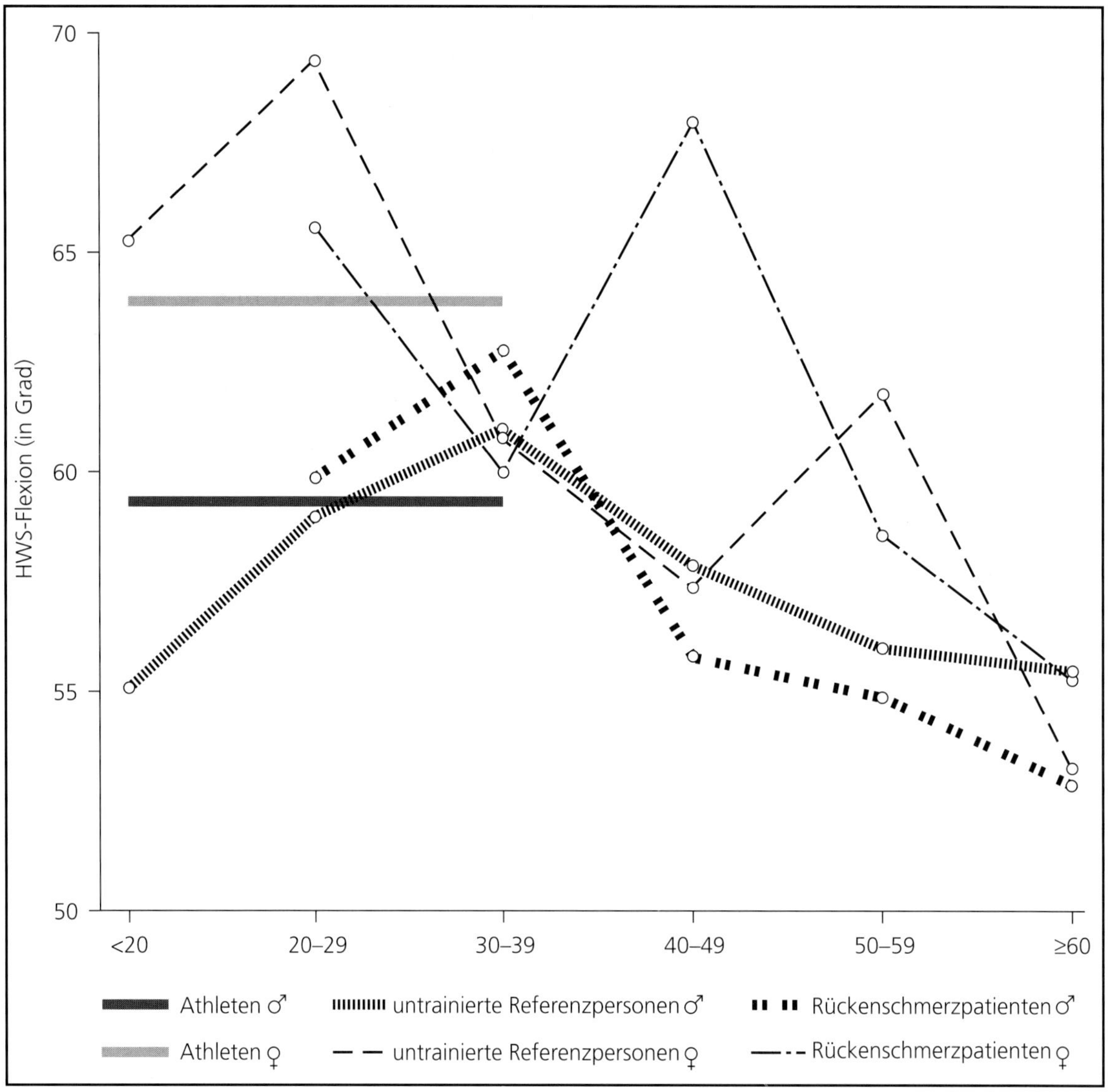

Gesamtmobilität bei der Flexion der Halswirbelsäule (Denner 1995)

Das Maximum der Bewegungsamplitude bei der HWS-Flexion läßt sich bei männlichen Referenzpersonen zwischen dem 30. und 39. Lebensjahr, bei weiblichen Referenzpersonen zwischen dem 20. und 29. Lebensjahr beobachten. Danach reduziert sich die Flexionsfähigkeit bei beiden Geschlechtern mit fortschreitendem Alter (Ausnahme: weibliche Referenzpersonen im Alter von 50-59 Jahren).

Weibliche Referenzpersonen verfügen bis zum Alter von 29 Jahren über eine größere Bewegungsamplitude als gleichaltrige männliche Referenzpersonen.

Die HWS-Flexion ist der einzige Mobilitätsparameter im Rumpf- und HWS-Bereich, bei dem kein Unterschied zwischen beschwerdefreien Referenzpersonen und Rückenschmerzpatienten besteht.

Männliche und weibliche Athleten sind nicht beweglicher als gleichaltrige untrainierte Referenzpersonen.

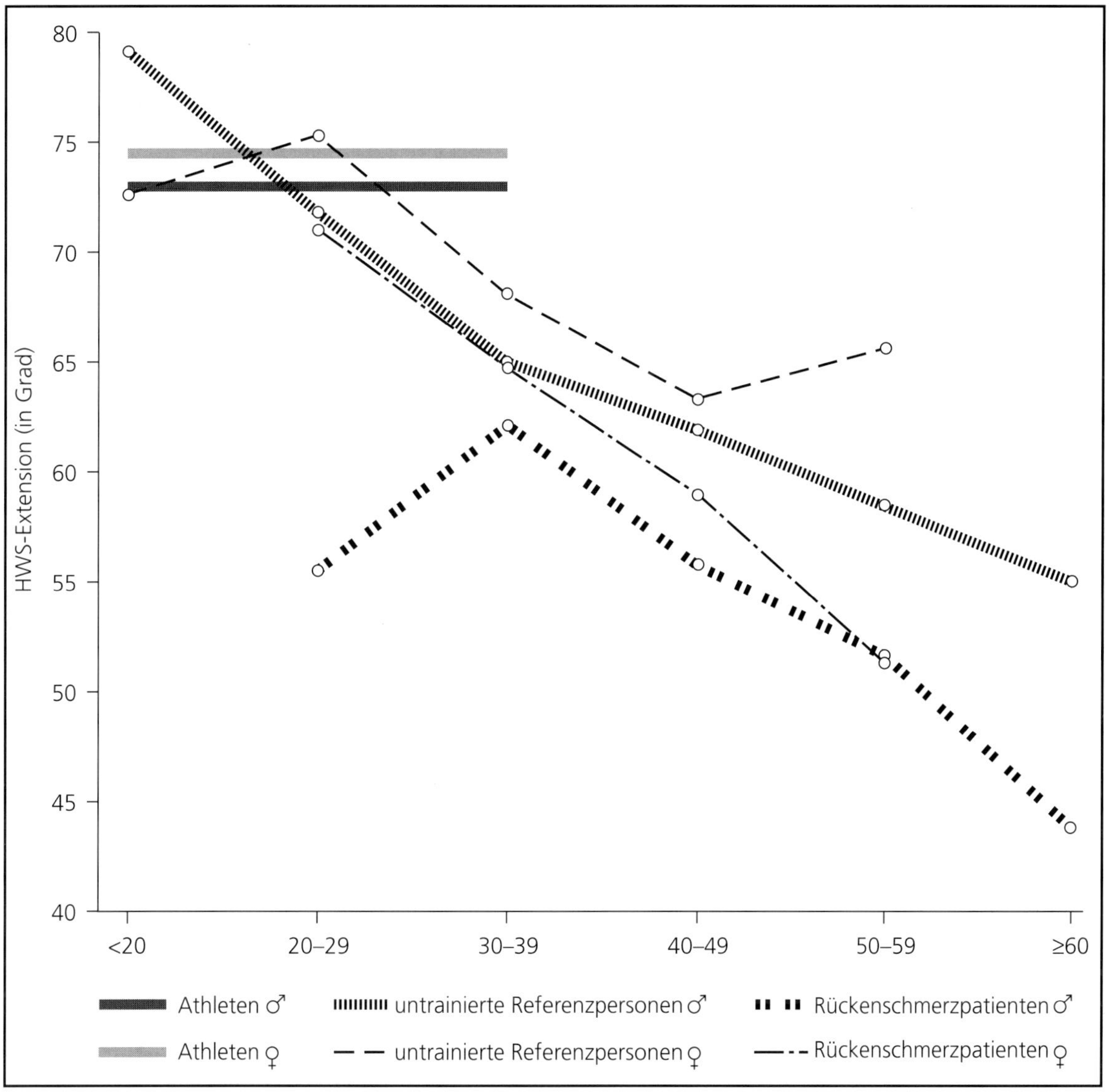

Gesamtmobilität bei der Extension der Halswirbelsäule (Denner 1995)

Die Extensionsfähigkeit der Halswirbelsäule ist bei Männern im Alter von unter 20 Jahren, bei Frauen im Alter von 20-29 Jahren am größten. Mit fortschreitendem Alter kommt es zu einer kontinuierlichen Amplitudenverringerung mit linearem Verlauf.

Frauen sind ab dem 20. Lebensjahr geringfügig beweglicher als gleichaltrige Männer.

Untrainierte beschwerdefreie Referenzpersonen können in allen Altersklassen eine signifikant größere Bewegungsamplitude realisieren als Rückenschmerzpatienten.

Männliche und weibliche Athleten unterscheiden sich nicht von gleichaltrigen untrainierten Referenzpersonen.

5.18 HWS-MOBILITÄT SAGITTAL (GESAMT)

REFERENZDATEN

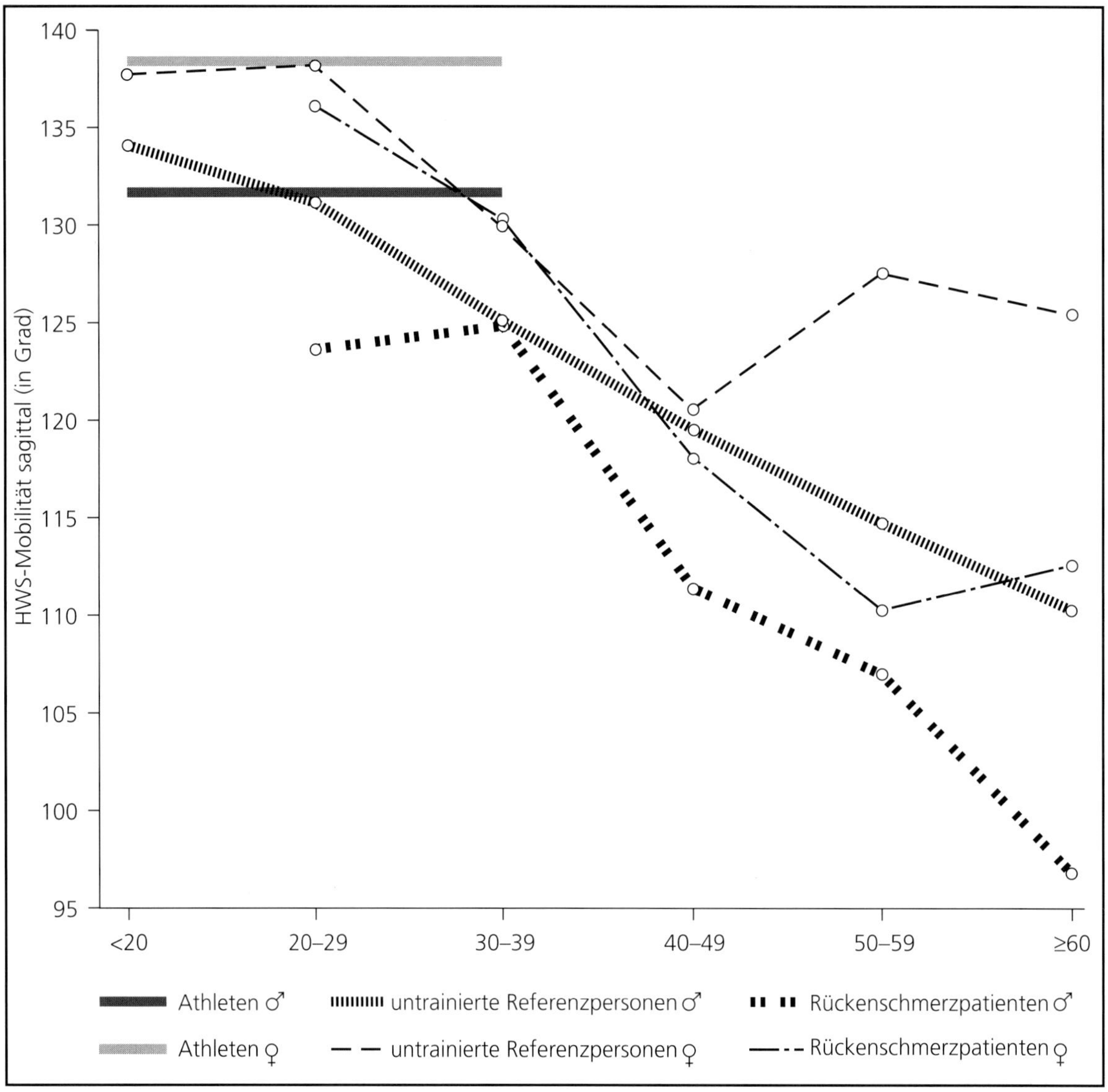

Gesamtmobilität der Halswirbelsäule in der Sagittalebene (Flexion plus Extension; Denner 1995)

Die Bewegungsamplitude der Halswirbelsäule in der Sagittalebene erreicht ihr Maximum im Alter von unter 20 Jahren (Männer) bzw. im Alter von 20 - 29 Jahren (Frauen).

Mit fortschreitendem Alter kommt es zu einer kontinuierlichen Mobilitätsverringerung. Der Mobilitätsverlust ist bei Männern ab dem 50. Lebensjahr signifikant größer als bei gleichaltrigen Frauen.

Frauen verfügen in allen Altersklassen über eine grössere Mobilität als Männer.

Bei Rückenschmerzpatienten läßt sich ab dem 40. Lebensjahr ein erheblicher Mobilitätsverlust beobachten.

Männliche und weibliche Athleten unterscheiden sich nicht von gleichaltrigen untrainierten Referenzpersonen.

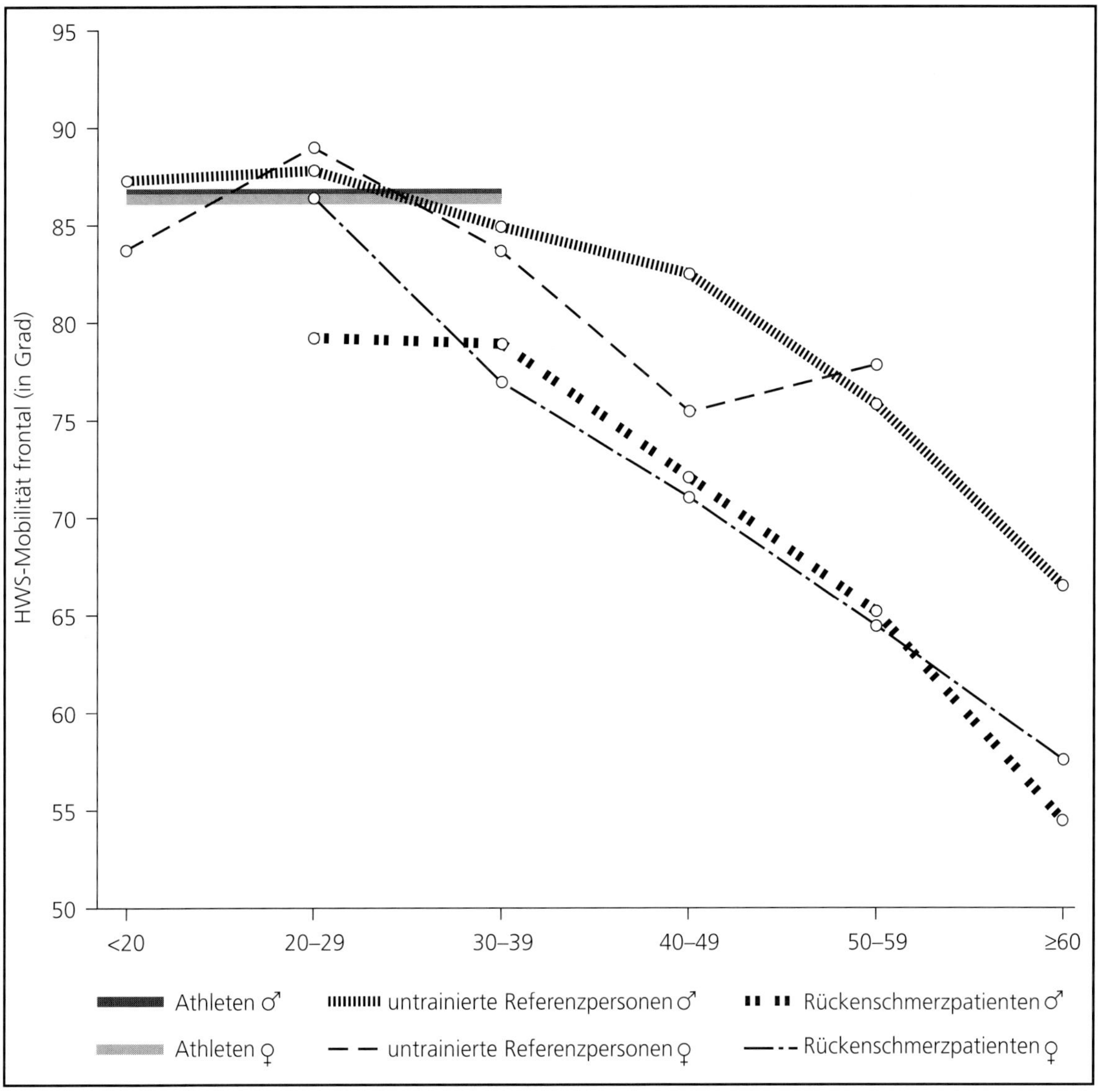

Gesamtmobilität der Halswirbelsäule in der Frontalebene (rechtsseitige plus linksseitige Lateralflexion; Denner 1995)

Auch die HWS-Mobilität in der Frontalebene ist im Alter von 20 - 29 Jahren am größten. Sie verringert sich ab dem 30. Lebensjahr bei beiden Geschlechtern kontinuierlich um durchschnittlich 5° pro Altersdekade.

Geschlechtsspezifische Mobilitätsunterschiede bestehen nicht.

Referenzpersonen verfügen in allen Altersklassen über eine signifikant größere Mobilität als Rückenschmerzpatienten.

Männliche und weibliche Athleten unterscheiden sich nicht von gleichaltrigen untrainierten Referenzpersonen.

HWS-MOBILITÄT TRANSVERSAL (GESAMT)

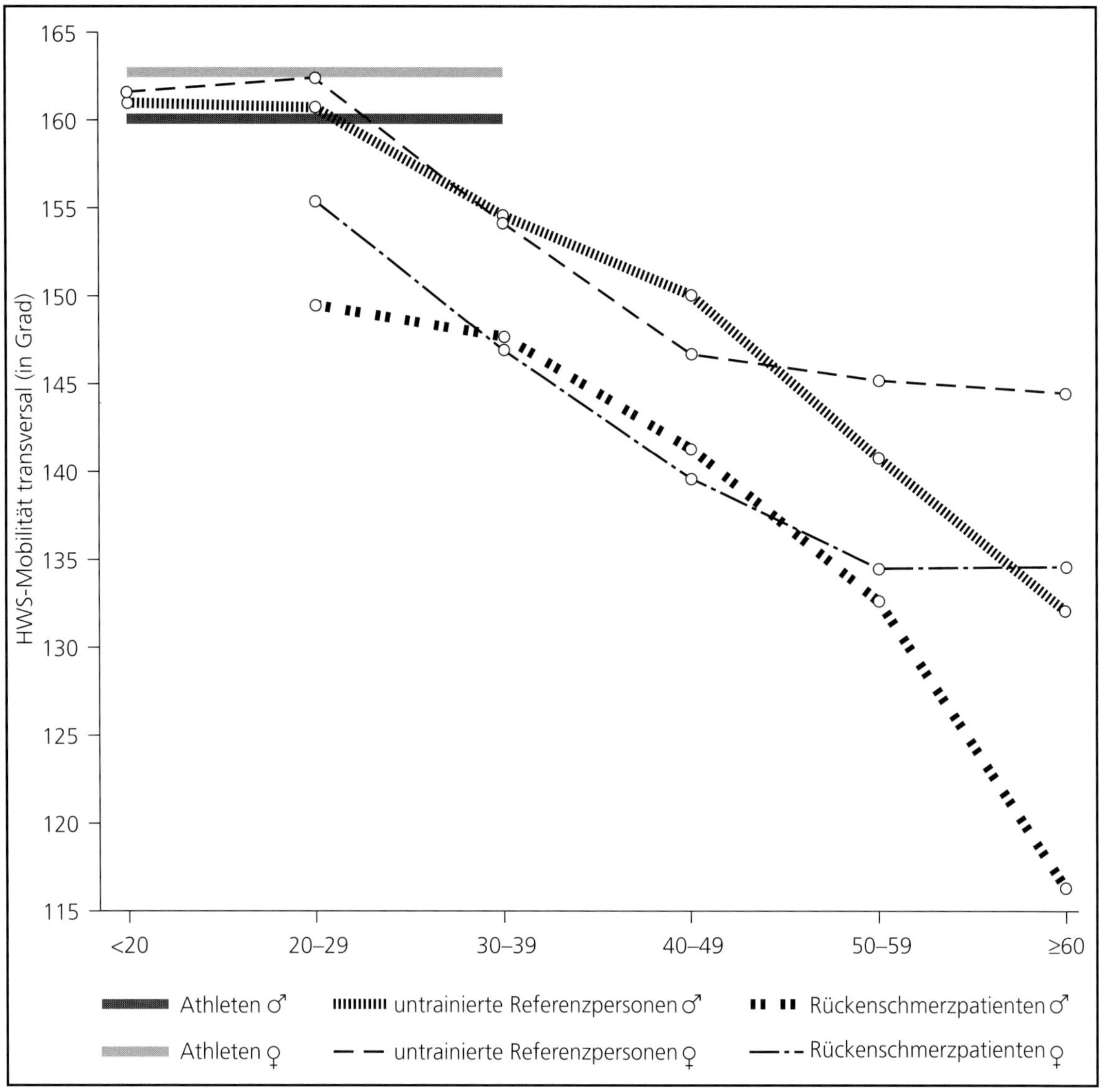

Gesamtmobilität der Halswirbelsäule in der Transversalebene (rechtsseitige plus linksseitige Rotation; Denner 1995)

Die HWS-Mobilität in der Transversalebene ist analog zur Sagittal- und Frontalebene im Alter von 20 - 29 Jahren am größten.

Frauen sind - bedingt durch den ausgeprägteren Mobilitätsverlust im Altersverlauf bei Männern - ab dem 50. Lebensjahr beweglicher.

Referenzpersonen verfügen in allen Altersklassen über eine signifikant größere Mobilität als Rückenschmerzpatienten.

Wie bei nahezu allen Mobilitätsparametern unterscheiden sich männliche und weibliche Athleten nicht von gleichaltrigen untrainierten Referenzpersonen.

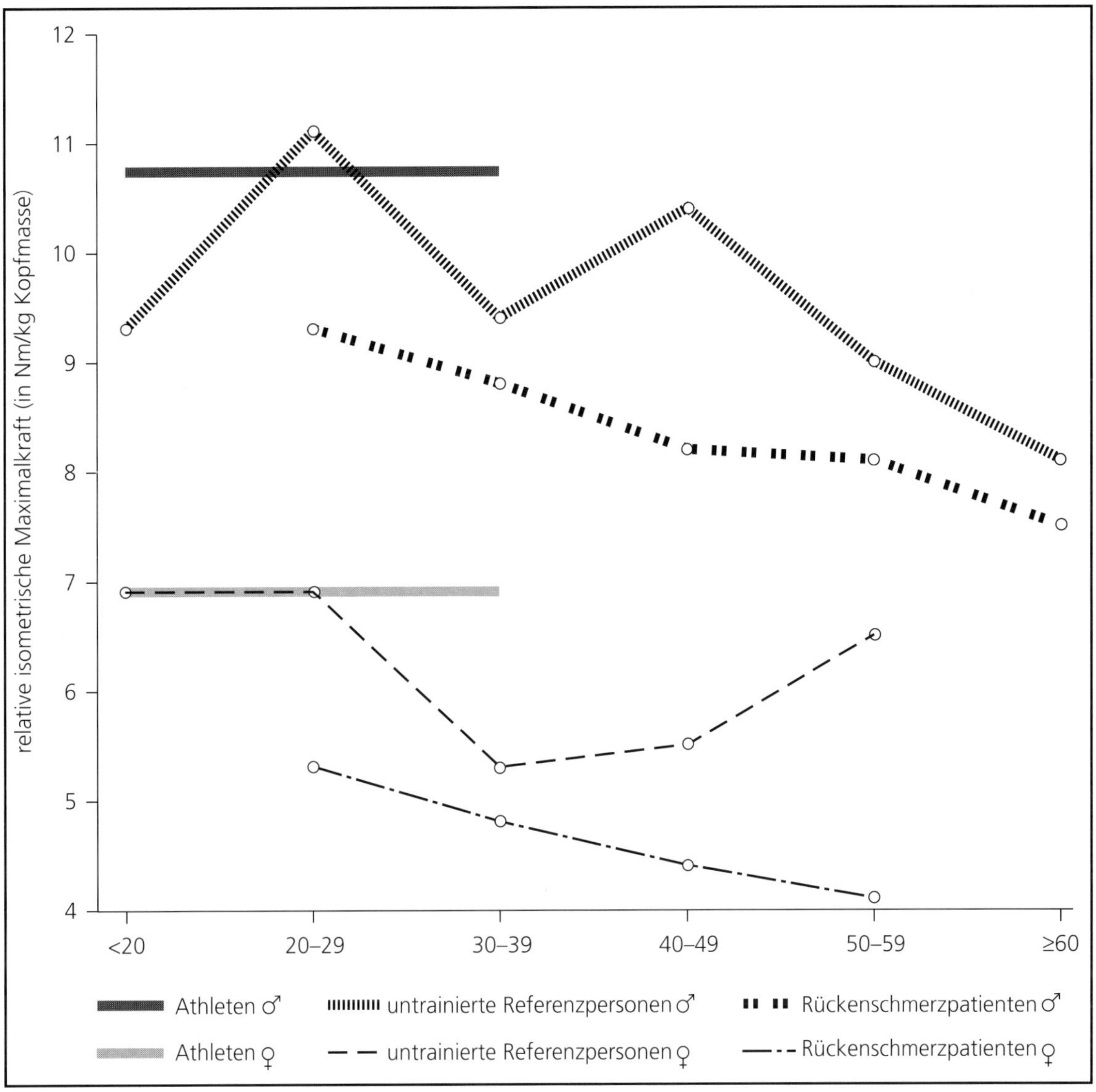

Relative isometrische Maximalkraft der HWS-Extensoren (Denner 1995)

Bei der HWS-Extensorenkraft lassen sich exakt dieselben Phänomene beobachten wie bei der Rumpfextensorenkraft.

Männer erreichen ihr Kraftmaximum zwischen dem 20. und 29. Lebensjahr, Frauen bereits vor dem Erreichen des 20. Lebensjahres.

Bei männlichen Referenzpersonen reduziert sich die Maximalkraft mit fortschreitendem Alter kontinuierlich, während weibliche Referenzpersonen - von einem reversiblen Kraftverlust in den Altersgruppen 30 - 39 Jahre sowei 40 - 49 Jahre abgesehen - bis zum 59. Lebensjahr keinen signifikanten Kraftverlust zeigen.

Männer haben in allen Altersklassen eine um durchschnittlich 34,3% größere HWS-Extensorenkraft als Frauen.

Bei Rückenschmerzpatienten lassen sich in allen Altersklassen ausgeprägte Kraftdefizite von im Durchschnitt 12,3% (Männer) bzw. 22,4% (Frauen) dokumentieren.

Im Gegensatz zur isometrischen Maximalkraft der Rumpfextensoren verfügen weibliche Athleten über keine größere isometrische Maximalkraft als gleichaltrige Referenzpersonen. Gleiches gilt für männliche Athleten.

MAXIMALKRAFT DER HWS-FLEXOREN

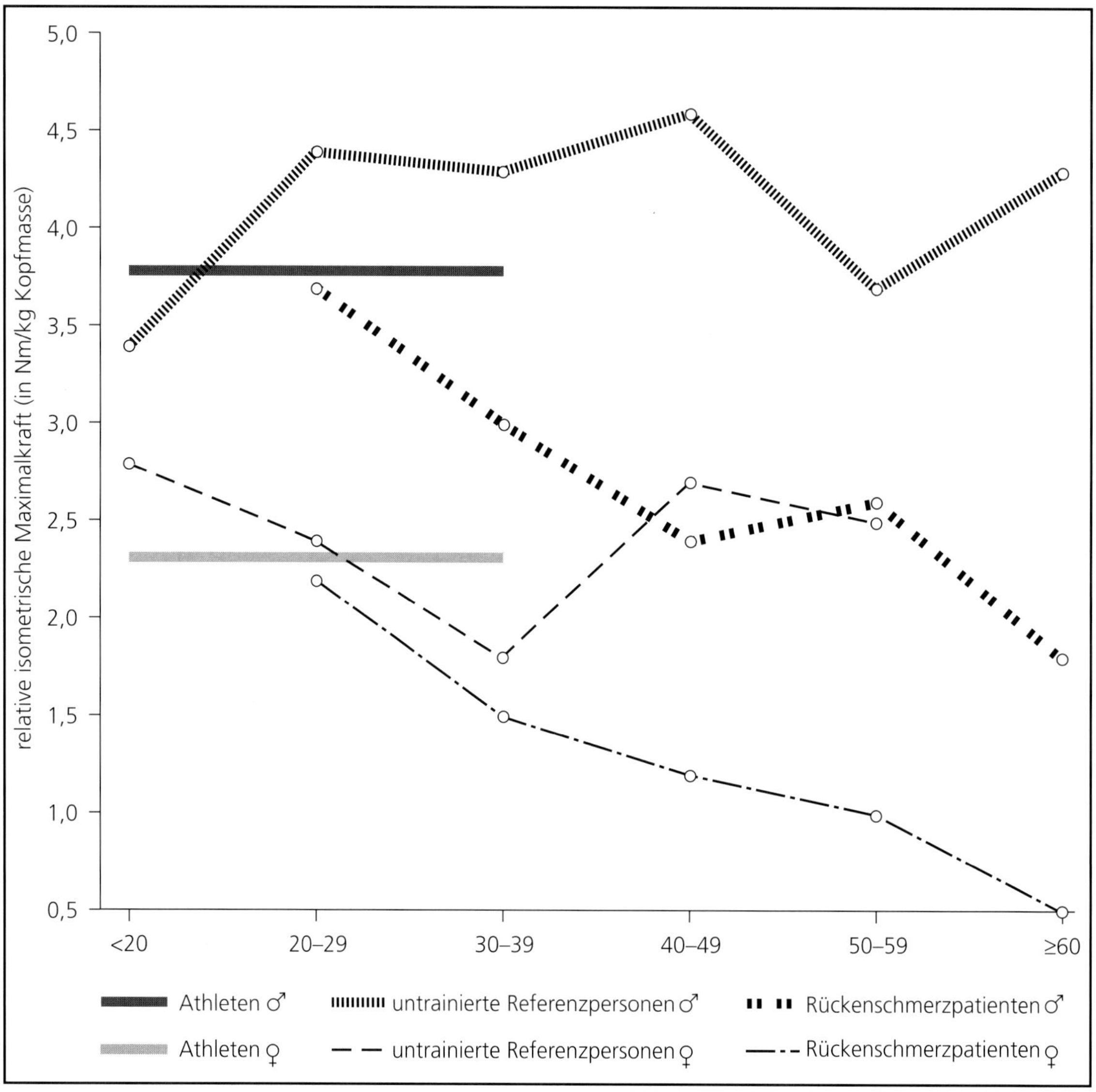

Relative isometrische Maximalkraft der HWS-Flexoren (Denner 1995)

Analog zur Entwicklung der HWS-Extensorenkraft erreicht die HWS-Flexorenkraft bei Männern ihr Maximum später (Alter von 20-29 Jahren) als bei Frauen (Alter von unter 20 Jahren).

Abgesehen von reversiblen Kraftverlusten in der Altersgruppe der 30- bis 39jährigen Frauen sowie der 50- bis 59jährigen Männer ist bei untrainierten beschwerdefreien Referenzpersonen kein alterungsbedingter Kraftverlust zu registrieren.

Männer haben in allen Altersklassen eine wesentlich größere HWS-Flexorenkraft als Frauen (durchschnittlich +40,7%).

Rückenschmerzpatienten weisen ebenfalls in allen Altersklassen ausgeprägte Kraftdefizite auf (Männer: minus 34,3%; Frauen: minus 35,2%).

Die isometrische Maximalkraft der HWS-Flexoren von Athleten ist insbesondere bei männlichen Athleten deutlich geringer als die isometrische Maximalkraft der HWS-Flexoren untrainierter gleichaltriger Referenzpersonen.

MAXIMALKRAFT DER HWS-LATERALFLEXOREN

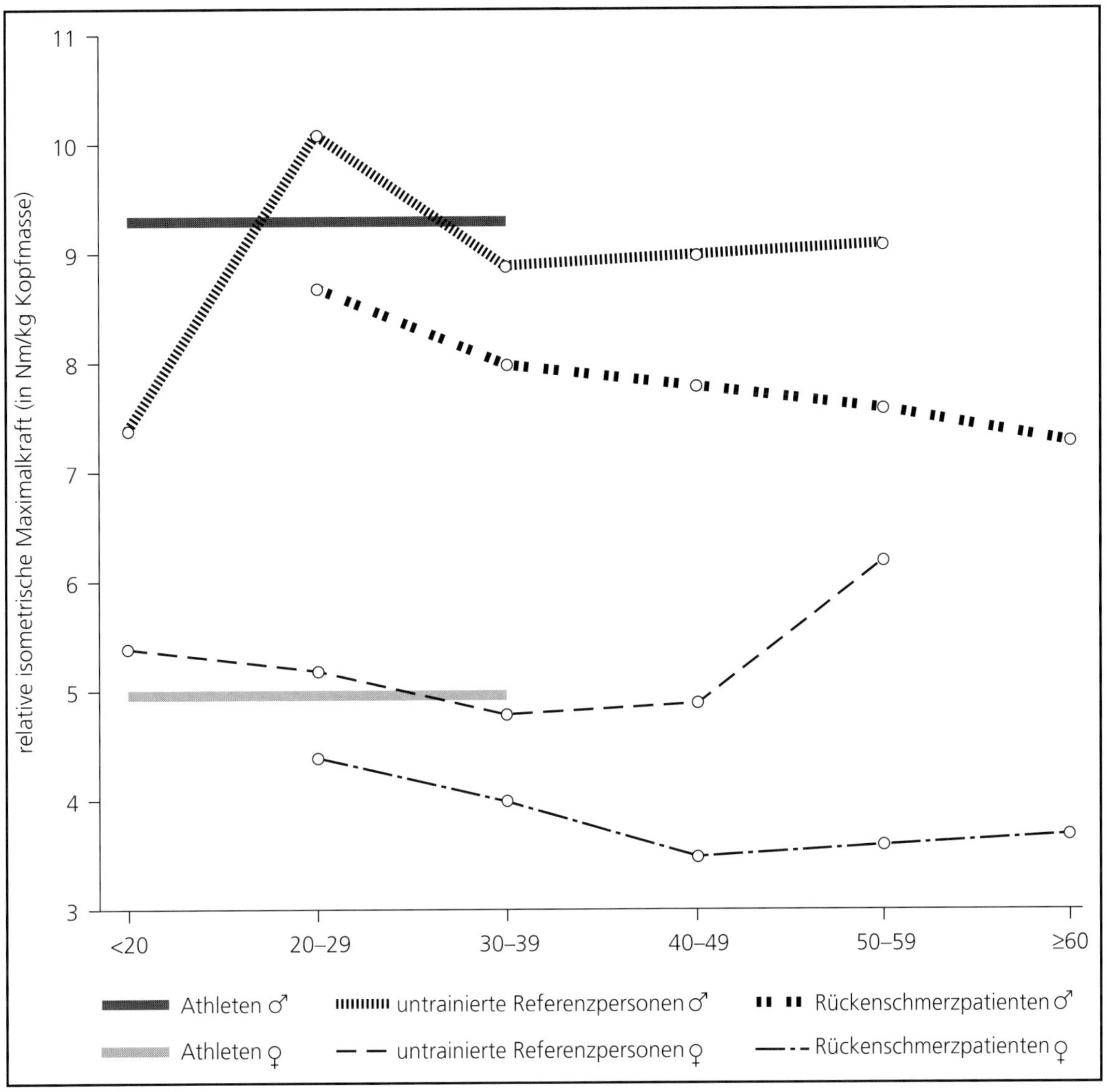

Relative isometrische Maximalkraft der HWS-Lateralflexoren (Denner 1995)

Analog zum Rumpfbereich entspricht das isometrische Maximalkraftverhalten der rechts- und linksseitigen Lateralflexoren auch im Bereich der Halswirbelsäule nahezu exakt dem der Extensoren.

Männer erreichen ihr Kraftmaximum zwischen dem 20. und 29. Lebensjahr, Frauen bereits vor Erreichen des 20. Lebensjahres.

Bei männlichen Referenzpersonen reduziert sich die Maximalkraft mit fortschreitendem Alter kontinuierlich, während weibliche Referenzpersonen bis zum 59. Lebensjahr keinen signifikanten Kraftverlust zeigen.

Männer haben in allen Altersklassen eine um durchschnittlich 39,8% größere HWS-Lateralflexorenkraft als Frauen.

Bei Rückenschmerzpatienten lassen sich in allen Altersklassen ausgeprägte Kraftdefizite von im Durchschnitt 13,5% (Männer) bzw. 25,7% (Frauen) dokumentieren.

Weder männliche noch weibliche Athleten verfügen über eine größere isometrische HWS-Lateralflexorenmaximalkraft als untrainierte gleichaltrige Referenzpersonen.

5.24
REFERENZDATEN

KRAFTVERHÄLTNIS HWS-FLEXOREN : HWS-EXTENSOREN

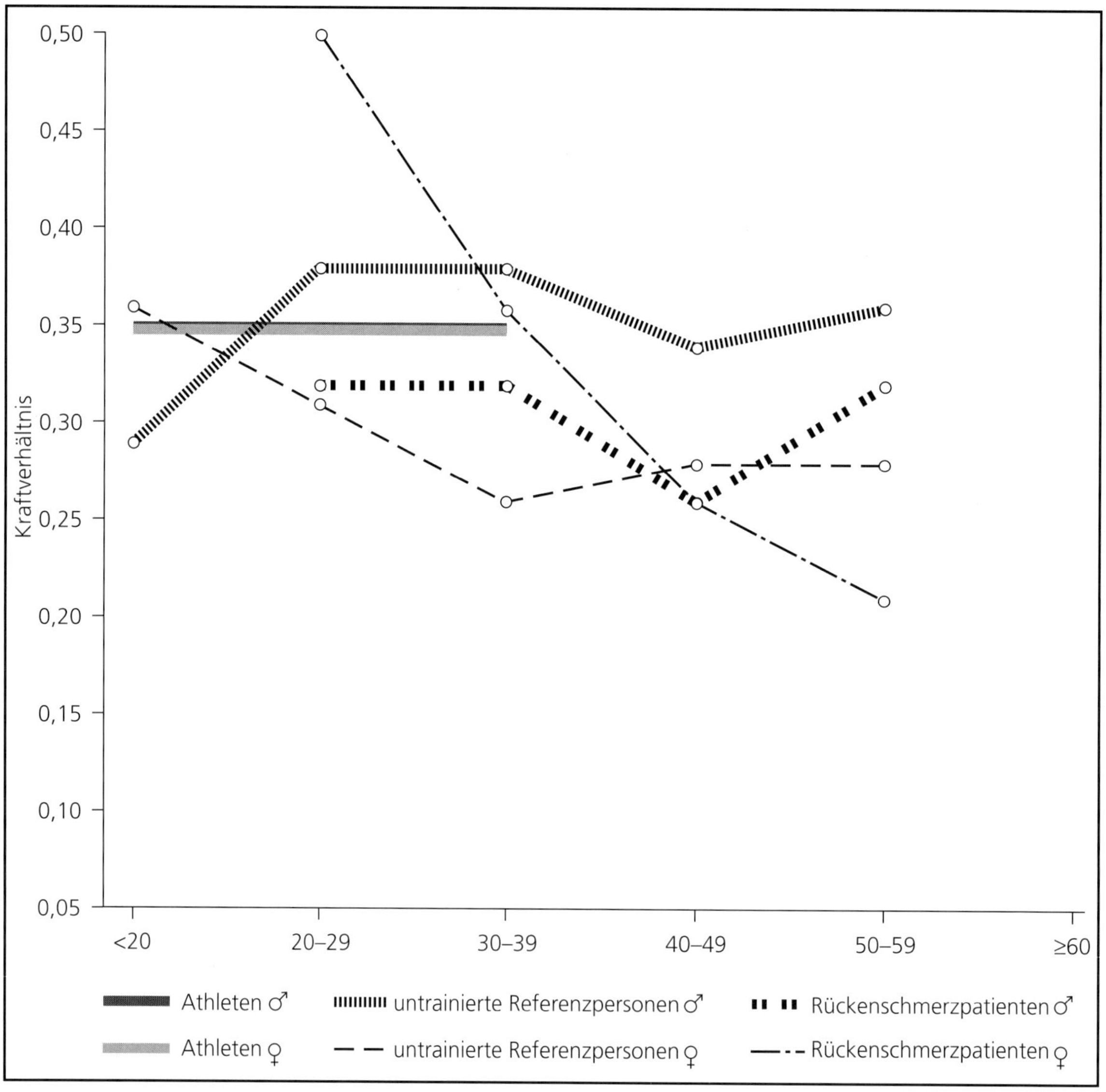

Kraftverhältnis/(neuro)muskuläre Balance von HWS-Flexoren und HWS-Extensoren (Denner 1995)

Das Kraftverhältnis zwischen HWS-Flexoren und -Extensoren sowie dessen Entwicklung im Altersverlauf zeigen ebenfalls Parallelen zum Rumpfbereich.

Auch im HWS-Bereich bleibt dieses Kraftverhältnis bei allen Gruppen im Altersverlauf relativ konstant.

Weibliche Referenzpersonen weisen ein anderes Kraftverhältnis auf als männliche Referenzpersonen.

Analog zum Rumpf zeigen weibliche Referenzpersonen eine relative Flexorenschwäche. Gleiches gilt für Rückenschmerzpatienten, insbesondere für männliche (= Unterschied zum Rumpf).

Die Kraftverhältnisse an der HWS bei männlichen und weiblichen Athleten entsprechen den Kraftverhältnissen bei untrainierten gleichaltrigen Referenzpersonen.

KRAFTVERHÄLTNIS HWS-LATERALFLEXOREN (RE. : LI.)

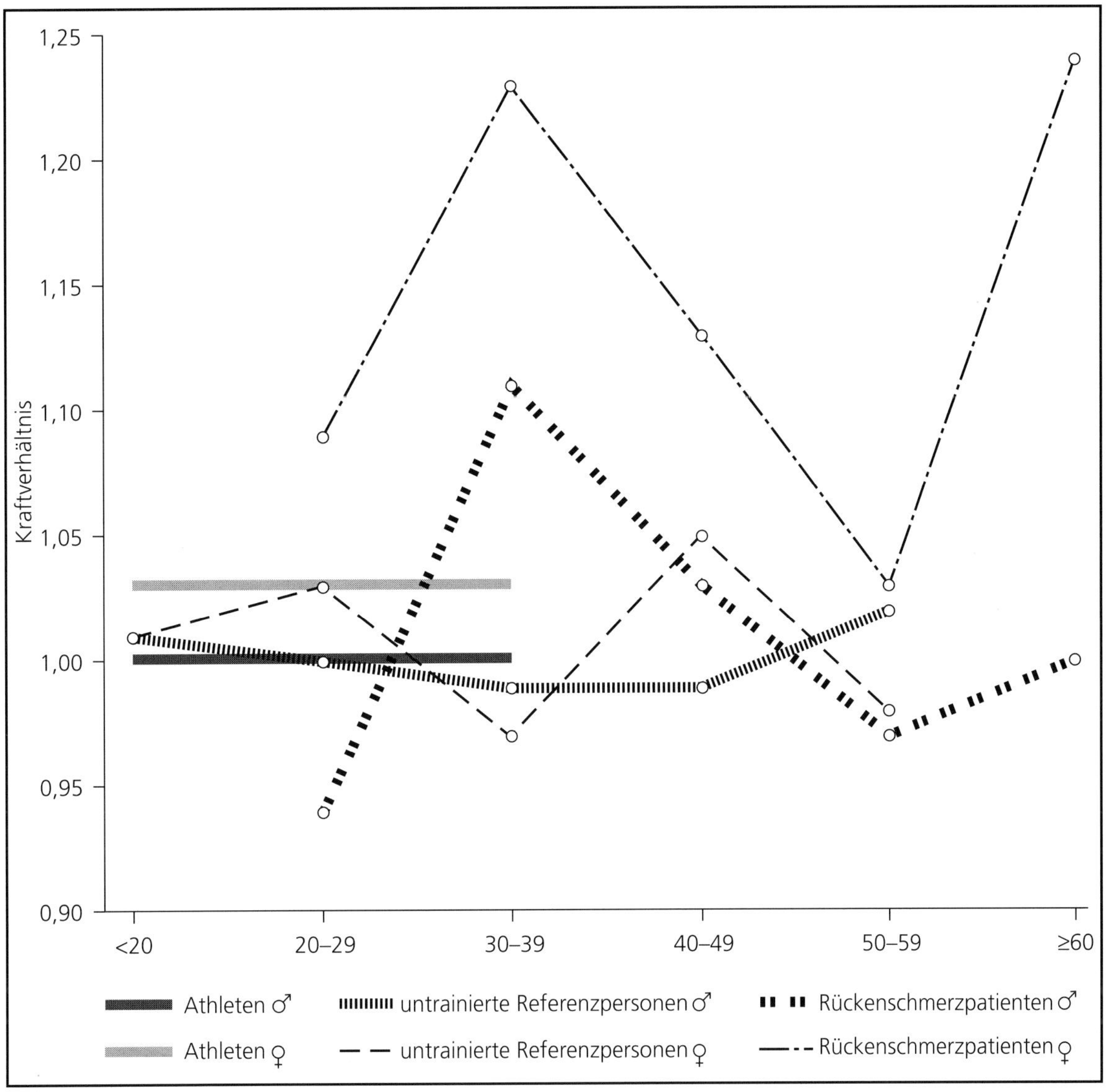

Kraftverhältnis/(neuro)muskuläre Balance von rechts- und linksseitigen HWS-Lateralflexoren (Denner 1995)

Analog zum Rumpfbereich zeigen Referenzpersonen und Athleten auch im HWS-Bereich durchschnittliche Rechts-links-Kraftunterschiede in einer Größenordnung von lediglich ≤6%.

Bei weiblichen Rückenschmerzpatienten lassen sich hingegen Kraftunterschiede von im Durchschnitt 14,4% und damit ein geschlechtsspezifische Neigung zu (neuro)muskulären Dysbalancen registrieren.

STATISCHE LEISTUNGSFÄHIGKEIT DER HWS-EXTENSOREN

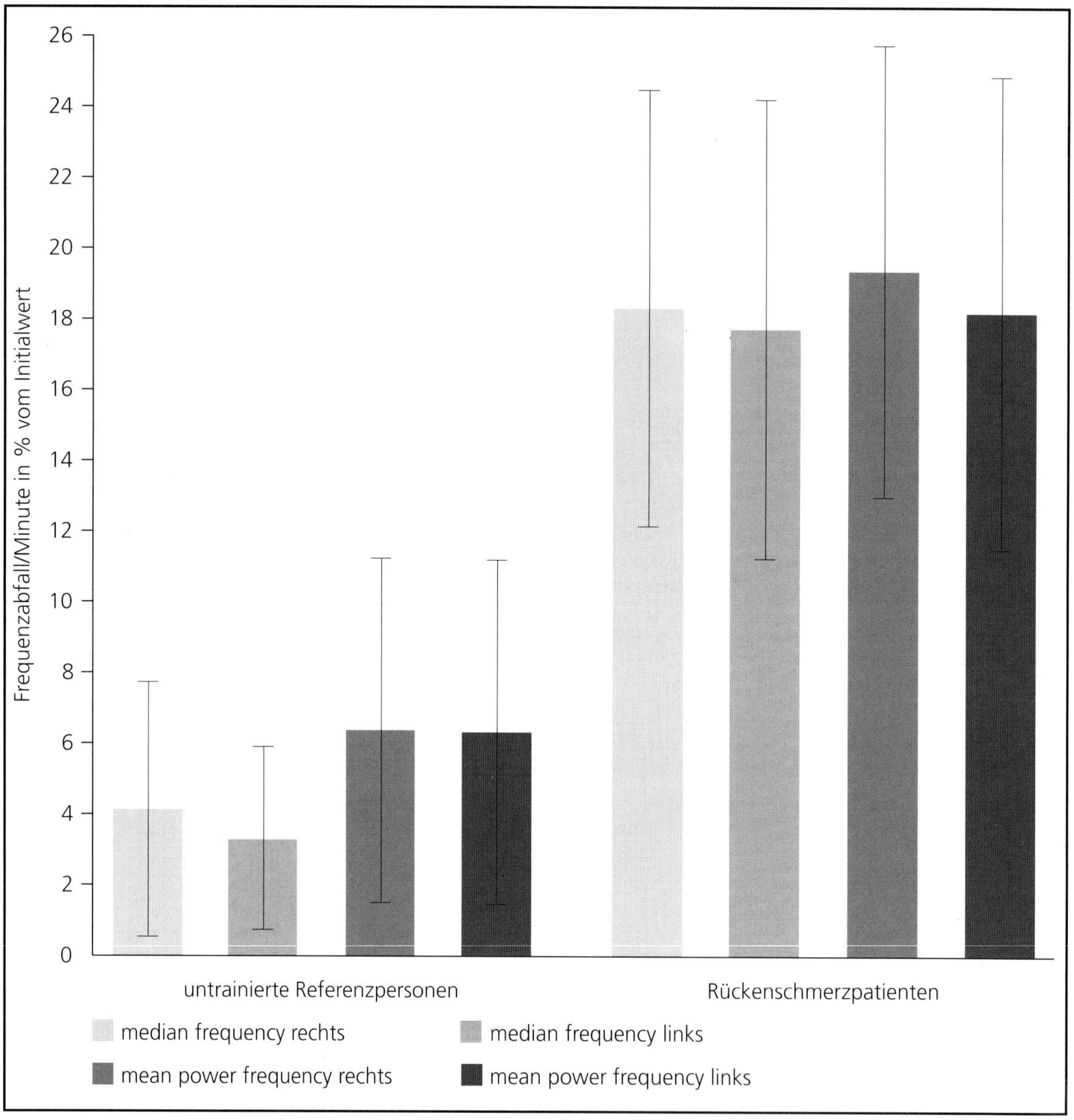

Statische Muskelleistungsfähigkeit der HWS-Extensoren (Denner 1995)

Analog zum lumbalen M. erector spinae zeigt auch der rechts- und linksseitige zervikale M. erector spinae bei Referenzpersonen und Rückenschmerzpatienten unter konstanten statischen Arbeitsbedingungen signifikant unterschiedliche Veränderungen ausgewählter Frequenzparameter des EMG-Signals.

Bei einer 60 s dauernden statischen Belastung mit 25% des alters- und geschlechtsspezifischen Durchschnittsnettodrehmoments untrainierter beschwerdefreier Referenzpersonen ermüden Rückenschmerzpatienten durchschnittlich 3,8mal so stark wie gleichaltrige Referenzpersonen.

SEITE INHALT

KAPITEL 6: AUSWERTUNNG UND INTERPRETATION

Kapitel 6

Auswertung und Interpretation

Die biomechanische Funktionsanalyse der Wirbelsäule liefert eine Fülle von **Meßdaten**, die jedoch erst durch den Vergleich mit den Referenzdaten bewertbar werden, d. h. **diagnostische und gutachterliche Bedeutung** erlangen. An diesen Vergleich werden einerseits hohe fachliche Anforderungen gestellt (Auswertungs- und Interpretationsobjektivität, Genauigkeit), anderseits soll er aus Gründen der Ökonomie mit geringem Zeitaufwand praxisnah durchgeführt werden können.

Die Erfüllung dieser Anforderungskriterien setzt EDV-Einsatz inkl. speziell entwickelter Softwarelösungen voraus. **Softwareprogramme ermöglichen** insbesondere

1. die Erfassung von Meßdaten,
2. die Relativierung von Meßdaten (Einheiten: Nm pro kg Oberkörpermasse bzw. Nm pro kg Kopfmasse),
3. interindividuelle Vergleiche von (relativierten) Meßdaten eines Individuums mit verschiedenen Sammlungen von softwaregestützt verfügbaren Referenzdaten,
4. intraindividuelle Vergleiche von zu verschiedenen Zeitpunkten erfaßten Meßdaten eines Individuums,
5. die grafische Darstellung von Vergleichsergebnissen,
6. die Quantifizierung der Dekonditionierung,
7. die Evaluation und Quantifizierung trainingsbedingter Anpassungserscheinungen,
8. die Speicherung aller Rohdaten, relativierten Meßdaten sowie Vergleichsdaten.

Auf der Basis mathematisch exakter Auswertungen lassen sich dann im Rahmen der **Interpretation**

- die Dimensionen des Kraftverhaltens der wirbelsäulenstabilisierenden Muskulatur differenzieren,
- eine muskulär bedingte Prädisposition für Rükkenschmerzen objektivieren und quantifizieren,
- muskuläre Insuffizienzen differenziert diagnostizieren,
- (neuro)muskuläre Dysbalancen erkennen und quantifizieren,
- Hypo- und Hypermobilitäten von Rumpf und Halswirbelsäule bestimmen,
- Teilnehmer an somatischen Rekonditionierungsprogrammen gezielt auswählen und bezüglich ihrer Eignung überprüfen,
- Dauer und Häufigkeit der erforderlichen Trainingsmaßnahmen bestimmen,
- die Erfolgswahrscheinlichkeit von Trainingsmaßnahmen prognostizieren,
- Testpersonen und Trainingsteilnehmer umfassend beraten,
- Trainingsmaßnahmen individualisieren und gezielt steuern.

6.2 AUSWERTUNG UND ERGEBNISDARSTELLUNG

Die im Einzelfall erhobenen Meßdaten werden standardmäßig mit den alters- und geschlechtsspezifischen Referenzdaten untrainierter beschwerdefreier Referenzpersonen verglichen. Ein speziell entwickeltes Softwareprogramm (FPZ PROFILE) stellt dabei die Abweichung der Meßdaten von den Referenzdaten als **Abweichung vom Mittelwert unter Berücksichtigung der Standardabweichung** in Form eines Profils grafisch dar.

Hierzu wird für jeden Meßparameter das errechnete Referenzintervall in 3 gleiche Teile unterteilt, welche den Mittelwert ± Standardabweichung darstellen (unterer Referenzbereich, mittlerer Referenzbereich, oberer Referenzbereich). Meßwerte, die nicht innerhalb des Referenzintervalls liegen, werden bei einer negativen Abweichung innerhalb der Kategorie „erheblich defizitär", bei einer positiven Abweichung innerhalb der Kategorie „überdurchschnittlich" punktgenau plaziert. Insgesamt ergeben sich also **5 Ausgabekategorien**.

Die **mathematische Berechnung** der Abweichung der Meßdaten von den Referenzdaten erfolgt **in 4 Schritten**:

1. Betrachtung der Standardabweichung SD_1 für den jeweiligen Meßparameter
2. Normierung der Standardabweichung auf den Ausgabebereich (SD_1 entspricht grundsätzlich 1,5 Spalten des Ausgabebereichs, während $SD_n = 5 \times SD_1 : 3$ einer Hälfte des Ausgabebereichs entspricht)
3. Errechnung der Differenz D des Meßwertes X zum Mittelwert M ($D = X - M$)
4. Berechnung der Position des Meßwerts als Prozentwert P ($P = 100 \times D : SD_n$)

Das **Ergebnis der Berechnungen** ist ein Profil des Funktionszustands der Wirbelsäule. Dieses wird in Anbetracht der Tatsache, daß die muskulären Aspekte im Mittelpunkt der Betrachtung stehen, als „**muskuläres Profil der Wirbelsäule**" bezeichnet. Es ermöglicht den **Abgleich zwischen** dem **Anforderungsprofil** an eine voll funktionsfähige Wirbelsäule (1.1) **und** dem individuellen **Funktions-/Leistungsprofil**.

Die eigenen Studien zur Entwicklung von Referenzdaten haben eindeutig gezeigt, daß Rückenschmerzpatienten ein komplexes Dekonditionierungssyndrom aufweisen (Denner 1995). Auf der Grundlage dieser Erkenntnis wurde eine **Stadieneinteilung der Dekonditionierung** entwickelt. Diese berücksichtigt sowohl den einzelnen Meßparameter als auch das Gesamtbild, das sich bei Betrachtung aller im Einzelfall erfaßten Meßparameter ergibt, als Determinanten des Dekonditionierungsprozesses.

Die einzelnen Stadien der Dekonditionierung sind wie folgt definiert:

- **Stadium 0 (keine Dekonditionierung)**
  alle Parameter größer oder gleich mittlerer Referenzbereich
- **Stadium 1 (geringfügige Dekonditionierung)**
  kein Parameter erheblich defizitär und mindestens ein Parameter im unteren Referenzbereich und weniger als 50% aller Parameter kleiner als der mittlere Referenzbereich
- **Stadium 2 (geringfügige, jedoch signifikante Dekonditionierung)**
  kein Parameter erheblich defizitär und mindestens 50% aller Parameter kleiner als der mittlere Referenzbereich <u>oder</u>
  ein einzelner Parameter erheblich defizitär und weniger als 50% aller Parameter kleiner als der mittlere Referenzbereich
- **Stadium 3 (ausgeprägte Dekonditionierung)**
  mehr als ein Parameter erheblich defizitär und weniger als 50% aller Parameter kleiner als der mittlere Referenzbereich <u>oder</u>
  ein einzelner Parameter erheblich defizitär und mindestens 50% aller Parameter kleiner als der mittlere Referenzbereich
- **Stadium 4 (erhebliche Dekonditionierung)**
  mehr als ein Parameter erheblich defizitär und mindestens 50% aller Parameter kleiner als der mittlere Referenzbereich

Das muskuläre Profil der Wirbelsäule und die mathematische Bestimmung des Dekonditionierungsstadiums **objektivieren, quantifizieren und visualisieren** das Ergebnis einer biomechanischen Funktionsanalyse der Wirbelsäule.

Die genaue **Quantifizierung der muskulären Insuffizienzen** erfolgt dabei durch das eingesetzte Softwareprogramm. Dieses berechnet für jeden Meßparameter die **prozentuale Abweichung** vom Mittelwert untrainierter beschwerdefreier Referenzpersonen gleichen Geschlechts und Alters (inkl. Ausdruck in Listenform).

MUSKULÄRES PROFIL U. DEKONDITIONIERUNGSSTADIUM

MUSKULÄRES PROFIL DER WIRBELSÄULE

Analyseparameter		
Mobilität	HWS	sagittal
		frontal
		transversal
	LWS/BWS	sagittal
		frontal
		transversal
isometr. Maximalkraft	HWS	Extensoren
		Flexoren
		Lateralflexoren rechts
		Lateralflexoren links
		Rotatoren rechts
		Rotatoren links
	LWS/BWS	Extensoren
		Flexoren
		Lateralflexoren rechts
		Lateralflexoren links
		Rotatoren rechts
		Rotatoren links
Kraftverhältnisse	HWS	Flexoren : Extensoren
		Lateralflexoren rechts : links
		Rotatoren rechts : links
	LWS/BWS	Flexoren : Extensoren
		Lateralflexoren rechts : links
		Rotatoren rechts : links
statische Leistung	HWS	Extensoren
	LWS/BWS	Extensoren
dynam. Leistung	HWS	Extensoren
	LWS/BWS	Extensoren

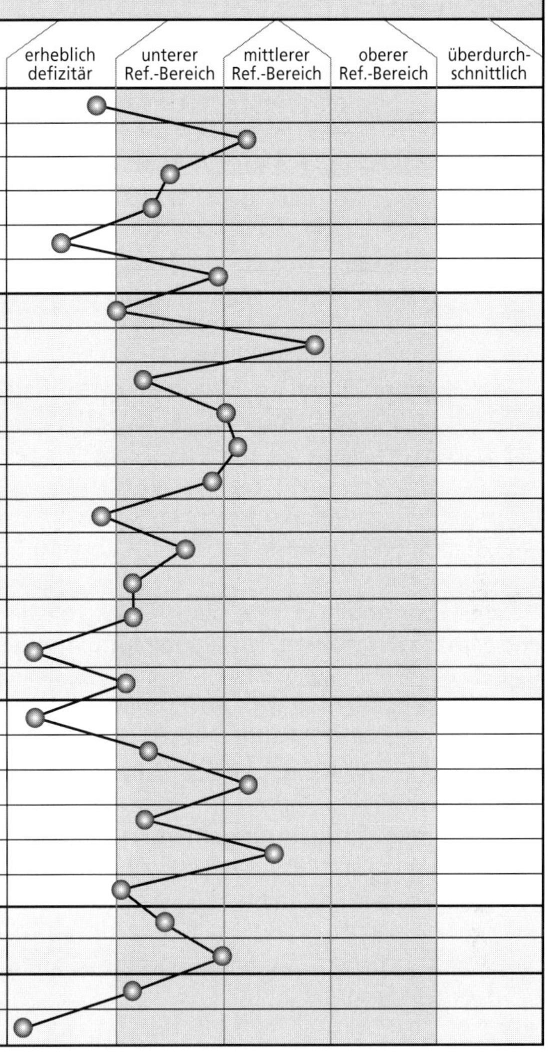

DEKONDITIONIERUNGSSTADIUM

Rumpf	**Halswirbelsäule**
☐ Stadium 0	☐ Stadium 0
☐ Stadium 1	☐ Stadium 1
☐ Stadium 2	☐ Stadium 2
☐ Stadium 3	■ Stadium 3
■ Stadium 4	☐ Stadium 4

Standardisierte Ergebnisdarstellung einer biomechanischen Funktionsanalyse der Wirbelsäule

Die beiden grafischen Darstellungsarten ergänzen sich gegenseitig.

Das muskuläre **Profil** der Wirbelsäule visualisiert und **differenziert** das komplexe Gesamtergebnis auf einen Blick. Darüber hinaus fokussiert es die Aufmerksamkeit des Betrachters auf die vorhandenen **Stärken und Schwächen** der Testperson.

Das **Dekonditionierungsstadium** faßt alle durchgeführten interindividuellen Vergleiche von Meßdaten der Testperson mit Referenzdaten untrainierter beschwerdefreier Referenzpersonen gleichen Geschlechts und Alters zu einem **Gesamtergebnis** zusammen.

Die Kombination beider Ergebnisdarstellungen ermöglicht eine **objektive und eindeutige Interpretation** des momentanen Funktionszustands der Wirbelsäule.

INTERPRETATION DES ANALYSEERGEBNISSES

Die biomechanische Funktionsanalyse der Wirbelsäule wurde primär entwickelt, um die potentiellen biologischen Komponenten des Rückenschmerzes Maximalkraft, Dysbalancen sowie statische und dynamische Leistungsfähigkeit der Rumpf-, Nacken- und Halsmuskulatur evaluierbar, quantifizierbar und im Rahmen kombinierter Risikofaktorenmodelle (1.7) bewertbar zu machen.

Das **Hauptaugenmerk** bei der Analyseinterpretation liegt daher auf der qualitativ-quantitativen Bewertung der motorischen Parameter.

Eine **Hypomobilität**, ein **Maximalkraftdefizit** bzw. ein **Muskelleistungsfähigkeitsdefizit** liegen dabei vor, wenn der jeweilige Meßwert der Testperson vom Mittelwert untrainierter beschwerdefreier Referenzpersonen um mehr als eine Standardabweichung nach unten abweicht.

Eine **Hypermobilität**, eine **überdurchschnittliche Maximalkraft bzw. Muskelleistungsfähigkeit** sind gegeben, wenn der jeweilige Meßwert der Testperson vom Mittelwert untrainierter beschwerdefreier Referenzpersonen um mehr als eine Standardabweichung nach oben abweicht.

Gemäß dem **Anforderungsprofil** an eine voll funktionsfähige Wirbelsäule (1.1) liegt

- eine optimale Rumpf- bzw. HWS-Mobilität dann vor, wenn sich die Meßwerte für die einzelnen Bewegungsebenen jeweils innerhalb des oberen Referenzbereichs befinden,
- eine optimale Muskelkraft/Muskelleistungsfähigkeit dann vor, wenn sich der jeweilige Meßwert im überdurchschnittlichen Bereich befindet,
- eine ausgewogene Muskelkraft dann vor, wenn sich das Kraftverhältnis zweier Muskelgruppen im mittleren Referenzbereich befindet.

Eine **(neuro)muskuläre Dysbalance** ist immer dann gegeben, wenn

- der Meßwert der Testperson vom Mittelwert untrainierter beschwerdefreier Personen um mehr als eine Standardabweichung nach unten oder oben abweicht und
- die Veränderung der Homöostase pathologisch, d. h. beschwerdeauslösend und -verstärkend, strukturschädigend oder leistungseinschränkend wirkt (Freiwald u. Engelhardt 1997).

Grafisch wird bei den Kraftverhältnissen jede Abweichung prinzipiell negativ dargestellt. Die Entscheidung, inwieweit die Abweichung auch negativ im Sinne eines Risikofaktors zu bewerten ist, läßt sich jedoch erst unter Berücksichtigung aller diagnostischen Aspekte (2.25/26, 3.4/5) treffen.

Ein **Risikofaktor** ist ein organischer Befund oder ein Umwelt- bzw. Verhaltensmerkmal, das eine Wahrscheinlichkeitsverbindung mit dem Beginn und dem Fortschreiten einer Erkrankung erkennen läßt. Der Risikofaktor muß nicht die Ursache der Erkrankung sein (Israel 1989).

Bezogen auf die Chronifizierung akuter Schmerzen ist ein bestimmter Einfluß dann als Risikofaktor anzusehen, wenn Personen, die diesem Einfluß ausgesetzt sind, erfahrungsgemäß mit einer höheren Wahrscheinlichkeit chronische Beschwerden entwickeln als Personen, die diesem Einfluß nicht ausgesetzt sind (Hasenbring 1993).

Unter den somatischen Risikofaktoren für die Chronifizierung von Rückenschmerzen kommt der **Dekonditionierung** eine zentrale Bedeutung zu. Zahlreiche Untersuchungen haben für den Bereich der Wirbelsäule hohe Korrelationen zwischen dem Dekonditionierungsstadium und dem Chronifizierungsgrad des Beschwerdebilds dokumentiert. Darüber hinaus konnte in Längsschnittstudien nachgewiesen werden, daß eine Beseitigung bzw. Reduzierung der Dekonditionierung einen signifikant positiven Einfluß auf das vorhandene Beschwerdebild ausübt (Denner 1995).

Basierend auf diesem Ansatz und den vorliegenden Erkenntnissen ist das muskuläre Profil der Wirbelsäule als ein **individuelles Risikofaktorenprofil** zu betrachten, das eine differenzierte Diagnostik der Dekonditionierung ermöglicht.

Für die **Interpretation des Analyseergebnisses** ergibt sich dadurch die Konsequenz, daß jeweils innerhalb des Referenzintervalls liegende Meßwerte in Abhängigkeit von ihrer punktgenauen Lage und der sich daraus ergebenden Zugehörigkeit zum unteren, mittleren oder oberen Referenzbereich zu interpretieren sind.

Das muskuläre Profil der Wirbelsäule und das mathematisch bestimmte Dekonditionierungsstadium sind **Determinanten der Trainingsbedürftigkeit** (= Notwendigkeit der Teilnahme an einem Rekonditionierungsprogramm).

In Anlehnung an das klassische Risikofaktorenkonzept, z. B. hinsichtlich der Prävention der koronaren Herzerkrankung (Hollmann et al. 1983), gilt der **Grundsatz**, daß die Trainingsbedürftigkeit mit zunehmender negativer Abweichung eines Meßwerts vom Mittelwert untrainierter beschwerdefreier Referenzpersonen sowie bei Vorhandensein mehrerer, eindeutig identifizierter Risikofaktoren exponentiell zunimmt.

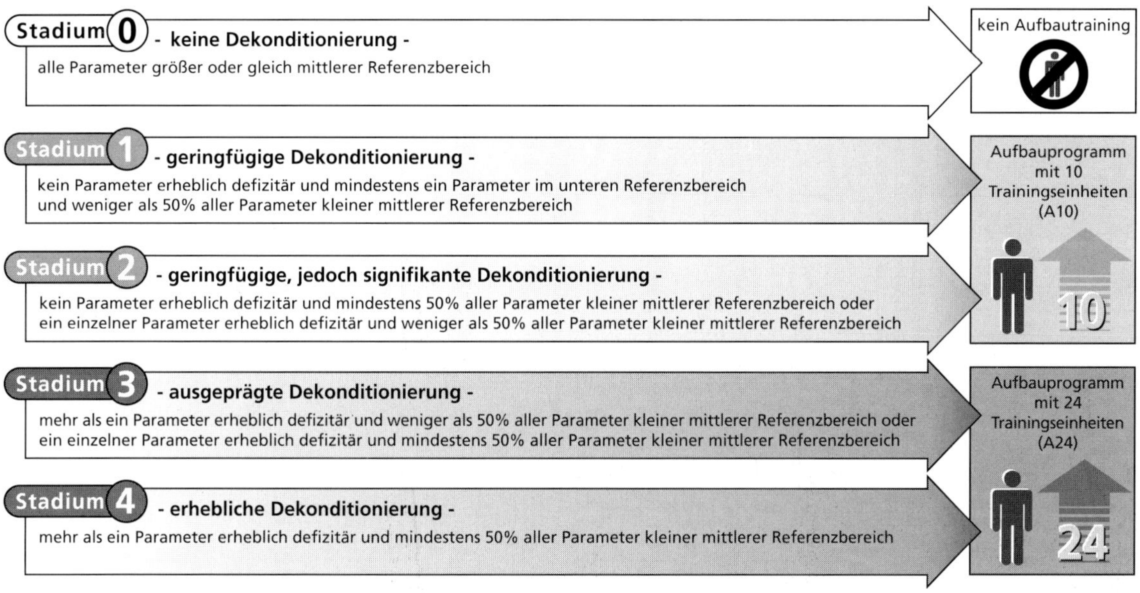

Standardisierte Trainingsempfehlung in Abhängigkeit vom Dekonditionierungsstadium

Voraussetzung für eine Trainingsteilnahme ist grundsätzlich das Vorliegen einer **Dekonditionierung** (Ausnahme: Primärprävention).

Trainierbarkeitsstudien führten zu der gesicherten Erkenntnis, daß sich Kraft und Leistungsfähigkeit der wirbelsäulenstabilisierenden Muskelgruppen von Rückenschmerzpatienten durch geeignete Trainingsmaßnahmen (Kap. 7 und 8) um durchschnittlich 1-2% pro Trainingseinheit steigern lassen (Denner 1995). Für die Trainingspraxis bedeutet dies, daß das Dekonditionierungsstadium Dauer, Umfang und Häufigkeit des Trainings determiniert.

Ein Dekonditionierungsstadium 1 bzw. 2 läßt sich nachweislich durch ein **10wöchiges Aufbauprogramm mit 10 Trainingseinheiten** (eine Trainingseinheit pro Woche, 8.13) vollständig beseitigen, während die Beseitigung bzw. signifikante Reduktion eines Dekonditionierungsstadiums 3 bzw. 4 im Minimum ein **14wöchiges Aufbauprogramm mit 24 Trainingseinheiten** (2 Trainingseinheiten pro Woche, 8.14) erfordert.

Folgende **Schlüsselfaktoren für den Trainingserfolg** konnten identifiziert werden:
- Ausschluß von Kontraindikationen
- Chronifizierungsgrad des Beschwerdebilds
- innere Einstellung des Patienten zur Programmteilnahme

Der **Ausschluß von Kontraindikationen** erfolgt durch den trainingszuweisenden Arzt auf der Basis der definierten Kontraindikationen (2.25). Der Patient muß darüber hinaus in einem belastbaren Zustand sein (**Übungsstabilität, 8.2**).

Subakute und chronische Rückenpatienten sind in gleicher Weise muskulär trainierbar. Trainingsbegleitend läßt sich bei beiden Patientenarten eine signifikante Verbesserung der momentanen Beschwerderegelmäßigkeit und/oder -intensität beobachten. Rückenpatienten, deren **Beschwerdealter** (3.5) höher als ein Viertel ihres Lebensalters ist, haben jedoch nur eine sehr viel geringere Chance, durch eine Trainingsteilnahme beschwerdefrei zu werden als Rückenpatienten mit einem niedrigeren Beschwerdealter (s. Kap. 9).

Aus der Sicht des heutigen Wissensstandes sollte die **Teilnahme an einem Rekonditionierungsprogramm** darüber hinaus primär dekonditionierten Patienten mit einem **Chronifizierungsstadium I** (akuter/subakuter und remittierender Schmerz, wenig komplizierende Faktoren) **und II** (chronischer Schmerz, mehrere komplizierende Faktoren, z. B. Multilokalisation, Polytherapien, Medikamentenabusus) empfohlen werden, während Patienten mit einem **Chronifizierungsstadium III** (lang andauernder chronischer Schmerz, viele komplizierende Faktoren) einem **multimodalen Behandlungsprogramm** (s. Hildebrandt 1994) zugeführt werden sollten (Stadieneinteilung nach Schmitt 1990).

Die **innere Einstellung des Patienten** wird im Rahmen der präanalytischen Befragung evaluiert. Eine Empfehlung zur Trainingsteilnahme sollte nur Patienten mit einer positiven Kontrollüberzeugungskonstellation (3.7) und positivem Index zur Prädiktion des Trainingserfolgs (= Gesamtpunktzahl >70% und Eigenmotivation sowie Eigeninitiative ≥3, 3.9) ausgesprochen werden.

SEITE INHALT

KAPITEL 7: GRUNDLAGEN DES TRAININGS

SEITE INHALT

KAPITEL 7: GRUNDLAGEN DES TRAININGS

Kapitel 7

Grundlagen des Trainings

Es gibt eine überwältigende Anzahl verschiedener Behandlungsansätze für Patienten mit Problemen im Bereich der Wirbelsäule (Taimela 1997). Auf der Basis einer gesamtgesellschaftlichen Entwicklung hin zu Aktivität, Flexibilität, Individualität und Körperbewußtsein sowie der zunehmend Akzeptanz findenden Erkenntnis, daß die verminderte Belastbarkeit vieler Patienten logische Konsequenz einer beispiellosen körperlichen Unterforderung ist (Weh 1997), vollzieht sich auch in der Medizin ein prinzipieller **Trend von passiven zu aktiven Behandlungsmaßnahmen** (Beispiel: Manniche et al. 1991; Lindstrom et al. 1992; Spring 1997). Deren Hauptintentionen sind die Erhöhung des Aktivitätsniveaus sowie die Steigerung der körperlichen Leistungsfähigkeit und völlige Wiederherstellung physischer Funktionen unter Berücksichtigung der Ausgangssituation (**Rekonditionierung**) mit den Methoden der modernen Übungs- und Trainingstherapie.

Die Begriffe Übung und Training werden im täglichen Sprachgebrauch häufig synonym benutzt. Sie haben jedoch eine unterschiedliche Bedeutung.

Unter **Übung** versteht man die systematische Wiederholung gezielter Bewegungsabläufe zum Zwecke der Leistungssteigerung ohne morphologisch faßbare Veränderungen.

Training hingegen ist die systematische Wiederholung gezielter überschwelliger Muskelanspannungen mit morphologischen und funktionellen Anpassungserscheinungen zum Zweck der Leistungssteigerung (Hollmann u. Hettinger 1990).

Der Begriff **Trainingstherapie** wird als Sammelbegriff für die Therapieformen verwendet, die positive morphologische Anpassungen des neuromuskulären Systems anstreben (Müller 1997).

Die **Trainingswissenschaft** ist eine methodenzentrierte Adaptationswissenschaft (Tidow 1997), welche die Prinzipien von Übung und Training systematisiert, definiert und evaluiert.

Auf der Basis dieser Prinzipien kann Training bzw. Trainingstherapie in Abhängigkeit vom Trainings- bzw. Behandlungsziel als Einzelmaßnahme, zur Ergänzung passiver Behandlungsmaßnahmen sowie als somatisches Modul eines multimodalen Behandlungsprogramms eingesetzt werden.

Kraft und Leistungsfähigkeit der wirbelsäulenstabilisierenden Muskulatur lassen sich durch **spezifisches, progressives dynamisches Krafttraining** in Kombination mit funktionsgymnastischen **Dehnungsübungen** besonders wirkungsvoll optimieren. Bis heute existiert keine Trainingsmaßnahme bzw. kein Trainingsmaßnahmenmix mit einer vergleichbaren Wirksamkeit sowie Aufwand-Nutzen-Relation. Die nachfolgenden Ausführungen konzentrieren sich daher auf **krafttrainingsrelevante Aspekte**.

PRIMÄRES TRAININGSZIEL: REKONDITIONIERUNG

Bei Rückenschmerzpatienten ist die körperliche Leistungsfähigkeit und Belastbarkeit erheblich eingeschränkt. Ursache hierfür ist ein **komplexes Dekonditionierungssyndrom**. Dieses manifestiert sich anhand von multiplen Insuffizienzen aller Hauptfunktionsmuskeln von Rumpf und HWS, an denen sowohl neurale als auch muskuläre Faktoren beteiligt sind.

Bei chronischen Rückenpatienten ist die **neuromuskuläre Aktivierung** sowohl während konzentrischer als auch exzentrischer Bewegungen deutlich geringer als bei beschwerdefreien Personen (Robinson et al. 1992). Die Fähigkeit zur simultanen Rekrutierung möglichst vieler motorischer Einheiten sowie die Fähigkeit zur Stimulation der motorischen Einheiten mit hoher Entladungsfrequenz sind weitgehendst verlorengegangen (**funktionelle Atrophie**).

Darüber hinaus bestehen ausgeprägte **koordinative Defizite**. Im Vergleich zu beschwerdefreien Personen demonstrieren Rückenschmerzpatienten bei allen Rumpfbewegungen eine stärkere Irradiation und damit eine geringere Bewegungskonstanz sowie in vielen Fällen ein pathologisches dynamisches Bewegungsmuster (Harter et al. 1998). Folge: Bewegungsqualität und -ökonomie sind erheblich beeinträchtigt.

Die willkürlich realisierbare Maximalkraft eines Muskels wird primär von dessen physiologischem Querschnitt bestimmt (Bührle 1985). Bei Rückenpatienten mit Chronifizierungsstadium I wurde auf der vom Schmerz betroffenen (ipsilateralen) Körperseite eine monosegmentale Querschnittsreduktion des lumbalen M. multifidus von über 30% nachgewiesen (Schutzblockierung mit reflektorischem Muskelhartspann, ausgelöst durch einen funktionellen Dehnungsreflex; Hides et al. 1994). Untersuchungen von Rückenpatienten mit Chronifizierungsstadium II und III dokumentierten **pathologische Veränderungen der Muskulatur** (Cooper et al. 1990,1992, Weber et al. 1997). Insbesondere 2, überwiegend inaktivitätsbedingte Phänome treten auf:

1. Reduktion des Querschnitts der paraspinalen Muskulatur sowie des M. psoas (**strukturelle Atrophie**, überwiegend von Typ-II-Fasern),
2. **Reduktion der Muskeldichte durch Fettinfiltration** (Ersatz atrophierter Fasern durch Fett).

Die **kombinierte funktionelle und strukturelle Atrophie** hat eine hochsignifikante Reduktion der Maximalkraft zur Folge. Diese ist jedoch ein wichtiger leistungsdeterminierender Faktor der Kraftausdauer/Muskelleistungsfähigkeit (2.22). Folge: Rückenschmerzpatienten haben nur eine **geringe Belastungstoleranz und Ermüdungsresistenz** gegen submaximale statische und dynamische Belastungen.

Als Begleiterscheinung der komplexen Muskelfunktions- und Muskelstrukturstörungen lassen sich bei Rückenschmerzpatienten eine in allen Bewegungsebenen reduzierte Rumpf- und HWS-Gesamtmobilität sowie segmentale Hypermobilität beobachten (1.8).

Die mit der Dekonditionierung verbundenen physiologischen Phänomene determinieren die Trainingsziele sowie den zeitlichen Ablauf ihrer Ansteuerung.

Das **Primärziel des Trainings** besteht prinzipiell in der **Rekonditionierung** des Patienten mittels Verbesserung und Harmonisierung der Kraft und Leistungsfähigkeit von Rumpf-, Nacken- und Halsmuskulatur auf der Basis des individuellen Profils des Funktionszustands der Wirbelsäule (6.2).

Die **Harmonisierung** ist dabei definiert als „Beseitigung bzw. Reduktion (neuro)muskulärer Dysbalancen".

Die Rekonditionierung erfolgt in mehreren aufeinander aufbauenden und sich überlappenden **Trainingsabschnitte**, bei denen jeweils definierte **Trainingsziele** im Vordergrund stehen (s. 8.3):
- Abschnitt 1: Spezifische Koordinationsschulung inkl. Entwicklung von Bewegungsqualität und -ökonomie (Grundlagentraining)
- Abschnitt 2: Maximalkraftsteigerung zur Verbesserung der neuromuskulären Aktivierung
- Abschnitt 3: Maximalkraftsteigerung zur Vergrößerung des Muskelquerschnitts
- Abschnitt 4: Langfristig wirksames Erhaltungstraining

Speziellere Zielsetzungen des Trainings sind darüber hinaus
- Verbesserung der Lebensqualität
- Verbesserung von Kontrollüberzeugungen
- Verbesserung des Beschwerdebilds der Wirbelsäule
- Vermeidung der Chronizität der Beschwerden
- Reduktion von
  - Dauermedikation
  - ärztlicher Behandlung
  - physikalischen Behandlungsmaßnahmen
  - AU-Tagen wegen Rückenbeschwerden
- Vermeidung und Ersatz von stationären Reha-Maßnahmen

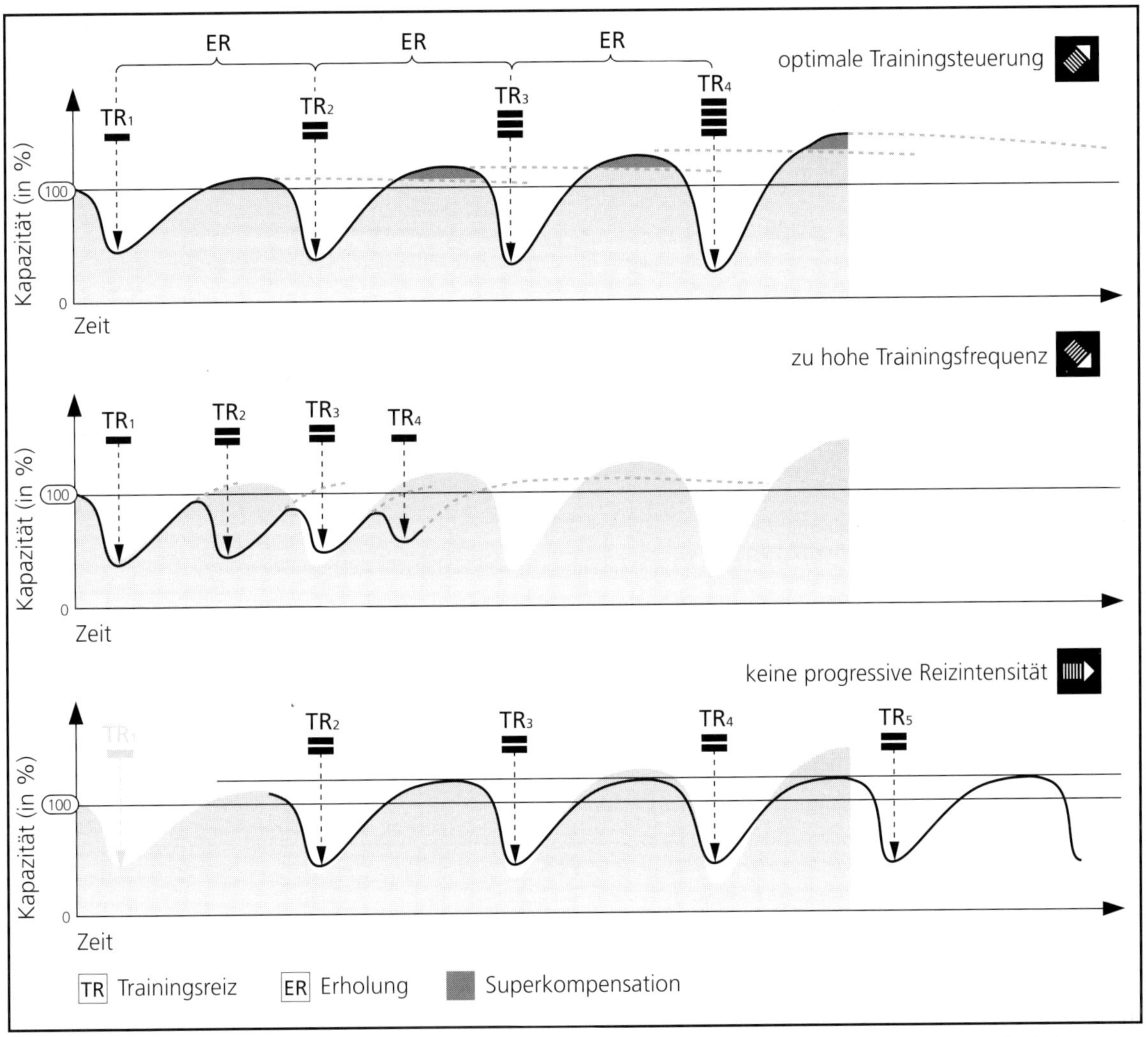

Prinzip der Superkompensation inkl. typischer Verletzungen des Prinzips der optimalen Relation von Belastung und Erholung

Die Rekonditionierung erfolgt unter Anwendung wissenschaftlicher Trainingsprinzipien. Diesen ist das **Prinzip der Superkompensation** übergeordnet. Hierbei handelt es sich um ein fundamentales physiologisches Prinzip, das die grundlegenden Gesetzmäßigkeiten für nahezu alle biologischen Adaptationsvorgänge erklärt (Grosser et al. 1986).

Nach einer erschöpfenden Auslastung eines Organsystems durch einen geeigneten Trainingsreiz kommt es zunächst zu einer starken Beeinträchtigung der momentanen Leistungsfähigkeit. In der anschließenden Erholungsphase adaptiert sich der Organismus in der Weise, daß er die Leistungsfähigkeit über das ursprüngliche Niveau hinaus erhöht (Bührle u. Werner 1985).

Die angestrebte Adaptation determiniert die Anforderungskriterien an den Trainingsreiz und dessen Intensität, Dauer, Umfang und Häufigkeit. Der Reiz selbst hat (lediglich) eine Triggerfunktion, d. h. er löst über eine **Homöostasestörung** den Prozeß der Superkompensation aus. Die eigentliche Adaptation findet in der Erholungsphase statt. Diese muß daher ausreichend lang sein (**Prinzip der optimalen Relation von Belastung und Erholung**).

Für die Effektivität eines Trainingsprogramms ist entscheidend, daß der nächste Auslastungsreiz gesetzt wird, wenn die Superkompensationsphase ihren Höhepunkt erreicht. Nur so kann angenommen werden, daß sich die Trainingseffekte optimal addieren. Erfolgt die nächste Auslastung bereits in der Erholungsphase, so kommt es bei mehrfachem Wiederholen zu einem Absinken des Leistungsniveaus (Bührle u. Werner 1985).

Eine **kontinuierliche Superkompensation** über einen längeren Zeitraum setzt eine progressive Intensivierung des Trainingsreizes (**Prinzip der progressiven Überlastung**) sowie eine kontinuierliche Verlängerung der nachfolgenden Erholungsphase voraus.

ADAPTATIONEN DURCH KRAFTTRAINING

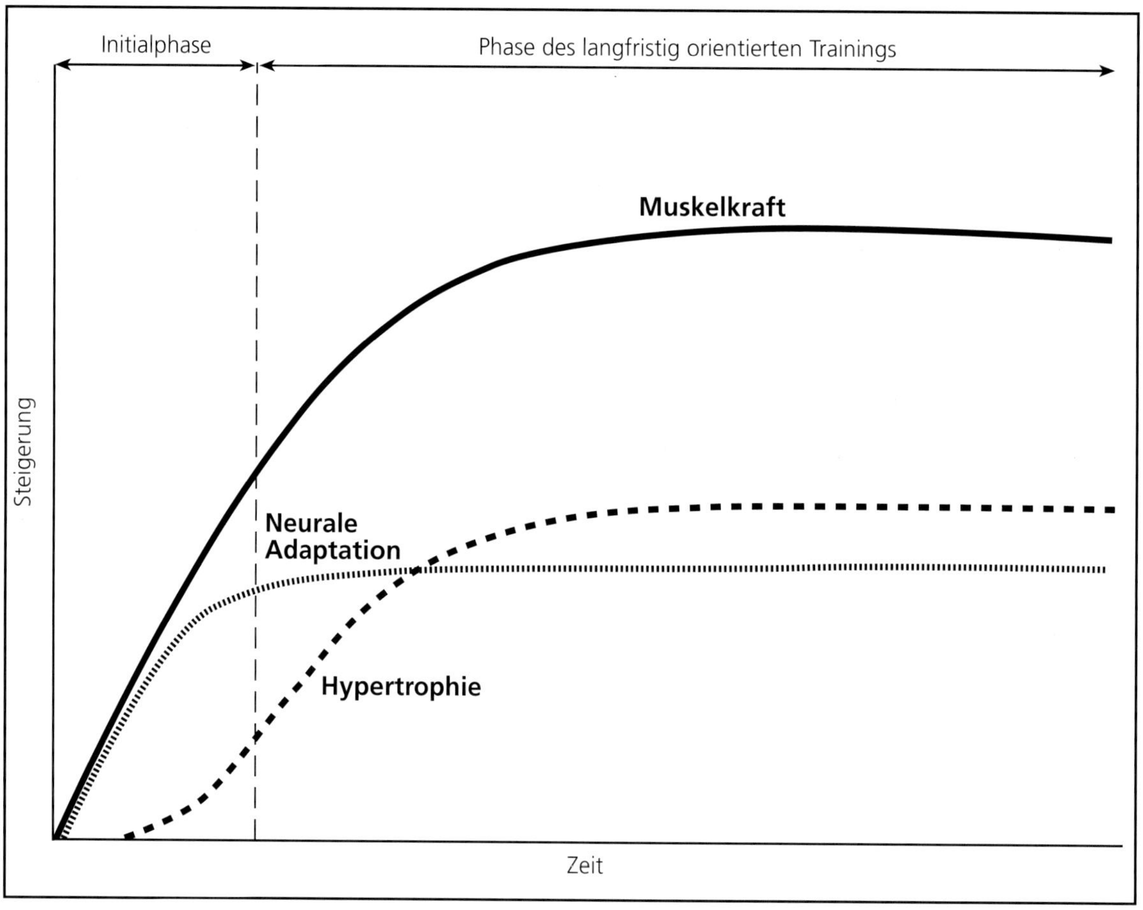

Relative Bedeutung von neuralen und muskulären Adaptationen im Verlauf eines Krafttrainings (basierend auf Sale 1994, 261)

Ein Krafttraining führt zu ausgeprägten Anpassungserscheinungen im Bereich des Nervensystems (**neurale Adaptationen**) und der Skelettmuskulatur (**morphologische Adaptationen**) sowie im Bereich von Bindegewebe und Knochen.

Die Fähigkeit des Nervensystems, die vorhandene Muskulatur zu aktivieren und zu steuern, wird durch das Krafttraining optimiert. Dabei verbessert sich die **intramuskuläre Koordination** durch

- Rekrutierung von vorher nicht ansprechbaren motorischen Einheiten mit hohen Reizschwellen (Zunahme der simultan aktivierten motorischen Einheiten = Verbesserung der Synchronisation),
- Steigerung der Entladungsfrequenz der motorischen Einheiten (Sale 1994).

Die Abstimmung synergistisch und antagonistisch tätiger Muskeln innerhalb eines gezielten Bewegungsablaufs (**intermuskuläre Koordination**) verbessert sich gleichzeitig durch verbesserte Kontraktionskoordination der Agonisten und Synergisten sowie verstärkte Hemmung der Antagonisten (Komi u. Häkkinen 1989, Sale 1994).

Intensives Krafttraining vergrößert den physiologischen Muskelquerschnitt durch Zunahme von Dicke und Zahl der Myofibrillen. Durch ein Krafttraining werden grundsätzlich alle Muskelfasertypen angesprochen. Eine **Muskelhypertrophie** tritt jedoch bevorzugt bei schnellen Typ-IIa-Muskelfasern auf. Auch langsame Typ-I-Muskelfasern können hypertrophieren, allerdings weniger rasch und in geringerem Ausmaß als Typ-II-Fasern (Goldspink 1994; MacDougall 1994; Tesch 1994).

Die Aufnahme eines Krafttrainings führt zu einer sofortigen Steigerung der Muskelkraft. In den ersten 12 Trainingswochen resultiert der Kraftgewinn überwiegend aus einer Verbesserung der nervalen Steuerung der Muskeltätigkeit. Der **Anteil der Muskelhypertrophie am Kraftgewinn** erhöht sich kontinuierlich. Bei einem über Monate und Jahre hinweg durchgeführten Krafttraining stellt die Fähigkeit des Muskels zur Hypertrophie den limitierenden Faktor für eine weitere Leistungssteigerung dar (Komi 1986; Sale 1994).

Unter einem Krafttraining werden darüber hinaus die **Sehnen** und **Bänder** größer, kräftiger und verletzungsresistenter. Desweiteren erhöht sich der Mineralisationsgrad der **Knochen** (Steigerung der Knochendichte), wodurch die Knochenfestigkeit verstärkt wird (Stone 1994).

- ✓ **hochwertige Übungskonstruktionen**
- ✓ **dynamischer Trainingsmodus**
- ✓ **adäquate Bewegungsqualität**
- ✓ **trainingszielgerechte Methodik**
- ✓ **maximale Individualisierung**
- ✓ **optimale Relation von Belastung und Erholung**
- ✓ **systematische Variation**
- ✓ **individuelle Betreuung**

Minimalanforderungskriterien an effektives Krafttraining

Krafttraining ist nicht gleich Krafttraining. Bei der praktischen Anwendung von Krafttraining in den Bereichen Wettkampf-, Leistungs- und Gesundheitssport, Fitneßtraining sowie Prävention und Rehabilitation von Funktionsbeeinträchtigungen des Bewegungsapparats werden die wissenschaftlichen Grundlagen des modernen Krafttrainings vielfach ignoriert bzw. inkonsequent angewendet.

Relativ viele Individuen vergeuden relativ viel Zeit und Energie mit wenig effektiven Formen von Krafttraining.

In den vergangenen 20 Jahren haben zahlreiche Forschungsstudien zur **Entmystifizierung des Krafttrainings** beigetragen und die **Definition fundamentaler Prinzipien** ermöglicht.

Aus der Sicht des heutigen Wissenstandes setzt **effektives Krafttraining** im Minimum die Erfüllung der o. a. **Anforderungskriterien** voraus.

Diese **Minimalkriterien** werden im weiteren Verlauf dieses Kapitels sowie innerhalb von Kap. 8 (Trainingskonzept) im Detail diskutiert und dokumentiert.

NOTWENDIGKEIT (RÜCKEN)SPEZIFISCHER ÜBUNGEN

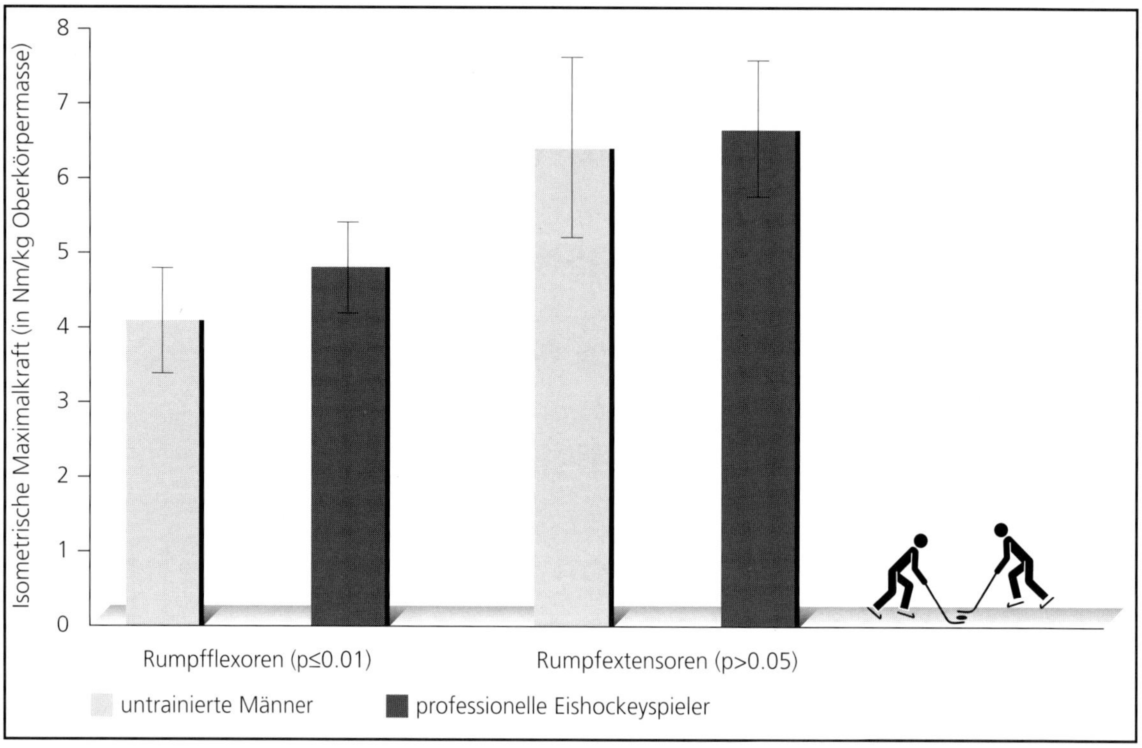

Vergleich der relativen isometrischen Maximalkraft von professionellen deutschen Eishockeyspielern (1. Bundesliga) und gleichaltrigen untrainierten Männern (Denner 1991 unpubliziert)

Eine schwedische Studie mit männlichen Topathleten aus den Sportarten Fußball, Tennis, Turnen und Ringen hat gezeigt, daß **Athleten** über eine signifikant größere Hüftextensoren- und Rumpfflexorenkraft verfügen als Normalpersonen. Ein derartiger Kraftunterschied konnte bei den Rumpfextensoren nicht festgestellt werden (Andersson et al. 1988).

Eigene Untersuchungen mit hochtrainierten männlichen und weiblichen Athleten aus den Sportarten American Football, Baseball, Eishockey, Fußball, Leichtathletik und Motorsport dokumentierten ausgeprägte **Kraft- und Leistungsfähigkeitdefizite der Rumpfextensoren**, obwohl die Athleten intensive körperbildende Übungen betrieben. Die Analyse der regelmäßig durchgeführten Übungen manifestierte einen erheblichen Mangel an spezifischen Rumpfextensionsübungen. Trotz ihrer genetischen Prädisposition für Kraftentwicklung und regelmäßigen Trainings konnten die meisten Athleten aus der Anwendung unspezifischer apparativer und nicht-apparativer Kräftigungsübungen so gut wie keinen Nutzen ziehen (Denner 1991 unpubliziert; Karagiannidis 1993; Summerer 1993; Wentz 1995; Schade 1995).

Amerikanische Studien mit männlichen und weiblichen Leichtathleten, Turnern, Schwimmern und Tennisspielern gelangten zu derselben Erkenntnis (Foster 1992; Carpenter 1994).

Spezifische Adaptationen bedürfen offensichtlich spezifischer Trainingsreize, auch im Bereich der Halswirbelsäule. Eine kontrollierte Vergleichsstudie konnte nachweisen, daß sich Kraft und Muskelquerschnitt der HWS-Extensoren nur durch spezifische Übungen verbessern lassen. Unspezifische Übungen wie Langhantelkniebeugen bleiben an der HWS wirkungslos, obwohl sie im Bereich des M. quadriceps femoris eine signifikante Hypertrophie bewirken (Conley et al. 1997).

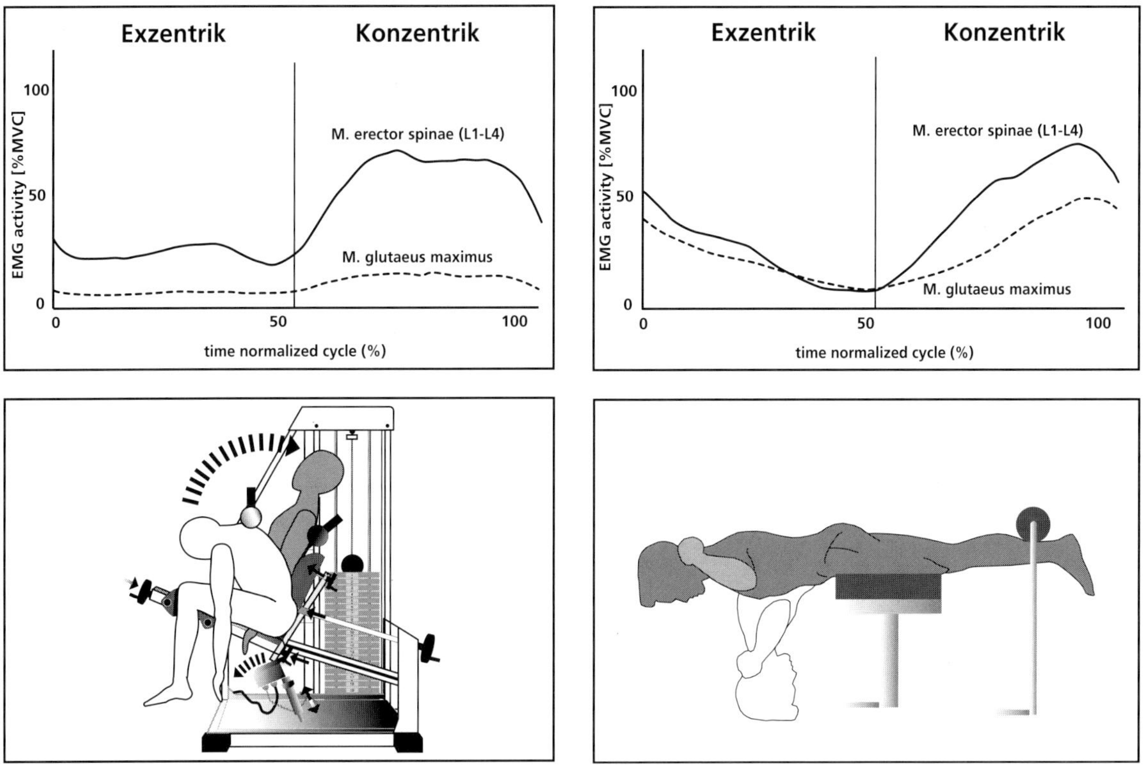

Elektrische Aktivität unter submaximalen Arbeitsbedingungen bei ausgewählten Rumpfextensionsübungen (Konrad et al. 1998)

Spezifische Übungen unterscheiden sich untereinander hinsichtlich Qualität und Effizienz.

Die menschliche Muskelkraft variiert in Abhängigkeit von der Gelenkposition, und zwar in teilweise erheblichem Maße (Beispiel Rumpfextension: bis zu 100%, s. 2.15).

Apparative Übungen verwenden das **Prinzip des variablen Widerstands**. Die Trainingssysteme stellen dabei mittels ausgereifter technischer Konstruktionen auf mechanischem (Untersetzungsgetriebe, Loch- oder Exzenterscheibe), elektronischem (Motor) oder digitalem Wege sicher, daß der Widerstand, den der Trainierende während einer Bewegung zu überwinden hat, über die gesamte Amplitude systematisch variiert, d. h. in jeder Gelenkposition proportional zum jeweiligen Kraftniveau zu- bzw. abnimmt.

Nichtapparative Übungen (gymnastische Übungen, Übungen mit Lang- oder Kurzhanteln) setzen der jeweils beanspruchten Muskulatur einen **konstanten Widerstand** entgegen, der in Abhängigkeit vom Schwerkrafteinfluß linear zu- oder abnimmt. Bei Übungen mit konstantem Widerstand muß der Muskel in den biomechanisch günstigen Gelenkpositionen niemals maximal kontrahieren. Die Übung stellt nur in der biomechanisch ungünstigsten Gelenkposition eine maximale Belastung dar, in allen anderen Gelenkpositionen kann keine intensive Muskelstimulation erzeugt werden.

Nur apparative Übungen, die das Prinzip des variablen Widerstands verwenden, sind in der Lage, die jeweils beanspruchte Muskulatur über die gesamte Bewegungsamplitude hinweg gleichmäßig intensiv zu erschöpfen und damit einen maximalen Trainingsreiz zu setzen.

Vergleichende Untersuchungen zur **neuromuskulären Beanspruchung** apparativer und gymnastischer Rumpftrainingsübungen führten darüber hinaus zu folgenden Erkenntnissen (Konrad et al. 1998):

- die **Isolation** der Rumpfmuskulatur kann nur durch apparative Übungen sichergestellt werden (Ausnahme: Rumpfflexion),
- bei apparativen Übungen ist die **Varianz in der Übungsausführung** von Individuum zu Individuum deutlich geringer (3-4%) als bei gymnastischen Übungen (7-17%),
- gymnastischen Übungen liegt per se kein Wirkungsautomatismus zugrunde,
- apparative Übungen ermöglichen eine präzisere **Dosierbarkeit** der Beanspruchung,
- apparative Übungen sind besser **kontrollierbar** und damit **sicherer** als gymnastische Übungen,
- bei manchen gymnastischen Übungen reicht das Eigengewicht des Trainierenden nicht aus, um einen adaptationsauslösenden Reiz zu setzen,
- nur apparative Übungen sowie gymnastische Rumpfflexionsübungen sind **qualitativ hochwertige Übungskonstruktionen.**

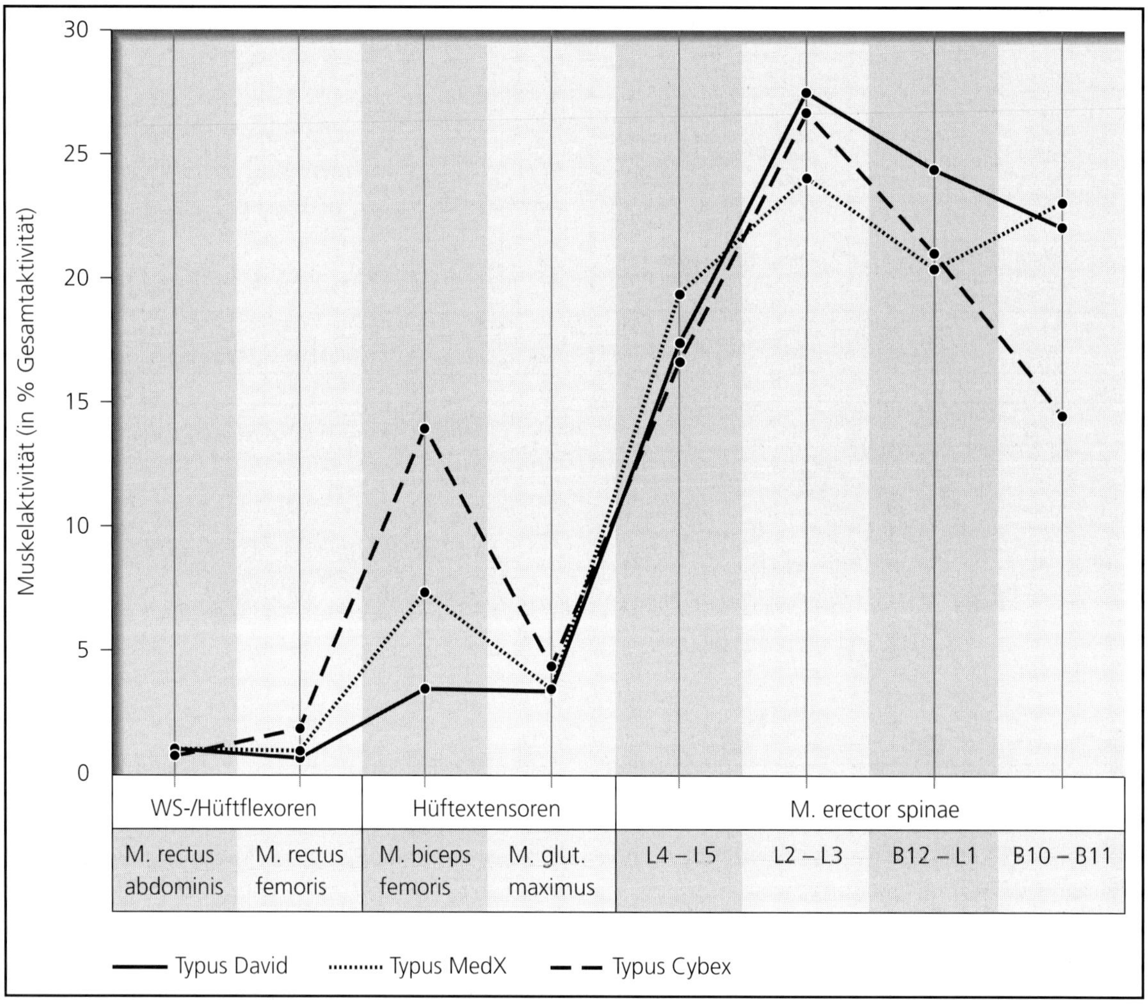

Muskelaktiverungsprofile dreier verschiedener apparativer Übungskonstruktionen unter submaximalen dynamisch-konzentrischen Arbeitsbedingungen (Widerstandslast: 70% des dynamischen 1 rpm, Denner 1993 unpubliziert)

Auch apparative Übungen unterscheiden sich untereinander hinsichtlich Qualität und Effizienz. Die Hauptanforderungskriterien an apparative (Analyse- und) Trainingssysteme (s. 2.19 und 4.2) werden nicht von allen in der Praxis verfügbaren Systemen in gleicher Weise erfüllt.

Für Trainingszwecke ist insbesondere die Isolation der Hauptfunktionsmuskulatur durch vollständige **Stabilisierung des Beckens und der unteren Extremität** (Rumpf, 4.3-4.7) bzw. durch umfassende **torsostabilisierende Maßnahmen** (HWS, 4.9-4.12) von herausragender Bedeutung. Vergleichende Untersuchungen haben gezeigt, daß die lumbalen Extensoren nur bei vollständiger Stabilisierung des Beckens maximal aktiviert und signifikant gekräftigt werden können (Graves et al. 1990c, und 1995; Udermann et al. 1995; Vie u. Highland 1996).

Die Isolation der Hauptfunktionsmuskulatur wird häufig durch eine zu hohe Positionierung des Trainierenden auf dem Gerät erschwert bzw. verhindert (empfohlene **Positionierungskriterien** für Rumpf- und HWS-Übungen: Lage der Segmente L3/L4 bzw. C7/Th1, s. 4.3-4.11).

Kontrollierte segmentale Bewegungen sowie eine gleichmäßige Aktivierung der rechts- und linksseitigen Rumpfmuskeln werden durch eine **dorsale Becken- und LWS-/BWS-Stütze** (4.3-4.6) erheblich begünstigt.

Bei der Konstruktion des variablen Widerstands eines Trainingssystems müssen darüber hinaus 2 **physiologische Phänomene** berücksichtigt und **einkalkuliert** werden (7.9):

- die ausgeprägte Leistungspotenzierung in der konzentrischen Phase durch einen **Dehnungs-Verkürzungs-Zyklus** mit kurzer Übergangszeit zwischen exzentrischer und konzentrischer Phase (Komi 1985, 1994),
- **das unproportionale Ermüdungsverhalten des Muskels**, d. h. der mit fortschreitender Kontraktion eines Muskels überproportional ansteigende Kraftverlust (Komi u. Rusko 1974).

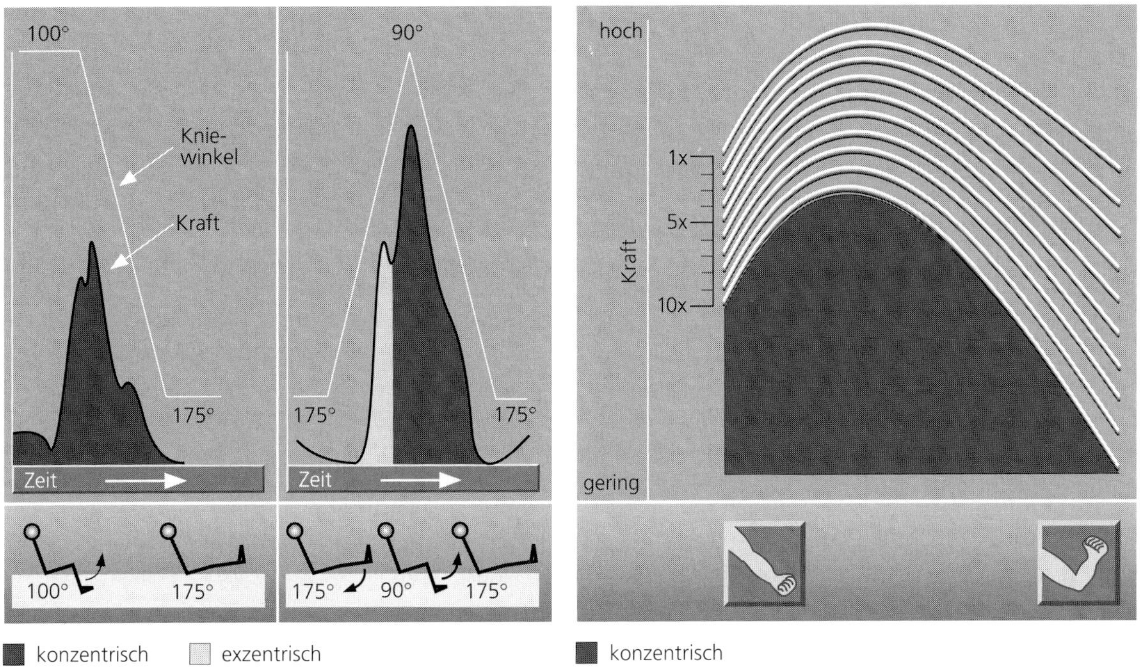

Wirkungsprinzip des Dehnungs-Verkürzungs-Zyklus (links, basierend auf Komi 1985, 257) und unproportionales Ermüdungsverhalten des Muskels (rechts, basierend auf Komi u. Rusko 1974, 123)

Isometrisches Training hat einen **gelenkpositionsspezifischen Effekt** (Logan 1960; Gardner 1963, Lindh 1979). Durch isometrisches Training in einer definierten Gelenkposition erhöht sich die Muskelkraft in dieser Position sowie innerhalb eines Bereichs von ca. 20° um diese Gelenkposition herum (Knapik et al. 1983).

Kontrollierte Vergleichsstudien führten zu der Erkenntnis, daß die isometrische Maximalkraft der Rumpf- und HWS-Extensoren sowohl durch **multipositionales isometrisches Krafttraining** (in 7 bzw. 8 Gelenkpositionen) als auch durch **progressives dynamisches Krafttraining** sowie durch eine Kombination von beiden Trainingsmodi über die gesamten Bewegungsamplitude hinweg in gleichem Ausmaß verbessert werden kann (Leggett et al. 1990b; Graves et al. 1990d, 1991b; Pollock et al. 1993).

Die Kombination einer exzentrischen mit einer nachfolgenden konzentrischen Aktion stellt die am häufigsten auftretende und ökonomischste Muskelaktionsform dar. Sie wird als **Dehnungs-Verkürzungs-Zyklus** bezeichnet (Komi 1985 u. 1994). Der biologische Sinn des Dehnungs-Verkürzungs-Zyklus besteht darin, durch die Vordehnung während der exzentrischen Phase die Kraft der Aktion in der konzentrischen Phase über das ohne Vordehnung mögliche Maß hinaus zu verstärken. Voraussetzung hierfür ist eine kurze Übergangszeit zwischen exzentrischer und konzentrischer Phase. Unter einem dynamischen Krafttraining adaptieren im Gegensatz zum rein isometrischem Krafttraining nicht nur die kontraktilen, sondern auch die **(serien)elastischen Komponenten** des Muskel- und Skelettsystems.

Die **kontraktilen Komponenten ermüden** im Vergleich zu den elastischen Komponenten **überproportional stark**. Intensive Muskelkontraktionen haben daher in den einzelnen Gelenkpositionen einen unterschiedlich stark ausgeprägten Kraftverlust zur Folge. Dieser ist um so größer, je weiter die Kontraktion eines Muskels fortschreitet (Komi u. Rusko 1974). Die ermüdungsbedingte Funktionsminderung des kontraktilen Systems kann durch das elastische System in gewissem Umfang kompensiert werden (Komi 1994). Durch ein dynamisches Krafttraining können infolgedessen **intensivere Trainingsreize** gesetzt werden als durch ein isometrisches Krafttraining. Es ist darüber hinaus **weniger monoton**.

Die bradytrophen Bandscheiben werden mittels Diffusion ernährt. Ihre optimale Versorgung setzt regelmäßig wechselnde Be- und Entlastungen voraus (Junghanns 1986). Dynamische Wirbelsäulenübungen erzeugen einen biomechanischen **Pumpmechanismus**, der mit isometrischen Übungen nicht erzielt werden kann. Dynamische Krafttrainingsübungen sind am effektivsten, wenn sie **über die gesamte** zur Verfügung stehende **Bewegungsamplitude hinweg** durchgeführt werden (Pollock et al. 1987; Graves et al. 1989, 1990b, 1992).

7.10 METHODIK

MERKMALE ADÄQUATER BEWEGUNGSQUALITÄT

Der Einsatz von apparativen Übungen, welche die definierten Anforderungskriterien erfüllen, garantiert eine hochwertige Übungskonstruktion, aber per se noch keine hochwertige Bewegungsqualität.

Eine **optimale Bewegungstechnik** ist einer der wichtigsten Faktoren der motorischen Leistung. Sie muß an jedem der eingesetzten Trainingssysteme erlernt, geübt und auf hohem Niveau automatisiert werden.

Ein Bewegungsablauf gilt dann als automatisiert, wenn er quasi von selbst abläuft, so daß der Trainierende seine Aufmerksamkeit auf andere Dinge richten kann (Meinel u. Schnabel 1974). Die **Automatisierung** der Technik ist eine Vorbedingung für Krafttraining mit hohen Widerstandslasten. Sie erfolgt durch vielfaches Wiederholen des spezifischen Bewegungsablaufs.

Grundvoraussetzung ist dabei, daß die jeweils ideale Technik (= Soll-Technik) bekannt und exakt definiert ist (4.3-4.12). Der Trainierende kann eine Bewegungsaufgabe nur dann richtig ausführen, wenn er die Merkmale der Soll-Technik kennt, eine genaue Vorstellung vom Ablauf der Bewegung hat (**Bewegungsvorstellung**) und er die Erklärungen und Anweisungen des Trainers/ Therapeuten versteht (Grosser u. Neumaier 1982).

Die wichtigsten **Merkmale für eine hochwertige Bewegungsqualität** sind

- vollständige muskuläre Kontrolle jeder Bewegung sowie
- Realisierung kontrollierter segmentaler Bewegungen.

Der Trainierende muß die Rumpfbewegungen über die Stellung des Kopfes im Raum initiieren und koordinieren können (Beherrschung der Steuerfunktion des Kopfes, 4.4-4.7).

Eine vollständige muskuläre Kontrolle jeder konzentrischen und exzentrischen Bewegung ist nur bei geringer Bewegungsgeschwindigkeit möglich. Auch darf die Bewegung weder beschleunigt noch abgebremst noch unterbrochen werden (Verletzungsgefahr). Die Bewegungsgeschwindigkeit sollte daher stets auch relativ konstant sein (gleichförmiger Bewegungsrhythmus).

Ein Dehnungs-Verkürzungs-Zyklus sollte ca. 3 - 4 s dauern (HWS-Bewegungen: 6 - 8 s). Die Übergangszeit zwischen exzentrischer und konzentrischer Phase muß möglichst kurz sein, so daß die Leistungspotenzierung in der konzentrischen Phase nutzbar gemacht werden kann.

Eine Serie zyklischer Bewegungen sollte mit großer Bewegungskonstanz durchgeführt werden (stabiler motorisch-dynamischer Stereotyp), wobei die Bewegungsamplitude unter Berücksichtigung der Bewegungsmöglichkeiten des Trainierenden immer so groß wie möglich sein sollte.

Der Einsatz von Synergisten und Hilfsmuskeln muß bewußt eliminiert werden, nicht benötigte Muskeln sind zu entspannen. Exzessives Griffverhalten und Anspannen der Gesichts- und Kiefermuskeln erhöhen nur den Blutdruck und verschlechtern die Bewegungsökonomie.

Eine wichtige Bedeutung hat auch die richtige **Atmung**. Der Trainierende sollte während einer Übung kontinuierlich durch den geöffneten Mund ein- und ausatmen (Voraussetzung: leerer Mund, d. h. kein Kaugummi etc.). Der Atem darf grundsätzlich nicht angehalten werden, stöhnen oder schreien sind ebenfalls zu vermeiden (Grund: Preßatmung). Atemrhythmus und Bewegungsrhythmus sollten einander angepaßt werden (Ausnahme: isometrisches Krafttraining). Die Einatmung erfolgt jeweils während der exzentrischen Muskelaktion, die bewußte Ausatmung jeweils während der konzentrischen Muskelaktion.

Eine **adäquate Bewegungsqualität** ist dann gegeben, wenn die momentan verfügbare Ist-Technik des Trainierenden weitgehendst mit der vorgegebenen Soll-Technik übereinstimmt und die definierten Qualitätsmerkmale auch im ermüdeten bzw. erschöpften Zustand noch realisiert werden können.

ÜBUNGSAUSWAHL, -ANZAHL UND -REIHENFOLGE

Stehen für eine Muskelgruppe mehrere geeignete spezifische Übungen zur Verfügung, erfolgt die Übungsauswahl primär in Abhängigkeit vom Trainingsziel.

Für die Optimierung der wirbelsäulenstabilisierenden Muskulatur ist das wichtigste Kriterium die **Wirkungsspezifizität**, d. h. der Grad der Isolation der beanspruchten Hauptfunktionsmuskulatur. Die Effektivität einer Übung hängt darüber hinaus von der eingesetzten **Muskelmasse** (Kriterium 2) sowie von der **Bewegungsamplitude** (Kriterium 3) ab. Sie ist um so größer, je größer die jeweils eingesetzte Muskelmasse sowie die zur Verfügung stehende Bewegungsamplitude ist (Darden 1978).

Für die Optimierung der Hüft-, Oberschenkel-, Oberkörper- und Armmuskulatur im Rahmen von allgemeinen Krafttrainingsprogrammen stellen die eingesetzte Muskelmasse sowie die Grösse der zur Verfügung stehenden Bewegungsamplitude die wichtigsten Kriterien dar, während die Wirkungsspezifizität hier i. d. R. von nachgeordneter Bedeutung ist.
Die Ursache hierfür ist der sogenannte **Ausbreitungseffekt** (Hollmann u. Hettinger 1990). Bei mehrgelenkigen große Muskelmasse involvierenden Übungen kontrahieren sich mit zunehmender Ermüdung der trainierten Muskulatur die Muskeln des gesamten Körpers in immer stärker werdendem Maße. Aus dieser unbewußten Mitinnervation resultiert ein Mittrainingseffekt durch Kokontraktionen (Ausbreitung motorischer Impulse auf nicht trainierende Muskelgruppen). Bei Untrainierten ist daher der Gesamteffekt bzw. die Aufwand-Nutzen-Relation bei einer mehrgelenkigen Übung größer als bei einer eingelenkigen Übung mit hoher Wirkungsspezifizität.

Beim Einsatz von Krafttraining zur Realisierung anderer Trainingsziele muß der die Übungsauswahl determinierende Aspekt **hohe Wirkungsspezifizität vs. maximaler Gesamteffekt** in Abhängigkeit von der spezifischen Fragestellung abgewogen werden.

Krafttraining stellt hohe Anforderungen an die Motivation, Konzentration und Willenskraft des Trainierenden und resultiert in intensiven muskulären Beanspruchungen. Infolgedessen dauern Krafttrainingseinheiten i. d. R. nicht länger als 60 min. Pro Trainingseinheit sollten nicht **weniger als 6 und nicht mehr als 12 verschiedene Übungen** durchgeführt werden (Darden 1987; American College of Sports Medicine 1990).

Die **Reihenfolge**, in der ausgewählte Übungen absolviert werden, wird primär durch das **Prioritätsprinzip** bestimmt. Hierbei handelt es sich um ein fundamentales Prinzip zur Individualisierung von Trainingsprogrammen. Die einzelnen Muskelgruppen werden dabei auf der Basis des individuellen Analyseergebnisses (Ausmaß der Abweichung jedes Meßwerts vom Mittelwert untrainierter beschwerdefreier Referenzpersonen, 6.3) in 4 verschiedene **Kategorien** eingeteilt:

- Kategorie P1 (höchste Priorität)
- Kategorie P2 (hohe Priorität)
- Kategorie P3 (niedrige Priorität)
- Kategorie P4 (keine Priorität)

Innerhalb der einzelnen Prioritätengruppen ergibt sich die Übungsreihenfolge in Abhängigkeit von der **Größe der** jeweils **eingesetzten Muskelmasse**. Am Anfang werden diejenigen Übungen absolviert, welche die größte Muskelmasse involvieren, da für die Stimulation dieser Muskelgruppen am meisten Energie und Konzentration benötigt werden (Tesch 1994). Darüber hinaus ist es unmöglich, einen großen Muskel zu stimulieren, wenn kleinere Muskeln derselben Muskelkette bereits erschöpfend ausbelastet wurden (Beispiel: Klimmzug mit ermüdeter Unter- und Oberarmmuskulatur; Darden 1985).

Unabhängig vom Prioritätsprinzip werden **Kräftigungsübungen für die Halswirbelsäule prinzipiell immer zu Beginn einer Trainingseinheit** absolviert (Vorsichtsmaßnahme). HWS-Übungen müssen immer mit maximaler Konzentration durchgeführt werden, die oberkörperstabilisierende Muskulatur darf weder ermüdet noch erschöpft sein (Kontrolle der Körperhaltung zur Eliminierung von Schwungelementen). Darüber hinaus wurde in der Trainingspraxis festgestellt, daß am Anfang eines Krafttrainings durchgeführte HWS-Übungen eine wirkungsvolle **vorbeugende Maßnahme** gegen trainingsinduzierte Kopfschmerzen darstellen. Im Anschluß an ein HWS-Krafttraining erhöht sich durch die übungsinduzierte Mehrdurchblutung in den umgebenden Nacken- und Halsmuskeln der Druck auf die Vv. jugulares, wodurch sich der venöse Blutrückfluß in Richtung Gehirn verringert. Eine Erhöhung des Blutdrucks in den Zerebralvenen und die damit verbundene Dehnung der harten Hirnhaut werden vermieden (McGuff 1997).

7.12 METHODEN DES KRAFTTRAININGS

METHODIK

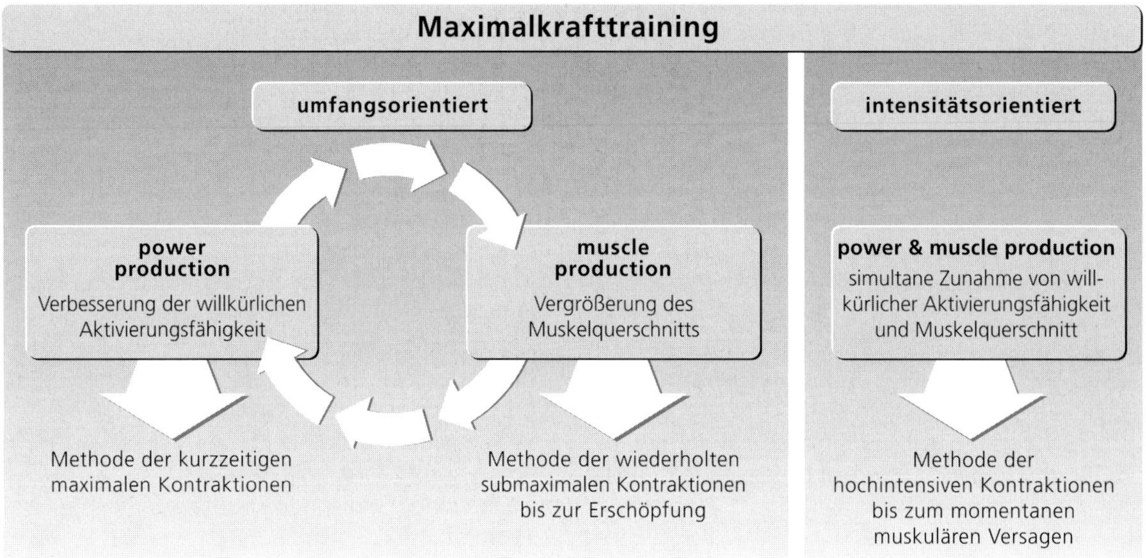

Umfangsorientiertes vs. intensitätsorientiertes Maximalkrafttraining

Beim Krafttraining wird zwischen Maximalkrafttraining, Schnellkrafttraining und Kraftausdauertraining unterschieden (Schmidtbleicher 1995). Zwischen der Maximalkraft und der Schnellkraft sowie zwischen der Maximalkraft und der Kraftausdauer (Muskelleistungsfähigkeit) bestehen enge korrelative Beziehungen. Eine Steigerung der Maximalkraft wirkt sich immer auch positiv auf die Schnellkraft und die Kraftausdauer aus (2.21 und 2.22).

Die **willkürlich realisierbare Maximalkraft** kann sowohl durch eine Verbesserung der willkürlichen Aktivierungsfähigkeit (**"power production"**) als auch durch eine Vergrößerung des Muskelquerschnitts (**"muscle production"**) verbessert werden (Bührle 1985). In der Trainingspraxis werden diese unterschiedlichen Adaptationen durch spezifische **umfangsorientierte Trainingsmethoden** realisiert.

Die **willkürliche Aktivierungsfähigkeit** wird am wirkungsvollsten durch die Methode der kurzzeitigen maximalen Kontraktionen verbessert. Diese weist folgende charakteristische Belastungsstruktur auf (Bührle 1985): Belastungshöhe: 90 - ≤150%; Krafteinsatz: explosiv; Wiederholungszahl pro Serie: 1 - 4, Serien pro Übung: 2 - 5, Pausenlänge: 3 - 5 min.

Als optimale Trainingsmethode für die **Vergrößerung des Muskelquerschnitts** gilt die Methode der wiederholten submaximalen Kontraktionen bis zur Erschöpfung. Dabei werden an 3 - 4 Tagen pro Woche mit submaximalen Widerstandslasten (60-85%) durchschnittlich 3 - 5 Serien pro Übung mit jeweils 8 - 20 Wiederholungen durchgeführt. Die Bewegungsgeschwindigkeit ist zügig bis langsam, und die Pausendauer zwischen den Serien beträgt ca. 2 min. Innerhalb einer Trainingseinheit wird der völlige Erschöpfungszustand der beanspruchten Muskulatur angestrebt (Bührle 1985; Schmidtbleicher 1995).

Kontrollierte Vergleichsstudien haben gezeigt, daß untrainierte Personen mit einem **intensitätsorientierten Maximalkrafttraining** in einem 12- bzw. 14wöchigen Trainingszeitraum dieselben Maximalkraft- und Muskelquerschnittsvergrößerungen erzielen können wie mit einem umfangsorientierten Maximalkrafttraining (Starkey et al. 1996; Graves et al. 1991b; Pollock et al. 1993). Bei bisher krafttrainingsuntrainierten Personen wird daher mit zunehmender Tendenz die Methode der hochintensiven Kontraktionen bis zum momentanen muskulären Versagen eingesetzt.

Die **Kraftausdauer** wird beim intensitätsorientierten Maximalkrafttraining initial über die Steigerung der Maximalkraft verbessert. Ein spezifisches umfangsorientiertes Kraftausdauertraining (Serien pro Übung: 6-8; Wiederholungszahl pro Serie: 20-40; Pausenlänge: 30-60 s) erfolgt entweder zur Verbesserung der anaerob-laktaziden Energiebereitstellung (Belastungshöhe: 50-60%; Bewegungsgeschwindigkeit: langsam; Schmidtbleicher 1995) oder zur Verbesserung der Muskelleistungsfähigkeit im anaerob-alaktaziden Bereich (Belastungshöhe: 35-45%, Geschwindigkeit: 70-90% der Maximalgeschwindigkeit; Bosco 1992).

Nachfolgend werden die **fundamentalen Prinzipien der Reizgestaltung** im Rahmen eines Krafttrainings vorgestellt.

WIDERSTANDSLAST UND BEWEGUNGSGESCHWINDIGKEIT

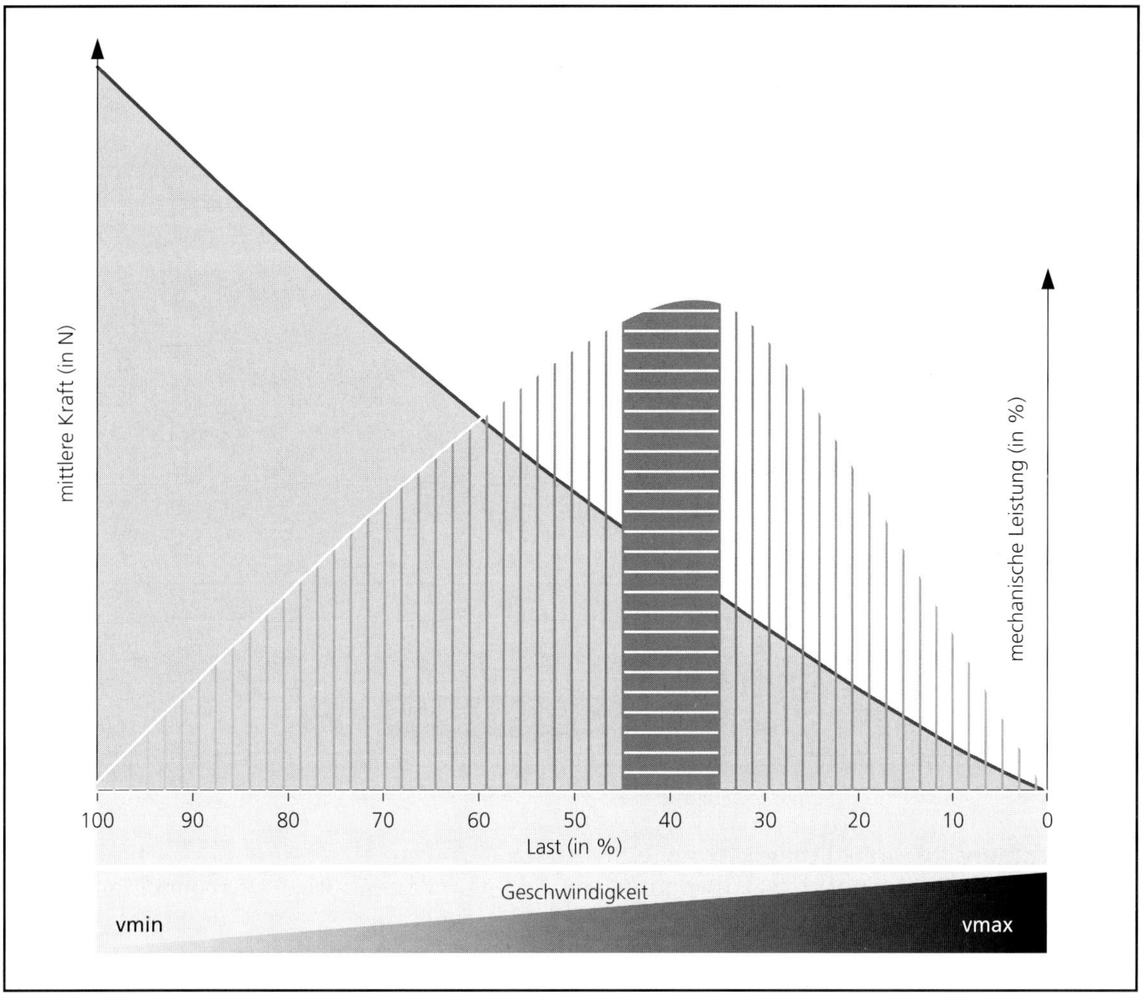

Idealtypisches Verhältnis zwischen Kraft und Leistung als Funktion der Geschwindigkeit und der Last (basierend auf Bosco 1992, 27)

Beim Krafttraining arbeitet die Hauptfunktionsmuskulatur gegen einen definierten, üblicherweise mechanisch erzeugten Widerstand. In die apparativen Trainingssysteme ist ein Gewichtsblock integriert, dessen **Masse** für eine ausreichend hohe Widerstandslast sorgt und vom Trainer jeweils in Abhängigkeit vom Trainingsziel bestimmt wird.

Im Rahmen der Reizgestaltung stellt die **Widerstandslast** die **Belastungshöhe** dar. Sie wird angegeben in Prozent des dynamischen 1 rpm ("one-repetition-maximum", 1 rpm; De Lorme u. Watkins 1957). **1 rpm** entspricht der Widerstandslast, die willkürlich einmal über die gesamte Bewegungsamplitude hinweg durch konzentrischer Muskelaktion bewegt werden kann. Es läßt sich experimentell bestimmen. Die Krafttrainingslehre definiert die Zirka-Belastungshöhe in Abhängigkeit von der mit einer Last realisierten Wiederholungszahl (in % von 1 rpm; Schmidtbleicher 1995):

- 2 Wiederholungen ≈ 95%
- 3 Wiederholungen ≈ 90%
- 5 Wiederholungen ≈ 85%
- 8 Wiederholungen ≈ 80%
- 10 Wiederholungen ≈ 75%
- 12 Wiederholungen ≈ 70%
- 20 Wiederholungen ≈ 60%
- 30 Wiederholungen ≈ 40%

Eine **Verbesserung der Maximalkraft** ist nur möglich, wenn mit hoher Widerstandslast trainiert wird. Diese muß darüber hinaus mit fortschreitender Entwicklung der Maximalkraft progressiv erhöht werden. Die Bewegungsgeschwindigkeit reduziert sich dadurch kontinuierlich.

Die maximale mechanische Leistung eines Muskels wird dann erreicht, wenn die entwickelte Kraft 35 - 45% der Maximalkraft und die Bewegungsgeschwindigkeit 35 - 45% der maximalen Geschwindigkeit beträgt (Bosco 1992). Beim spezifischen **Kraftausdauertraining** muß daher mit relativ niedrigen Lasten bei gleichzeitig relativ hoher Bewegungsgeschwindigkeit (70-90% der Maximalgeschwindigkeit, die mit der jeweiligen Last realisiert werden kann) trainiert werden. Inwieweit eine derart hohe Bewegungsgeschwindigkeit zumutbar ist, muß im Einzelfall entschieden werden.

7.14 METHODIK

REIZINTENSITÄT (DETERMINANTEN, INTENSITÄTBEREICHE)

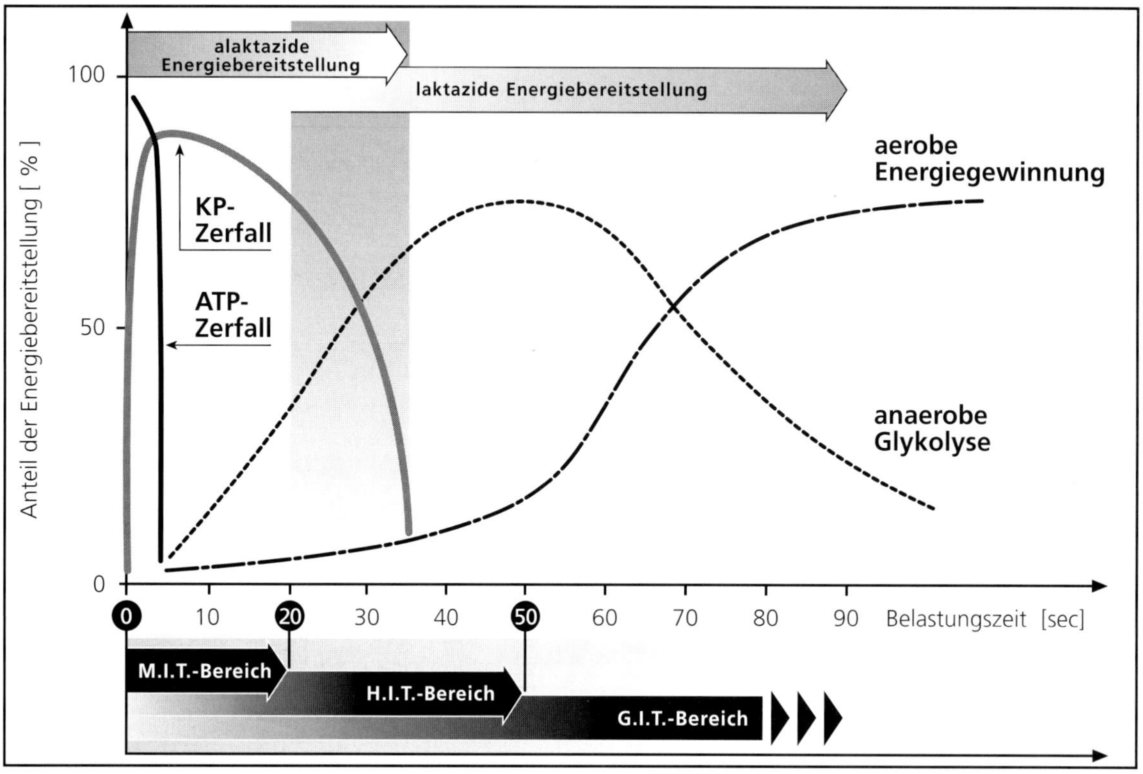

Intensitätsbereiche unter Berücksichtigung der Energiebereitstellung (basierend auf Keul et al. 1969, 38)

Die **Reizintensität** ist der **Schlüsselparameter** im Krafttraining. Sie ergibt sich aus der Konstellation folgender **Determinanten**:

- Höhe der Last (Belastungshöhe) bzw. Höhe des Drehmoments (beim isometrischen Krafttraining),
- Dauer der Reizeinwirkung (Reizdauer),
- Bewegungsgeschwindigkeit.

Nur durch Verwendung einer hohen **Last** (bzw. eines hohen Drehmoments) kann das gesamte Muskelfaserspektrum innerhalb einer Belastungsserie rekrutiert und die beanspruchte Muskulatur maximal aktiviert werden (7.16). Folge: Eine große Zahl von Querbrückenbindungen zwischen Aktin- und Myosinfilamenten entsteht.

Bei Belastungen von über 50% der isometrischen Maximalkraft kommt die intramuskuläre Durchblutung eines Muskels zum Erliegen (Hollmann u. Hettinger 1990). Die Energiebereitstellung kann unter derartigen, für ein Maximalkrafttraining typischen Belastungsbedingungen nur anaerob (alaktazide und laktazide ATP-Resynthese) erfolgen, was nach spätestens ca. 50 s **Dauer** den Abbruch der Arbeit bedingt. Zwischen der Reizintensität und der Reizdauer besteht prinzipiell ein umgekehrtes proportionales Verhältnis.

Eine hohe **Kontraktionsintensität**, d. h. eine möglichst umfassende willkürliche Aktivierung des kontraktilen Potentials bei gleichzeitig vollständiger muskulärer Kontrolle jeder konzentrischen und exzentrischen Bewegung, setzt neben einer hohen Last eine geringe **Bewegungsgeschwindigkeit** voraus. Auf den im Wettkampf-/Leistungssport üblichen explosiven Krafteinsatz muß in anderen Anwendungsbereichen aus Gründen der Verletzungsprophylaxe verzichtet werden.

Die Reizintensität ist ein Maß der objektiven Belastung. Sie kann mittels physikalischer **Grössen** (kg, Nm, s, m, W) gemessen und bestimmt werden, was in der Trainingspraxis jedoch eher unüblich ist (hoher technischer und protokollarischer Aufwand).

Für die Verbesserung der willkürlichen Aktivierungsfähigkeit ("power production") werden **maximalintensive Belastungen** benötigt. Von einem maximalintensiven Training (M.I.T.) kann dann gesprochen werden, wenn die beanspruchte Muskulatur innerhalb von **unter 20 s** vollständig erschöpft ist (**M.I.T.-Bereich**).

Für die Vergrößerung des Muskelquerschnitts ("muscle production") sind **hochintensive Belastungen** erforderlich. Bei einem hochintensiven Training (H.I.T.) erfolgt die völlige Erschöpfung der beanspruchten Muskulatur innerhalb von **ca. 20 - 50 s (H.I.T.-Bereich)**.

Alle länger als 50-60 s dauernden sowie alle nichterschöpfenden Belastungen im M.I.T.- und H.I.T.-Bereich sind geringintensiv (**G.I.T.-Bereich**).

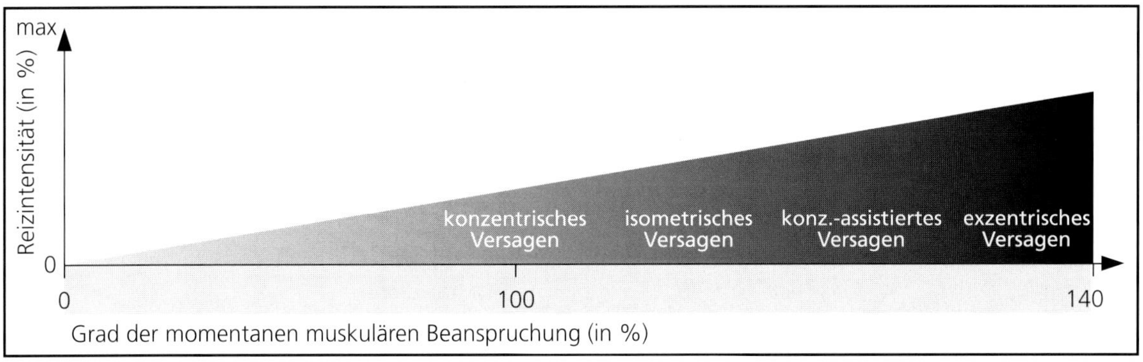

Muskuläres Versagen als Indikator für die momentane muskuläre Beanspruchung durch Kraftbelastungen

Beim Krafttraining geht es nicht darum, mit einer vordefinierten Widerstandslast eine vorgegebene Anzahl von Wiederholungen irgendwie zu absolvieren. Im Gegenteil, die Anzahl der Wiederholungen darf nicht im voraus, d. h. vor Übungsbeginn festgelegt werden (Bosco 1992). Eine Belastungsserie sollte niemals nach Erreichen einer vordefinierten Wiederholungszahl willkürlich abgebrochen werden.

Das **Ziel eines Krafttrainings** besteht vielmehr darin, die beteiligte Muskulatur in einem definierten Intensitätsbereich (7.14) maximal zu beanspruchen, d. h. durch systematische gesteuerte Erschöpfung neurale und morphologische Adaptationen (7.4) auszulösen.

Die objektive Belastung resultiert in einer subjektiven Beanspruchung. Zwischen Belastung und Beanspruchung besteht ein Ursache-Wirkungs-Zusammenhang (Rohmert 1984). Die momentane muskuläre Beanspruchung läßt sich anhand des muskulären Versagens objektivieren. Man unterscheidet 4 **Arten des muskulären Versagens**:

Das **konzentrische Versagen** repräsentiert 100% der momentanen muskulären Beanspruchung. Es wird zu dem Zeitpunkt innerhalb einer Belastungsserie erreicht, an dem die Widerstandslast willkürlich nicht mehr überwunden werden kann. Zu diesem Zeitpunkt sind jedoch noch für wenige Sekunden maximale isometrische Kontraktionen gegen die Widerstandslast möglich. Kann die Widerstandslast durch isometrische Maximalkontraktion nicht mehr stabilisiert werden (**isometrisches Versagen**), ist eine Fortsetzung der Belastung nur noch mittels aktiver Unterstützung des Trainierenden durch den betreuenden Trainer/Therapeuten möglich.

Der Grad der momentanen muskulären Beanspruchung kann auf weit über 100% erhöht werden, wenn der Trainer/Therapeut bei durchschnittlich 2 - 5 weiteren Wiederholungen jeweils gerade soviel mithilft, daß die vollständige konzentrische Bewegung noch realisiert werden kann („erzwungene Wiederholungen"; Bührle u. Werner 1985). Ist der Trainierende trotz Unterstützung nicht mehr in der Lage, konzentrische Muskelaktionen unter Last durchzuführen (**konzentrisch-assistiertes Versagen**) kann der momentane muskuläre Beanspruchungsgrad durch 2 - 3 weitere Wiederholungen mit ausschließlich exzentrischer Muskelaktion auf bis zu 140% erhöht werden. Dabei bringt der Trainer/Therapeut die Widerstandslast in die Ausgangsposition, der Trainierende leistet nur noch eine dynamisch-negative Arbeit. Sobald diese nicht mehr muskulär kontrolliert werden kann (**exzentrisches Versagen**), ist momentan keine muskuläre Beanspruchung mehr möglich.

Die Art des muskulären Versagens stellt einen relativen **Indikator für die momentane muskuläre Beanspruchung** dar. Innerhalb des M.I.T.- bzw. H.I.T.-Bereichs erhöht sich die Reizintensität jeweils mit zunehmender momentaner muskulärer Beanspruchung.

Zu Beginn eines Krafttrainingsprogramms genügen bereits geringgradige muskuläre Beanspruchungen zur Auslösung von Adaptationen. Ein Training bis zum konzentrischen Versagen ist zu diesem frühen Zeitpunkt überhaupt nicht erforderlich (hohe Wirkungsspezifizität des Reizes). Mit zunehmender Leistungsfähigkeit benötigt der Trainierende jedoch für weitere Adaptationen eine immer größere Reizintensität innerhalb des M.I.T.- bzw. H.I.T.-Bereichs. Ansonsten erfolgt eine Gewöhnung an den Reiz mit der Konsequenz, daß die Leistungsfähigkeit ein Plateau erreicht. Eine kontinuierliche Superkompensation ist daher an die allmähliche, aber kontinuierliche **Progression der Reizintensität von Trainingseinheit zu Trainingseinheit** gebunden (Prinzip der progressiven Überlastung, 7.3). Praktisch bedeutet dies, daß der Trainierende im Verlaufe eines Krafttrainingsprogramms lernen muß, sich innerhalb einer **Belastungsserie** immer stärker muskulär zu beanspruchen.

REIZUMFANG

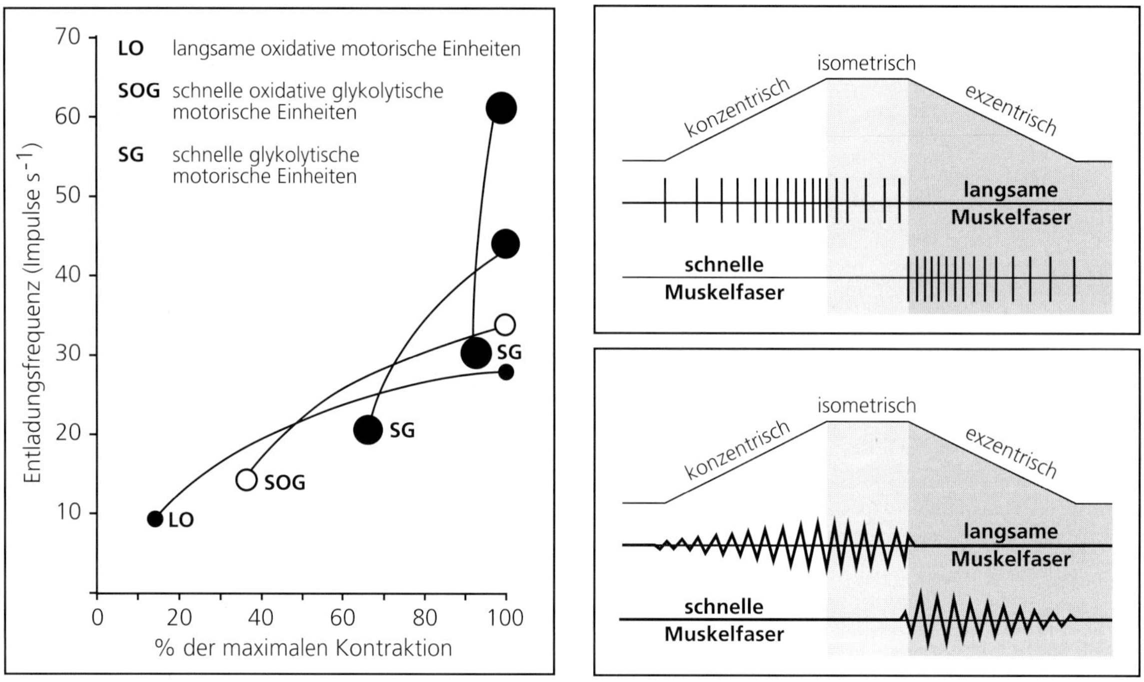

Größenordnungsprinzip der Ansteuerung der motorischen Einheiten (links) und Auswirkung verschiedener Muskelaktionsformen auf das Rekrutierungsmuster (rechts oben) bzw. die muskuläre Aktivierung (basierend auf Sale 1994, 250, 257 u. 260)

Bei Anwendung **umfangsorientierter Krafttrainingsmethoden** werden definierte Belastungsserien innerhalb einer Trainingseinheit mehrfach wiederholt. Man geht davon aus, daß sich die Trainingsreize von 2-5 Serien zu einem Gesamttrainingsreiz addieren (**Prinzip der additiven Auslastung des Muskelfaserspektrums**) und die Summe alle Reize günstigere Adapationen bewirkt als der Reiz der intensivsten Einzelserie.

Intensitätsorientierte Krafttrainingsmethoden beabsichtigen, das gesamte Muskelfaserspektrum innerhalb einer oder maximal zwei hochintensiver Belastungsserien vollständig zu erschöpfen. Eine Belastungsserie im intensitätsorientierten Krafttraining unterscheidet sich dabei von einer Belastungsserie im umfangsorientierten Krafttraining i. d. R. durch 2 **Merkmale**:

1. höhere Kontraktionsintensität bei jeder Einzelwiederholung (geringere Bewegungsgeschwindigkeit, akzentuiertere muskuläre Kontrolle),
2. hochgradigere momentane muskuläre Beanspruchung (größere **Reiztiefe**).

Bis heute ist der **hypertrophieauslösende Reiz** unbekannt (Hollmann u. Hettinger 1990; Schmidtbleicher 1998). Lange Zeit wurde die die Muskelhypertrophie auslösende Auslastungssituation als eine Störung des Gleichgewichts von ATP-Verbrauch und ATP-Resynthese im Muskel aufgefaßt (ATP-Mangeltheorie; Meerson 1973; Hollmann u. Hettinger 1990). Momentan geht die Wissenschaft davon aus, daß eine **trainingsbedingte Verletzung der Sarkomere** die Hypertrophie auslöst (Ausriß von Aktinfilamenten aus der Z-Scheibe - Aktivierung von Satellitenzellen - Neubildung von Sarkomeren). Die beim Krafttraining im H.I.T.-Bereich auftretende starke intramuskuläre Übersäuerung bewirkt dabei eine Rigidität im Lösungsverhalten der Querbrückenbindungen zwischen Aktin- und Myosinfilamenten, denen die schwächsten oder ältesten Sarkomere zum Opfer fallen (Jones et al. 1989; Schmidtbleicher 1998).

Kontrollierte Vergleichsstudien führten zu der Erkenntnis, daß untrainierte Personen mit einem intensitätsorientierten Krafttraining in einem 12- bzw. 14wöchigen Trainingszeitraum dieselben Maximalkraft- und Muskelquerschnittsvergrößerungen erzielen können wie mit einem umfangsorientierten Krafttraining (7.12). Vermutlich hypertrophieren jedoch dabei unterschiedliche Muskelfasertypen (Schmidtbleicher 1998).

Umfangsorientierte Krafttrainingsmethoden setzen für die Reizgestaltung einen hohen energetischen Gesamtaufwand ein. Betrachtet man primär die **Aufwand-Nutzen-Relation**, so läßt sich für das initiale Krafttraining bisher Untrainierter der Einsatz umfangsorientierter Krafttrainingsmethoden nicht legitimieren. Für ein langfristig angelegtes Krafttrainingsprogramm wird die Anwendung beider Methodenarten empfohlen, wobei ein umfangsorientierter Trainingszyklus doppelt so lang sein sollte wie ein intensitätsorientierter Zyklus (Schmidtbleicher 1998).

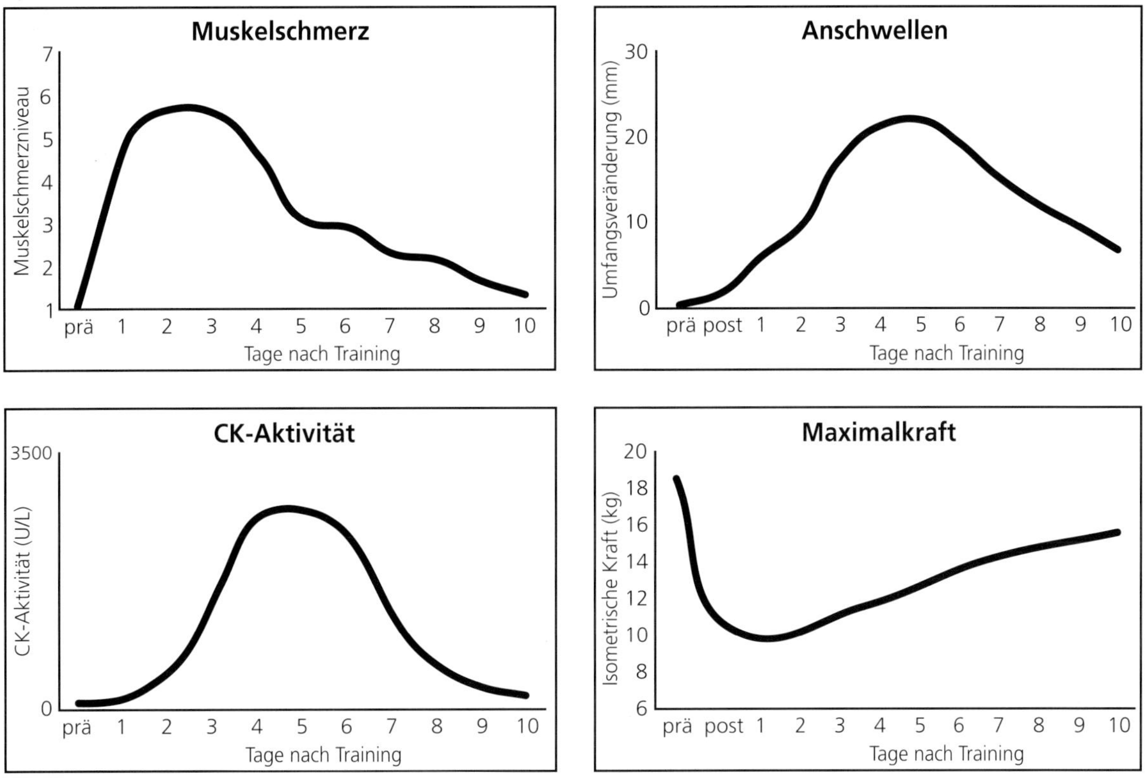

Trainingsbedingte Veränderungen ausgewählter physiologischer Parameter am Beispiel einer exzentrischen Kraftbelastung der Unterarmbeugemuskulatur mit 2 Serien mit 35 Einzelwiederholungen (basierend auf Clarkson et al. 1992)

Für eine optimale Adaptation ist regelmäßiges Training erforderlich. Die **ideale Reiz- bzw. Trainingshäufigkeit** variiert in Abhängigkeit von der beanspruchten Muskelgruppe sowie vom Grad der momentanen muskulären Beanspruchung.

Kontrollierte Vergleichsstudien mit Gruppen von bisher krafttrainingsuntrainierten beschwerdefreien Personen haben die Effektivität von intensitätsorientiertem Maximalkrafttraining mit unterschiedlicher Trainingshäufigkeit untersucht und folgende **Empfehlungen für die ersten 3-4 Trainingsmonate** erarbeitet:

Für die optimale Entwicklung der Maximalkraft der **Knieextensoren** sind 3 Trainingseinheiten pro Woche am günstigsten. Mit 2 Trainingseinheiten pro Woche lassen sich ebenfalls ausgeprägte Maximalkraftsteigerungen erzielen, die ca. 80% der mit 3 Trainingseinheiten pro Woche erzielten Kraftverbesserungen betragen (Braith et al. 1989, Starkey et al. 1994).

Maximalkraft und dynamische Leistungsfähigkeit der **Rumpfextensoren** lassen sich bereits mit einer Trainingseinheit pro Woche um 29% bzw. 39% steigern. 2 oder 3 Trainingseinheiten pro Woche bewirken keine signifikant größeren Verbesserungen (Graves et al. 1990d).

Für die Maximalkraftentwicklung der **Rumpfrotatoren** genügt 1 Trainingseinheit pro Woche nicht. Diese benötigen 2 Einheiten pro Woche. Häufigeres Training bringt keine signifikant positiveren Ergebnisse (De Michele et al. 1997).

Die **HWS-Extensoren** benötigen im Minimum 1 Trainingseinheit pro Woche, größere Kraftsteigerungen werden jedoch mit 2 wöchentlichen Einheiten erzielt (Graves et al. 1990e, Pollock et al. 1993).

Für die Maximalkraftentwicklung der **HWS-Rotatoren** genügt 1 Trainingseinheit pro Woche nicht. Es sind mindestens 2 wöchentliche Einheiten erforderlich. Die ausgeprägtesten Verbesserungen werden mit 3 Trainingseinheiten pro Woche erzielt (Leggett et al. 1991b).

Zur **Aufrechterhaltung der Maximalkraftverbesserungen** über einen Zeitraum von zumindest 3 - 6 Monaten genügt eine Trainingshäufigkeit von 1 Einheit pro Woche (Knieextensoren, Graves et al. 1988) bzw. pro 7 - 14 Tagen (Rumpfmuskulatur, Denner 1995, Tucci et al. 1990).

Kontinuierliche Verbesserungen erfordern im Durchschnitt eine Trainingseinheit pro 4 - 5 Tagen. Im Rahmen eines langfristig orientierten Krafttrainings muß die ideale Reizhäufigkeit jedoch individuell durch Verlaufsbeobachtung bestimmt werden. Dabei gilt der **Grundsatz** „Je höher der Grad der momentanen muskulären Beanspruchung in einer Trainingseinheit, desto länger muß die nachfolgende Erholungsphase sein" (7.18).

ERHOLUNG/REGENERATION

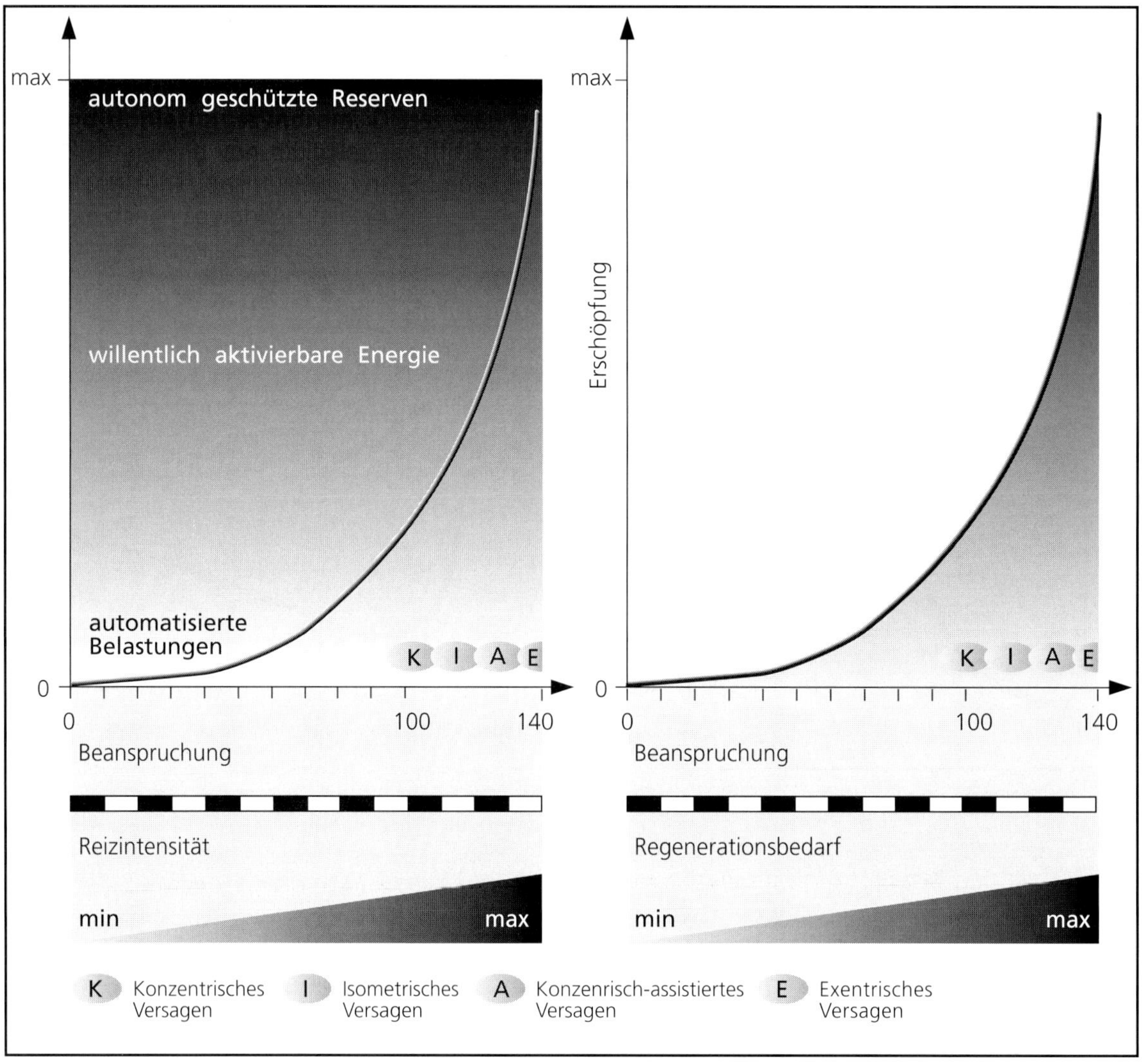

Idealtypisches Verhältnis zwischen muskulärer Beanspruchung, Erschöpfung und Erholungsbedarf

Die im Rahmen einer Krafttrainingseinheit gesetzten Trainingsreize lösen über eine Homöostasestörung den Prozeß der biologischen Adaptation aus. Sämtliche Anpassungserscheinungen spielen sich in der nun folgenden Erholungsphase ab. Die **Erholung** ist somit genauso wichtig wie das eigentliche Training. Sie muß **ungestört und vollständig** erfolgen.

Die Erholung ist ein **energieintensiver Prozeß**, in dem die durch das Krafttraining herabgesetzte Funktion und Leistungsfähigkeit der beanspruchten Muskulatur wiederhergestellt und über das ursprüngliche Niveau hinaus erhöht wird (7.3).

Die **Dauer der Erholung** ist abhängig vom trainingsinduzierten Grad der muskulären Beanspruchung. **Am Anfang** eines Krafttrainingsprogramms ist der Trainierende noch nicht in der Lage, sich hochgradig muskulär zu beanspruchen. Er verfügt noch nicht über eine hochwertige Bewegungsqualität und kann nur eine geringe Zahl der motorischen Einheiten simultan rekrutieren. Infolgedessen genügt eine relativ kurze Erholungsphase von **ca. 48-72 h**. Im Laufe eines langfristig orientierten Trainingsprozesses entwickelt der Trainierende die Fähigkeit, sich mit Unterstützung seines Trainers/Therapeuten immer stärker muskulär auszubelasten und seine Reserven anzugreifen. Das Ergebnis ist eine umfassende psychophysische Erschöpfung, die mit zunehmendem Grad der muskulären Beanspruchung exponentiell ansteigt. Der Erholungsbedarf erhöht sich dadurch erheblich. **Fortgeschrittene Trainierende** pausieren daher durchschnittlich ca. **96-120 h**.

Die Maximalkraft eines Untrainierten läßt sich stärker und schneller verbessern als dessen Regenerationsfähigkeit (Darden 1987). Für die Trainingspraxis hat dies zur Konsequenz, daß sich **mit fortschreitender Entwicklung** eines Trainierenden die Erholungsphase zwischen 2 Trainingseinheiten **kontinuierlich verlängern** muß.

Am Anfang eines Krafttrainingsprogramms weisen insbesondere Patienten einen deadaptationsbedingten Untertrainingszustand auf. Im Verlauf eines langfristig orientierten Krafttrainingsprogramms tritt dagegen häufig ein Zustand auf, der als **Übertraining** bezeichnet wird und eine **physiologische Schutzreaktion** darstellt.

Unter Übertraining versteht man das Nachlassen der Leistungsfähigkeit in Verbindung mit verschiedenen **Zeichen** subjektiver und objektiver Natur (O'Brien 1989; Hollmann u. Hettinger 1990), z. B.

- physische, emotionale und psychische Ermüdung
- Mangel an Antrieb
- Motivationsverlust
- Aversion gegenüber der auszuführenden Aufgabe
- emotionale Instabilität/Stimmungslabilität
- Mangel an Konzentrationsfähigkeit
- leichte Ermüdbarkeit
- erhöhte Anfälligkeit gegenüber Infektionskrankheiten.

Beim Übertraining ist zu differenzieren zwischen **Überbeanspruchung mit kurzfristigen Folgen** (Leistungsabfall über wenige Tage hinweg) und **Übertraining mit langfristigen Folgen** (Leistungsabfall über mehrere Wochen oder Monate hinweg; Fry u. Kraemer 1997).

Solange mit einem Krafttrainingsprogramm kontinuierliche, objektive Verbesserungen erzielt werden, kann man davon ausgehen, daß kein Übertraining vorliegt.

Warnsignale für einen unerwünschten Übertrainingszustand sind das Erreichen eines Leistungsplateaus sowie inbesondere das Absinken der momentanen Leistungsfähigkeit trotz regelmäßigen intensiven Trainings (Fry u. Kraemer 1997).

Während eine **Plateaubildung** jedoch auch das Erreichen einer momentanen bzw. dauerhaften physiologischen Grenze signalisieren kann, ist ein **Absinken der momentanen Leistungsfähigkeit** i. d. R. immer ein Indikator dafür, daß die Erholungszeit zur vollständigen Regeneration und zur trainingsbedingten Superkompensation nicht ausgereicht hat. Das Trainingsprogramm wird dadurch ineffektiv und führt zu unerwünschten katabolen Effekten (O'Brien 1989; Hollmann u. Hettinger 1990; Kraemer 1994).

Krafttraining muß richtig **dosiert** werden. Aus der Trainingspraxis ist bekannt, daß Überbeanspruchung mit kurzfristigen Folgen primär durch Krafttraining mit zu hoher Reizintensität, Übertraining mit langfristigen Folgen nahezu ausschließlich durch Krafttraining mit zu hohem Reizumfang (zu viele Übungen, zu viele Belastungsserien pro Trainingseinheit) und/oder zu hoher Trainingshäufigkeit verursacht werden.

Beim Vorliegen eines Übertrainingszustands hat sich folgender **Strategieplan** bewährt:

1. Unterbrechung des Trainings für zunächst einen Zeitraum von i. d. R. 14 Tagen (Trainingspause).
2. bei Wiederaufnahme des Trainings:
   - 1. Schritt: Reduktion des Reizumfangs um ein Viertel bis ein Drittel,
   - 2. Schritt: Reduktion der Trainingshäufigkeit und Verlängerung der Erholungsphasen,
   - 3. Schritt: kontinuierliche Reduktion von Reizumfang und Trainingshäufigkeit.

Sobald auch die kontinuierliche Reduktion von Reizumfang und Trainingshäufigkeit zunehmend in einer Plateaubildung der Leistungsfähigkeit resultiert, ist eine **systematische Variation des Krafttrainings** vorzunehmen.

7.20 METHODIK

VARIATION DES KRAFTTRAININGS

Training ist ein dynamischer Prozeß, bei dem die **Variation der Reizgestaltung** ein Schlüsselelement für kontinuierlichen Fortschritt darstellt. Mit Nonstop-Routinen können i. d. R. keine optimalen Adaptationen erzielt werden (Gründe: Monotonie, mentale Ermüdung/Erschöpfung).

Die Variation des Trainings erfolgt **systematisch und gesteuert**. Trainingsvariierende Maßnahmen sollten jedoch prinzipiell **nicht willkürlich** vorgeplant werden. Ihr Einsatz sollte im Idealfall zu dem Zeitpunkt erfolgen, an dem die momentan angewendete Methode nur noch sehr geringe Adaptationen bewirkt.

Intensitätsorientiertes Krafttraining führt in den ersten 3 Trainingsmonaten zu kontinuierlichen Verbesserungen von Maximalkraft, Leistungsfähigkeit und Querschnitt der beanspruchten Muskulatur.

In den anschließenden ca. 3 - 6 Monaten können durch systematische Reduktion des Reizumfangs und der Trainingshäufigkeit (7.18 und 7.19) in Verbindung mit **geringfügigen Variationsmaßnahmen**, wie beispielsweise Modifikation und Austausch von (spezifischen) Übungen (s. Kap. 8), weiterhin ausgeprägte Adaptationen erzielt werden. Diese reduzieren sich jedoch mit fortschreitender Trainingsdauer.

Diese initiale Phase des Krafttrainings erhöht den Grad der psychischen Beanspruchung des Trainierenden kontinuierlich. Es ist daher sinnvoll, beim Erreichen eines stabilen Leistungsplateaus einen **Zyklus mit geringem psychischem Beanspruchungsgrad** anzuschließen.

In der Trainingspraxis hat es sich bewährt, nach einem intensitätsorientierten Maximalkrafttrainingszyklus einen ca. 4- bis 6wöchigen umfangsorientierten **Kraftausdauertrainingszyklus** zur Verbesserung der Muskelleistungsfähigkeit im anaerob-alaktaziden Bereich zu absolvieren. Dieser sollte folgende Belastungsstruktur haben:

- Belastungshöhe: 35-45% des 1 rpm,
- Reizdauer: ≤25 s,
- Bewegungsgeschwindigkeit: 70-90% (der Maximalgeschwindigkeit, die mit der jeweiligen Last möglich ist),
- Serien pro Übung: ≤3,
- Pausenlänge zwischen 2 Serien: 30-60 s
- Trainingseinheiten pro Woche: 1-2.

Reizdauer und Bewegungsgeschwindigkeit sollten im gesamten Zyklus nicht verändert werden, die Progression der Reizintensität erfolgt über eine kontinuierliche Steigerung der Widerstandslast. Die einzelnen Belastungsserien dürfen keine erschöpfenden Beanspruchungen induzieren.

Sobald nur noch unwesentliche Laststeigerungen erzielt werden können, sollte wieder ein **intensitätsorientierter Maximalkraftzyklus mit modifizierter Zielsetzung** begonnen werden.

In unregelmäßigen Abständen kann auch ein **umfangsorientierter Maximalkraftzyklus** durchgeführt werden. Dieser sollte doppelt so lange dauern wie ein intensitätsorientierter Maximalkraftzyklus (Schmidtbleicher 1998).

Der Einsatz von umfangsorientiertem Maximalkrafttraining legitimiert sich dabei durch

- die (vermutete) Stimulation anderer Muskelfasertypen (Schmidtbleicher 1998) sowie
- die unterschiedliche hormonelle Reaktion auf den Trainingsreiz (Gotshalk et al. 1997).

Die Adaptationen der Zielgewebe hängen vermutlich auch vom Ausmaß der hormonellen Reaktion auf den Trainingsreiz ab. Ein umfangsorientiertes Krafttraining (≥ 3 Belastungsserien pro Übung) führt nachweislich zu einem signifikant stärkeren Anstieg im Blut zirkulierender anaboler Hormone (Serumwachstumshormon, Testosteron, Kortisol) während der akuten Erholungsphase nach Training. Dies hat eine verstärkte Stimulation der Proteinsynthese zur Folge. Der Trainingsumfang hat offensichtlich einen direkten Einfluß auf die **hormonelle Reaktion auf hochintensives Krafttraining**. Man geht daher davon aus, daß für kontinuierliche muskuläre Adaptationen ein im Einzelfall zu bestimmendes Ausmaß an Trainingsumfang überschritten werden muß (Gotshalk et al. 1997).

DIE NOTWENDIGKEIT INDIVIDUELLER BETREUUNG

Das Krafttraining ist eine anspruchsvolle Trainingsform, die es ermöglicht, **mit einem Minimum an Zeitaufwand ein Maximum an Effizienz** zu erzielen. Hierzu müssen jedoch eine Reihe von **Voraussetzungen** erfüllt sein:

- systematische und dynamische **Trainingsplanung und -steuerung** (kontinuierliche Definition von Trainingszielen und Einsatz trainingszielgerechter Methoden und Übungen),
- optimale **Trainingsdurchführung** (Vollständigkeit und richtige Reihenfolge der Übungen, Vermeidung von Verletzungsrisiken, hochwertige Bewegungsqualität, Realisierung hochgradiger muskulärer Beanspruchungen),
- systematische **Trainingskontrolle** (Geräteeinstellungen, Fixierung, Positionierung, Übungsausführungen, Realisierung von Belastungsvorgaben und Trainingszielen),
- unmittelbares **Feedback** (Synchron- und Schnellinformationen sowie trainingsverbessernde Hinweise während der Durchführung sowie innerhalb von 30 s nach Beendigung einer Übung durch den Trainer; Grosser et al. 1986),
- lückenlose **Trainingsdokumentation** (schriftliches Festhalten aller für die Trainingssteuerung relevanten Aspekte wie Belastungshöhe, Reizdauer, Reizumfang, Trainingshäufigkeit u. a.),
- **„trouble shooting" und systematische Trainingsvariation** (Sofortmaßnahmen beim Auftreten von Störgrößen, Zeichen von Überbeanspruchung und Übertraining sowie Schmerz, systematische Maßnahmen zur Vermeidung von Plateaubildung und Leistungsabfall),
- hochgradige **Motivation** über einen längeren Zeitraum (zur Überwindung von Leistungsplateaus, Frustration, Müdigkeit, Schmerz u. a.).

Diese Voraussetzungen können nur erfüllt werden, wenn der Trainierende durch einen Trainer bzw. Therapeuten individuell betreut wird oder ein Trainierender mit ausgeprägter Eigenverantwortlichkeit und Eigenmotivation zusammen mit einem fachlich kompetenten und erfahrenen Partner trainiert, der sich ganz in den Dienst des Trainierenden stellt und quasi Trainerfunktion übernimmt.

Der wesentliche **Vorteil der individuellen Betreuung** liegt darin, daß der Trainierende seine geistige und körperliche Energie vollständig auf die Durchführung des Trainings, d. h. auf die spezifische Reizgestaltung, konzentrieren kann. Die für den Trainingserfolg nicht weniger wichtige Planung, Steuerung, Kontrolle und Dokumentation des Trainings erfolgen durch den Trainer/Therapeuten. Krafttraining resultiert in ermüdenden bzw. erschöpfenden psychophysischen Beanspruchungen. Der Trainierende benötigt daher für die kontinuierliche Optimierung des Trainings ein externes Feedback. Darüber hinaus ermöglicht die Kombination aus intrinsischer und extrinsischer Motivation höhergradige muskuläre Beanspruchungen, die jenseits des isometrischen Muskelversagens auch der aktiven Mithilfe des Trainers/Therapeuten bedürfen (7.15).

Das individuell betreute Krafttraining hat damit gegenüber dem unbetreuten bzw. von einer Aufsichtsperson überwachten Krafttraining insbesondere 3 substantielle **Vorteile**:

1. wesentlich größere Effizienz,
2. größere Sicherheit und geringeres Verletzungsrisiko,
3. schnellere und umfassendere Entwicklung der Eigenkompetenz des Trainierenden (durch vielfältige Interaktionen mit dem Trainer/Therapeuten).

Das unbetreute/überwachte Krafttraining hat gegenüber dem individuell betreutem Krafttraining nur einen Vorteil: Es ist wesentlich billiger. Genauer gesagt: Der Trainierende erhält eine deutlich geringere Trainingsqualität zu einem deutlich geringeren Preis. Dieser vermeindliche ökonomische Nachteil des betreuten Trainings wird jedoch teilweise dadurch kompensiert, daß für die Realisierung der Trainingsziele wesentlich weniger Trainingseinheiten erforderlich sind.

Eigene Untersuchungen zur Frage der **Betreuungsform beim Krafttraining von Rückenschmerzpatienten** führten zu der Erkenntnis, daß eine 1:≤3-Betreuung unter Effizienz-, Qualitätssicherungs- und Wirtschaftlichkeitsgesichtspunkten die günstigste Betreuungsform darstellt. Pro Trainingseinheit (Dauer: 60 min) können daher bis zu 3 Personen von einem speziell qualifizierten Trainer/Therapeuten betreut werden. Individuen/Patienten, die aufgrund ihrer Trainingsziele und/oder ihres momentanen Gesundheitszustands einer intensiveren Betreuung bedürfen, können bzw. müssen in einer 1:1-Betreuungsform trainiert werden (Denner 1995).

Schließlich muß der jeweilige Kostenträger selbst entscheiden, welchen Qualitäts- und Effizienzanspruch er hat und was ihm dieser wert ist. Dabei gilt der **Grundsatz**, „je höher der Qualitäts- und Effizienzanspruch ist, desto hochwertiger müssen die Betreuungsqualität und die Länge der Betreuungszeit pro Trainingseinheit sein".

7.22 METHODIK

MINIMALEMPFEHLUNGEN FÜR MAXIMALKRAFTTRAINING

Anzahl der Übungen pro Trainingseinheit	6 bis 12
Reihenfolge der Übungen	gemäß Prioritätsprinzip und Größe der eingesetzten Muskelmasse
Trainingsmodus	dynamisch oder multipositional isometrisch
Bewegungsgeschwindigkeit	langsam (im Durchschnitt ≥ 3 bis 4 sec pro Dehnungs-Verkürzungs-Zyklus)
Bewegungsamplitude	maximal
Reizintensität	erschöpfende Ausbelastung innerhalb von ≤50 sec (H.I.T.-Bereich)
Progression der Reizintensität	systematisch durch kontinuierliche Steigerung der Belastungshöhe
Reizumfang	1 bis 2 Serien pro Übung
Pausenlänge zwischen Serien und Übungen	jeweils durchschnittlich ≥ 3 Minuten
Dauer pro Trainingseinheit	≤ 60 Minuten
Trainingshäufigkeit	• in den ersten drei Monaten: 1 Einheit pro 3 Tage • langfristig: 1 Einheit pro ≥ 4 bis 5 Tage

Die 11 wichtigsten Empfehlungen für das intensitätsorientierte Maximalkrafttraining von bisher untrainierten Personen

Basierend auf den in diesem Kapitel dargestellten wissenschaftlichen Erkenntnissen und Prinzipien lassen sich die o. a. **Minimalempfehlungen für das Maximalkrafttraining bisher (krafttrainings)untrainierter Personen** definieren.

Diese stimmen weitgehendst mit entsprechenden Empfehlungen des American College of Sports Medicine (1990) sowie des American Council on Exercise Research Committee (Graves et al. 1991) überein.

DEHNEN ALS KRAFTTRAININGSBEGLEITENDE MAßNAHME

Ein Krafttraining wird häufig für die reaktive Erhöhung des muskulären Tonus sowie für Muskelverkürzungen und Einschränkungen der Beweglichkeit verantwortlich gemacht (Freiwald et al. 1998). Neuere Untersuchungen haben jedoch gezeigt, daß ein Krafttraining zu keiner Erhöhung der Ruhespannungskurve während der Muskeldehnung führt (Wiemann 1993; Freiwald u. Engelhardt 1996).

Ein Krafttraining führt folglich nicht per se zu einem erhöhten Spannungszustand der Muskulatur. Lediglich ein fehlerhaftes Krafttraining (falsche Technik, Mißverhältnis zwischen Belastung und Belastbarkeit, Fehler in der Reizgestaltung) hat eine entsprechende (neuro)muskuläre Reaktion zur Folge (Freiwald u. Engelhardt 1996).

Der **Einsatz von dehnenden Maßnahmen im Rahmen eines Krafttrainings** erfolgt daher nicht zur Reduktion der muskulären Spannung oder zur Beseitigung von Muskelverkürzungen, sondern **primär aus 3 Gründen** (Wallin et al. 1985; Schober et al. 1990; Freiwald u. Engelhardt 1996; Freiwald et al. 1998):

1. Dehnen verbessert die Gelenkbeweglichkeit,
2. Dehnen verbessert die Vorbereitung der Muskulatur auf nachfolgende Maximalkraftbelastungen (im M.I.T.-Bereich),
3. (dynamisches) Dehnen beschleunigt die Regeneration der Muskulatur nach hochintensiven Kraft(ausdauer)belastungen im H.I.T.-Bereich.

Dehnende Maßnahmen haben dagegen keinen Einfluß auf die Entstehung bzw. Verhinderung der **Laktatbildung** in der Muskulatur oder auf die Entstehung und Ausprägung von **Muskelkater**. Die geschädigte Muskelzelle durchläuft mit oder ohne dehnende Reize die typischen entzündlichen Reparationsphasen (High et al. 1989; Freiwald u. Engelhardt 1996; Freiwald et al. 1998).

Die wichtigsten **Dehnungstechniken** sind (Hutton 1994; Freiwald u. Engelhardt 1996):

Aktiv-statische Dehnungsübungen (klassisches Stretching)

Der Trainierende führt die Dehnung in die Endstellung. Dort wird die Dehnung aktiv für 5 - 30 s gehalten. Dem Halten in der Endstellung können 3 - 4 schwingende Bewegungen vorangestellt werden.

Anspannen - Entspannen - Dehnen (AED-/PNF-Technik)

Der Trainierende spannt unmittelbar vor dem Dehnen den zu dehnenden Muskel für ca. 2 - 10 s maximal isometrisch an. Im Anschluß daran entspannt er den Muskel für 2 - 3 s völlig und dehnt ihn dann mittels Halten in der Endstellung (Dauer: ca. 10 - 30 s).

Aktiv-dynamische Dehnungsübungen (ballistisches Stretching)

Der Trainierende führt im schmerzfreien Bereich unter Ausnutzung der maximalen Bewegungsamplitude mehrfach rasche dynamische Bewegungen mit geringer Dehnungsgeschwindigkeit durch (Dauer: 5 - 15 s).

Passiv-dynamische Dehnungsübungen

Der Trainierende tastet sich durch ein rhythmisches, intermittierendes Dehnen an die Beweglichkeitsgrenze heran. Die Dehnungswirkung wird durch externe Partnerhilfe unterstützt, die maximale Dehnstellung für 5 - 30 s beibehalten.

Vergleichende Untersuchungen zur **Effektivität von Dehnungstechniken** bezüglich Verbesserung der Gelenkbeweglichkeit führten zu der Erkenntnis, daß die rhythmisch-dynamischen Dehnungsformen den statischen Dehnungsformen überlegen sind. Im therapeutischen Bereich haben sich die AED- und PNF-Technik besonders bewährt (Hutton 1994; Freiwald et al. 1998).

Die **Verbesserung der Gelenkbeweglichkeit** ist primär auf eine höhere Toleranz des Gelenk-Muskel-Sehnensystems gegenüber Dehnungsreizen zurückzuführen. Dabei ist die Plastizität der myogenen Komponenten für den muskulären Widerstand bei einer aktiven und passiven Dehnung gleichermaßen von entscheidender Bedeutung. Intensive statische und dynamische Kontraktionen sowie auch passive Einwirkungen wie Schütteln des Muskels verbessern die Bedingungen für eine nachfolgende muskuläre Dehnung durch eine Empfindlichkeitssteigerung der Muskelspindelrezeptoren für Dehnungsreize. Die Zahl der Bindungen zwischen den Aktin- und Myosinfilamenten wird dadurch reduziert und der intrinsische muskuläre Dehnungswiderstand gesenkt (Hutton 1994).

7.24 DEHNEN VOR, WÄHREND UND NACH KRAFTTRAINING

METHODIK

Dehnende Maßnahmen können im Rahmen eines Krafttrainingsprogramms für **verschiedene Zwecke** eingesetzt werden:

1. zur Vorbereitung der Muskulatur auf unmittelbar nachfolgende Kraftbelastungen,
2. zur Beschleunigung der Regeneration der Muskulatur während einer Krafttrainingseinheit,
3. zur Verbesserung der Beweglichkeit zwischen 2 Krafttrainingseinheiten.

Dehnen als aufwärmende Maßnahme zur Vorbereitung auf Belastungen im M.I.T.-Bereich (Freiwald u. Engelhardt 1996; Freiwald et al. 1998; Hennig u. Podzielny 1994)

Zum Aufwärmen eignen sich Dehnungen nicht als alleiniger Inhalt. Vor dem Dehnen sollte ein **allgemeines Aufwärmen** in Form von ganzkörperlicher Herz-Kreislauf-Belastung stattfinden (Beanspruchung auf allgemeine aerobe Kurzzeitausdauer; Minimaldauer: 6-12 min). Erst nach dem allgemeinen Aufwärmen wird gedehnt. Die **dynamischen Dehnungstechniken** sind zu bevorzugen.

Werden gehaltene Techniken (Stretching, AED-Technik) eingesetzt, darf die Haltedauer ca. 10 s nicht überschreiten (kurze Dehnungen) und es sollen pro Muskelgruppe nicht mehr als 3 - 4 Dehnungen durchgeführt werden. Bei zu langer und intensiver Dehnung besteht die Gefahr, daß die plastische Verformung des Bindegewebes zu ausgeprägt ist. Es ist dann nicht mehr in der Lage, mechanische Energie im Dehnungs-Verkürzungs-Zyklus zu speichern und abzugeben. Folge: der Trainierende verliert an Leistungsfähigkeit.

Dehnen zur Beschleunigung der Regeneration der Muskulatur nach hochintensiven Kraft(ausdauer)belastungen im H.I.T.-Bereich (Freiwald u. Engelhardt 1996; Freiwald et al. 1998; Schober et al. 1990)

Nach Belastungen im H.I.T.-Bereich mit hoher Laktatbildung und pH-Wertabfall benötigt die beanspruchte Muskulatur primär frisches Blut. Nährstoffe müssen ungehindert antransportiert, Stoffwechselzwischen- und -endsubstanzen durch eine optimale Durchblutung ausgeschwemmt werden.

Durch längerdauernde statische Dehnungen (mittels Stretching oder AED-Technik) werden die Kapillaren komprimiert, die notwendige Durchblutung unterbrochen und damit der Stoffwechsel behindert. Es kommt zu einer meßbaren Verzögerung der Regeneration.

Intermittierende dynamische Dehnungen führen zu einer beschleunigten Regeneration der Muskulatur. Während einer Krafttrainingseinheit sollten daher zwischen den einzelnen Übungen dynamische Dehnungsübungen durchgeführt werden.

Unmittelbar nach Beendigung einer hochintensiven Krafttrainingseinheit sollte nicht gedehnt, sondern **Maßnahmen zur Sofortregeneration** durchgeführt werden (Auslaufen, sofortiger Flüssigkeits-, Mineralstoff- und Vitaminersatz, duschen/baden/Sauna).

Erst zu einem späteren Zeitpunkt (>1 h nach Trainingsende) kann und soll gedehnt werden. Dabei sollten passive Dehnungsformen bevorzugt und die Endstellungen für eine längeren Zeitraum gehalten werden, um das Muskelspindelsystem neu einzustellen. Der Einsatz der AED-Technik ist zu vermeiden, da die dem Dehnen vorangestellte isometrische Anspannung zu einer erneuten Laktatbildung führen kann.

Dehnen zur Verbesserung der Beweglichkeit zwischen 2 Krafttrainingseinheiten (Freiwald u. Engelhardt 1996; Freiwald et al. 1998; Freiwald 1998)

Dehnungen sind vermutlich am wirkungsvollsten, wenn sie separat, d. h. zwischen 2 Krafttrainingseinheiten an verschiedenen Tagen, durchgeführt werden. Dabei können **alle zur Verfügung stehenden Dehnungstechniken** entsprechend der jeweils geltenden Empfehlungen (7.23) eingesetzt werden. Dehnen hat nicht nur physische, sondern auch psychische Wirkungen. Bei der Auswahl der geeigneten Dehnungsform sollte daher auch der Persönlichkeitstypus des Trainierenden berücksichtigt werden. Für den aufgeregten, sympathikotonen Trainierenden werden statische Dehungen, für den ruhigen, vagotonen Trainierenden eher dynamisch-aktivierende Dehnungen empfohlen.

SEITE INHALT

KAPITEL 8: TRAININGSKONZEPT

Kapitel 8

Trainingskonzept

Körperliches Training gehört nicht zu den Grundbedürfnissen des Menschen. In Kombination mit den spezifischen Rahmenbedingungen der heutigen Informationsgesellschaft hat dies zur Folge, daß moderne Menschen prinzipiell nur relativ wenig trainieren. Deshalb benötigen sie qualitativ hochwertige Angebote, die **bei einem Minimum an Zeitaufwand ein Maximum an Effizienz** gewährleisten.

Dieses Anforderungskriterium läßt sich für den Bereich der wirbelsäulenstabilisierenden Muskulatur nur durch **institutionalisiertes Training unter** in jeder Hinsicht **idealen Rahmenbedingungen** realisieren. Hierzu zählen:

- Einsatz modernster Technologie,
- Anwendung von in langjähriger wissenschaftlicher Forschung mit großer Fallzahl erprobten Methoden und Konzepten,
- intensive individuelle Betreuung durch fachlich und menschlich kompetente Trainer/Therapeuten,
- kompromißlose Anwendung interdisziplinär erarbeiteter Maßnahmen zur Qualitätssicherung, -kontrolle und -optimierung.

Im Mittelpunkt steht die **intensive körperliche Aktivierung** des Trainierenden. Ein systematischer Maßnahmenmix aus progressivem dynamischem Krafttraining, funktionsgymnastischen Dehnungsübungen sowie Übungen zur mechanischen Entlastung der Wirbelsäule und zur Entspannung der Rumpf-, Nacken- und Halsmuskulatur soll dabei die **Rekonditionierung** des Trainierenden ermöglichen (**funktionsorientierte Therapie**).

Grundlage aller Trainingsmaßnahmen sind die im vorherigen Kapitel dokumentierten wissenschaftlichen Trainingsprinzipien. Die systematische Ansteuerung der Trainingsziele (7.2) erfolgt unter **Einsatz standardisierter Trainings- und Behandlungsprogramme**. Diese wurden in 8jähriger Forschung mit mehr als 3000 subakuten und chronischen Rückenpatienten erprobt, evaluiert und kontinuierlich weiterentwickelt. Sie ermöglichen im Einzelfall die Maximierung der Adaptationskapazität bei gleichzeitiger Minimierung des Trainings- und Verletzungsrisikos.

Körperliches Training dient dem Homo internet, dessen Bewegungsapparat zum Sitzapparat mutiert, primär zur Kompensation seines Lebensstils. Es kann daher keinen Kur- oder Crashkurscharakter haben, sondern muß prinzipiell **langfristig orientiert** sein. Das nachfolgend vorgestellte Trainingskonzept beinhaltet analysegestützte, individuell maßgeschneiderte, ausgewogene und übersichtliche Trainingsprogramme für bisher krafttrainingsuntrainierte Personen/Patienten. Es ermöglicht nachweislich den

- vorsichtigen, kontinuierlichen Aufbau sowie
- dauerhaften Erhalt

der Kraft und Leistungsfähigkeit der wirbelsäulenstabilisierenden Muskulatur durch **regelmässiges Training mit minimaler Häufigkeit**.

8.2 TRAININGSVORAUSSETZUNGEN BEI RÜCKENPATIENTEN

DEFINITION

Bei Vorliegen eines akuten, zur Zeit sehr schmerzhaften Krankheitsgeschehens sollte auf den Einsatz eines(r) Trainings(therapie) zugunsten passiver Maßnahmen verzichtet werden (Müller 1997).

Sowie die akuten Schmerzen zurückgehen, ist es Aufgabe des Arztes, den Patienten mittels konservativer Therapie **in einen belastbaren Zustand** zu **behandeln** (Lewit 1997; Uhlig 1997). Diese erste Therapiephase bedarf einer guten Zusammenarbeit zwischen Arzt und Physiotherapeut. Die gemeinsame Aufgabe besteht zunächst primär in der **Beseitigung einer reflektorischen Hemmung bzw. Dysfunktion** als Grundvoraussetzung für eine sinnvolle Therapie. Hierfür werden klassische physiotherapeutische Maßnahmen eingesetzt, die gegebenfalls von ärztlicher Seite medikamentös unterstützt werden (Müller 1997).

Ein(e) Training(stherapie) kann erst dann in Erwägung gezogen werden, wenn mindestens Übungsstabilität besteht.

Übungsstabilität liegt prinzipiell vor, wenn sich das definierte Krankheits- bzw. Beschwerdebild in einer schmerzfreien oder schmerzarmen Phase befindet und der Patient im Bereich der Wirbelsäule über eine ausreichende Mobilität sowie Kraft und Leistungsfähigkeit verfügt, um die initialen Minimalbelastungen eines progressiven dynamischen Krafttrainingsprogramms (8.12 und 8.13) tolerieren zu können (Uhlig 1997).

Der behandelnde Arzt prüft danach, ob eine definierte **relative bzw. absolute Kontraindikation** für die Trainingsteilnahme vorliegt (2.25). Hierbei sind insbesondere folgende orthopädisch definierten, strukturell begründeten Kontraindikationen auszuschließen (Uhlig 1997):

1. deutliche Gefügestörungen/Instabilitäten,
2. schwere, erst recht schwere multisegmentale degenerative Veränderungen (einschließlich Spondylarthrosen mit der Neigung zu Aktivierungen),
3. beschwerderelevante Spinalstenosen,
4. beschwerderelevante Protrusionen, Prolapse, Foramenstenosen, instraspinale Adhäsionen, (epidurale) Fibrosierungen nach Bandscheibenoperation bzw. Postnukleotomiesyndrome.

Können Kontraindikationen ärztlicherseits ausgeschlossen werden, wird die **biomechanische Funktionsanalyse der Wirbelsäule inkl. präanalytischer Befragung** durchgeführt (Kap. 3-6). Voraussetzungen für eine Trainingsteilnahme sind danach (s. auch 6.5):

- das Vorliegen einer Dekonditionierung,
- eine positive Kontrollüberzeugungskonstellation,
- ein positiver Index zur Prädiktion des Trainingserfolgs,
- die ausreichende Beherrschung der deutschen Sprache,
- Freiwilligkeit,
- die Selbstverpflichtung zur regelmäßigen und vollständigen Programmteilnahme.

Problematisch sind **Patienten mit Grenzbefunden**. Die Praxis zeigt, daß die Minimierung von drop-outs aus medizinischen Gründen besonders erfahrener Ärzte bedarf. Der trainingszuweisende Arzt muß in der Lage sein, Störungen auf struktureller, funktioneller und psychischer Ebene zu erkennen und integrativ zu werten. Die Wahrscheinlichkeit eines drop-outs wächst erfahrungsgemäß mit zunehmender Schwere morphologischer bzw. psychischer Störungen (s. 9.15).

Gelangt der behandelnde Arzt zu der Erkenntnis, daß ein(e) Training(stherapie) medizinisch sinnvoll und nötig ist, sollte er den Patienten noch **vor Trainingsbeginn** umfassend über folgende Sachverhalte **informieren** (Müller 1997):

- wesentliche Mitverantwortung für den Gesundungsprozeß inkl. Verpflichtung zur aktiven mit Anstrengung verbundenen Mitwirkung,
- fehlende Korrelation zwischen den strukturellen Störungen und der Beschwerdesymptomatik oder der körperlichen Leistungsfähigkeit,
- Möglichkeit der initialen Beschwerdeverstärkung inkl. Hinweis auf Verordnung eines Schmerzmittels bei Bedarf.

DIE CHARAKTERISTISCHE STRUKTUR DES TRAININGS

8.3
GLIEDERUNG

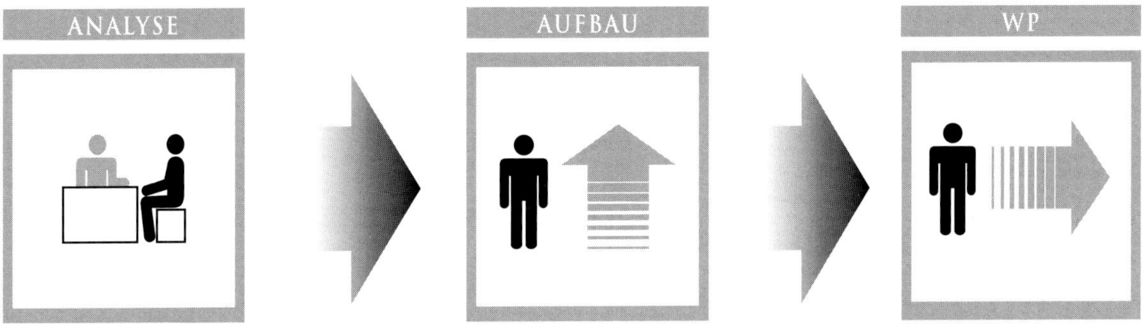

Systematischer Trainingsaufbau von der Analyse über das Aufbauprogramm hin zur weiterführenden Prävention (wP)

Das langfristig orientierte Trainingskonzept gliedert sich in 3 **Maßnahmen**, die systematisch aufeinander aufbauen:
- Analyse
- Aufbauprogramm
- weiterführende Prävention

Die **Analyse** besteht aus einer biomechanischen Funktionsanalyse der Wirbelsäule (Kap. 3-6), die nach der ärztlichen Untersuchung (2.25) durchgeführt wird. In Abhängigkeit vom Analyseergebnis und dem dabei mathematisch bestimmten Dekonditionierungsstadium (6.2) werden Umfang, Dauer und Häufigkeit des initialen (Aufbau)trainings bestimmt. Ein Dekonditionierungsstadium 1 bzw. 2 indiziert dabei ein **Aufbauprogramm mit 10 Trainingseinheiten** (8.13), ein Dekonditionierungsstadium 3 bzw. 4 ein **Aufbauprogramm mit 24 Trainingseinheiten** (8.14). Die nachfolgende **weiterführende Prävention (wP)** wird in Abhängigkeit vom erreichten Trainingszustand, der Motivation des Trainierenden sowie den finanziellen Rahmenbedingungen mit dem Ziel der **Erhaltung oder** aber der weiteren **Steigerung** von Kraft und Leistungsfähigkeit mit jeweils minimaler Trainingshäufigkeit durchgeführt (8.15).

Für alle Trainingsmaßnahmen gelten 4 unumstößliche **Grundsätze**:
1. kein Training ohne Analyse,
2. kein Training ohne Termin,
3. kein Training ohne intensive individuelle Betreuung (7.21),
4. kein Training ohne Effizienzdokumentation.

Der gesamte Trainingsprozeß ist in 4 unterschiedlich lange, aufeinander aufbauende **Trainingsabschnitte** unterteilt:
- **Abschnitt 1**: Spezifische Koordinationsschulung inkl. Entwicklung von Bewegungsqualität und -ökonomie (Entwicklung und kontinuierliche Automatisierung adäquater motorisch-dynamischer Stereotypen, Verbesserung der intermuskulären Koordination)
- **Abschnitt 2**: Maximalkraftsteigerung zur Verbesserung der neuromuskulären Aktivierung (Verbesserung der intramuskulären Koordination)
- **Abschnitt 3**: Maximalkraftsteigerung zur Vergrößerung des physiologischen Muskelquerschnitts (Hypertrophietraining)
- **Abschnitt 4**: Langfristig wirksames Erhaltungstraining mit dem Ziel der dauerhaften Stabilisierung von Kraft und Leistungsfähigkeit auf individuell hohem Niveau

Die Trainingsabschnitte 1 und 2 erstrecken sich über die ersten 3 Trainingsmonate. Sie dienen primär der **Beseitigung der funktionellen Atrophie** (7.2) sowie der systematischen Entwicklung von Belastungstoleranz und Ermüdungsresistenz. Die **Beseitigung der strukturellen Atrophie** (7.2) erfolgt schwerpunktmäßig im Rahmen der weiterführenden Prävention unter Einsatz einer für eine kontinuierliche Steigerung konzipierten Trainingsmethodik. Das Erhaltungstraining beginnt mit der dauerhaften Plateaubildung der individuellen Leistungsfähigkeit trotz systematischer Variation des Trainings (7.20). Wird keine Hypertrophie angestrebt, beginnt das Erhaltungstraining mit Beendigung des Aufbauprogramms.

Jede einzelne **Trainingseinheit** hat dabei ebenfalls eine **charakteristische Struktur**:
1. allgemeines Aufwärmen (8.4),
2. Dehnen (7.23/24, 8.5/6, 8.8/9, 8.11),
3. apparatives Krafttraining (7.5-22, 8.5/6, 8.8-8.10, 8.12-17) mit nachfolgender Entlastung/Entspannung (8.7).

Jeder apparativen Kräftigungsübung ist eine spezifische, vorab zu absolvierende Dehnungsübung zugeordnet. Nach jeder Kräftigungsübung wird prinzipiell eine Entlastungs- bzw. Entspannungsübung durchgeführt. Analog zur Analyse (4.1) wird auch bei den Kräftigungs- und Dehnungsübungen zwischen obligatorischen, optionalen und ergänzende Übungen unterschieden. Kräftigungsübungen für die HWS werden prinzipiell immer zu Beginn einer Trainingseinheit durchgeführt (7.11).

ÜBUNGEN ZUM ALLGEMEINEN AUFWÄRMEN

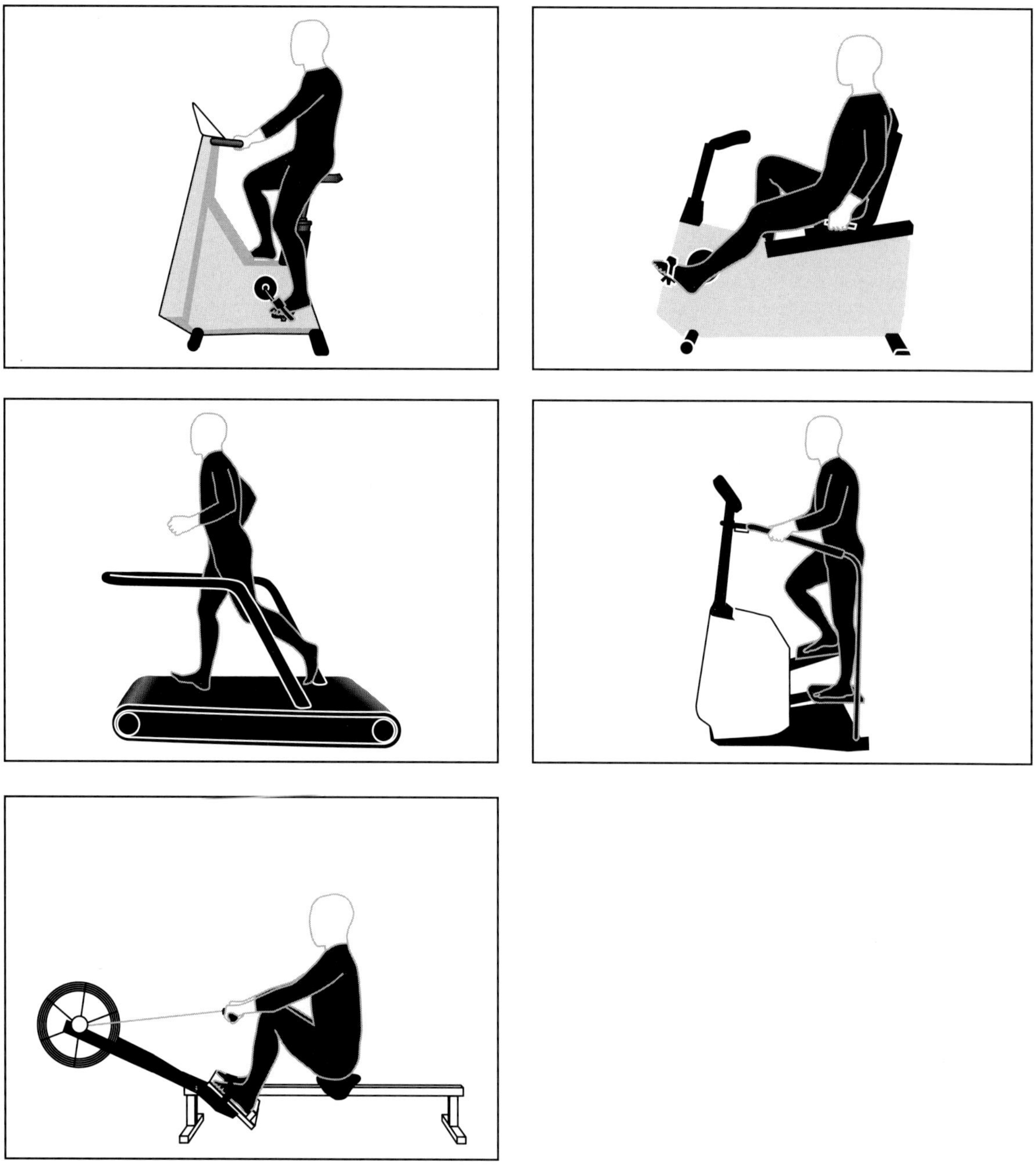

Übungen zum allgemeinen Aufwärmen in Form von ganzkörperlicher Herz-Kreislauf-Belastung

Das allgemeine Aufwärmen dient der **mentalen und körperlichen Vorbereitung auf das eigentliche Training**. Unter Einsatz von stationären Herz-Kreislauf-Trainingsgeräten (Standardübung für Rückenpatienten: Fahrradergometer) wird eine 6-bis 12minütige Belastung im Bereich der allgemeinen aerobe Kurzzeitausdauer durchgeführt (Pulsfrequenz: ≤130 Schläge pro Minute). Der Trainierende sollte sich dabei noch mühelos mit dem Trainer/Therapeuten unterhalten können. Das allgemeine Aufwärmen darf nicht zur einer vorzeitigen muskulären Ermüdung führen. Es wird beendet, wenn der Trainierende zu schwitzen beginnt und sich innerlich auf das nun folgende Training eingestellt hat.

Im Anschluß an das allgemeine Aufwärmen werden dynamische Dehnungsübungen entsprechend den hierfür geltenden Kriterien absolviert (7.24). Ein spezielles Aufwärmen an den Trainingssystemen ist nicht zwingend erforderlich, kann jedoch bei Personen mit mangelhafter Bewegungstechnik die Bahnung des spezifischen Bewegungsmusters unterstützen.

Die für das allgemeine Aufwärmen eingesetzten Herz-Kreislauf-Übungen können zusätzlich nach Beendigung des eigentlichen Trainings im Sinne einer regenerativen Herz-Kreislauf-Belastung (Dauer und Belastungsparameter: wie oben) eingesetzt werden.

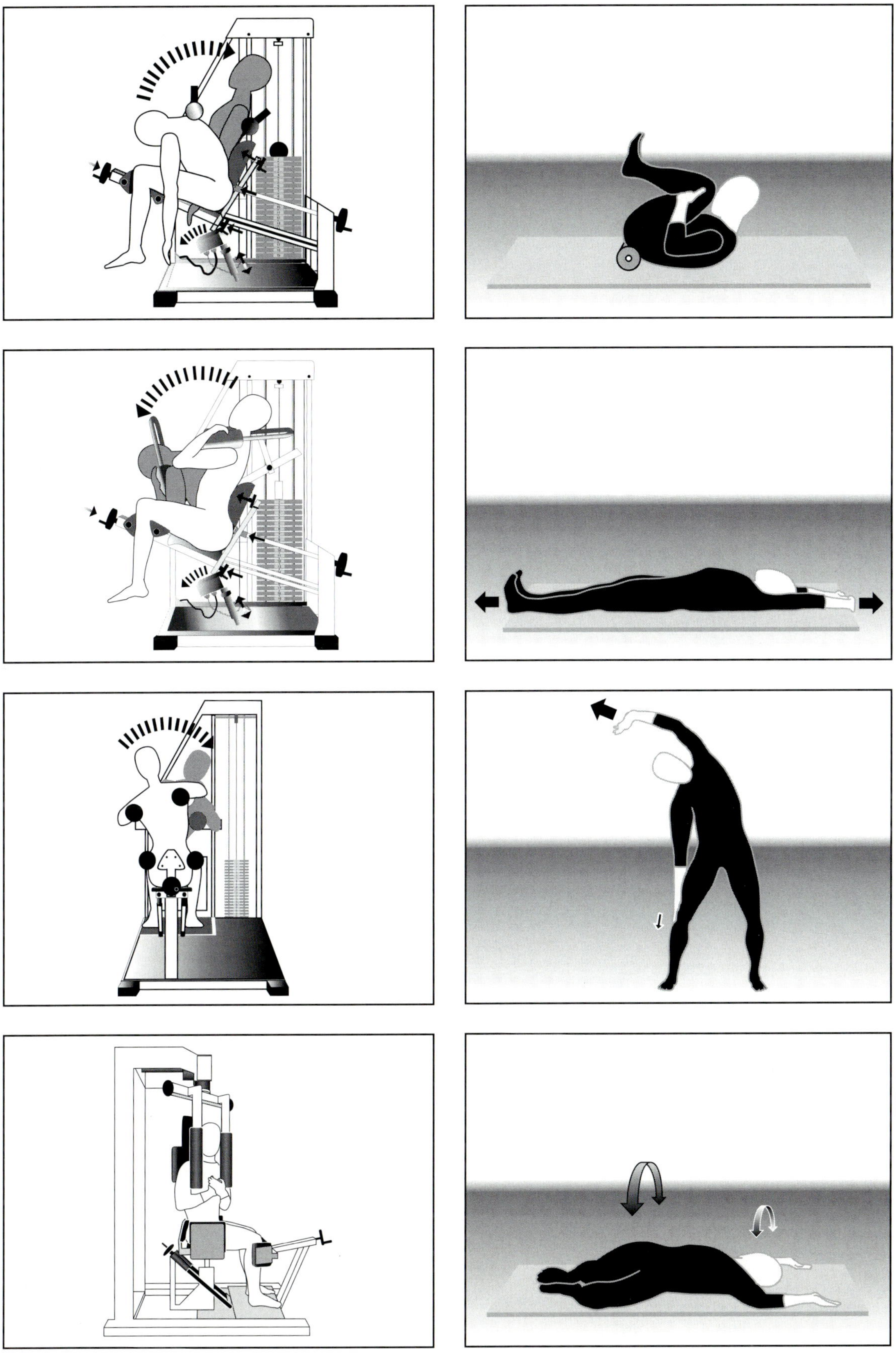

Apparative Kräftigungsübungen für die Rumpfmuskulatur inklusive der jeweils zugeordneten spezifischen Dehnungsübung

OBLIGATORISCHE HWS-ÜBUNGEN

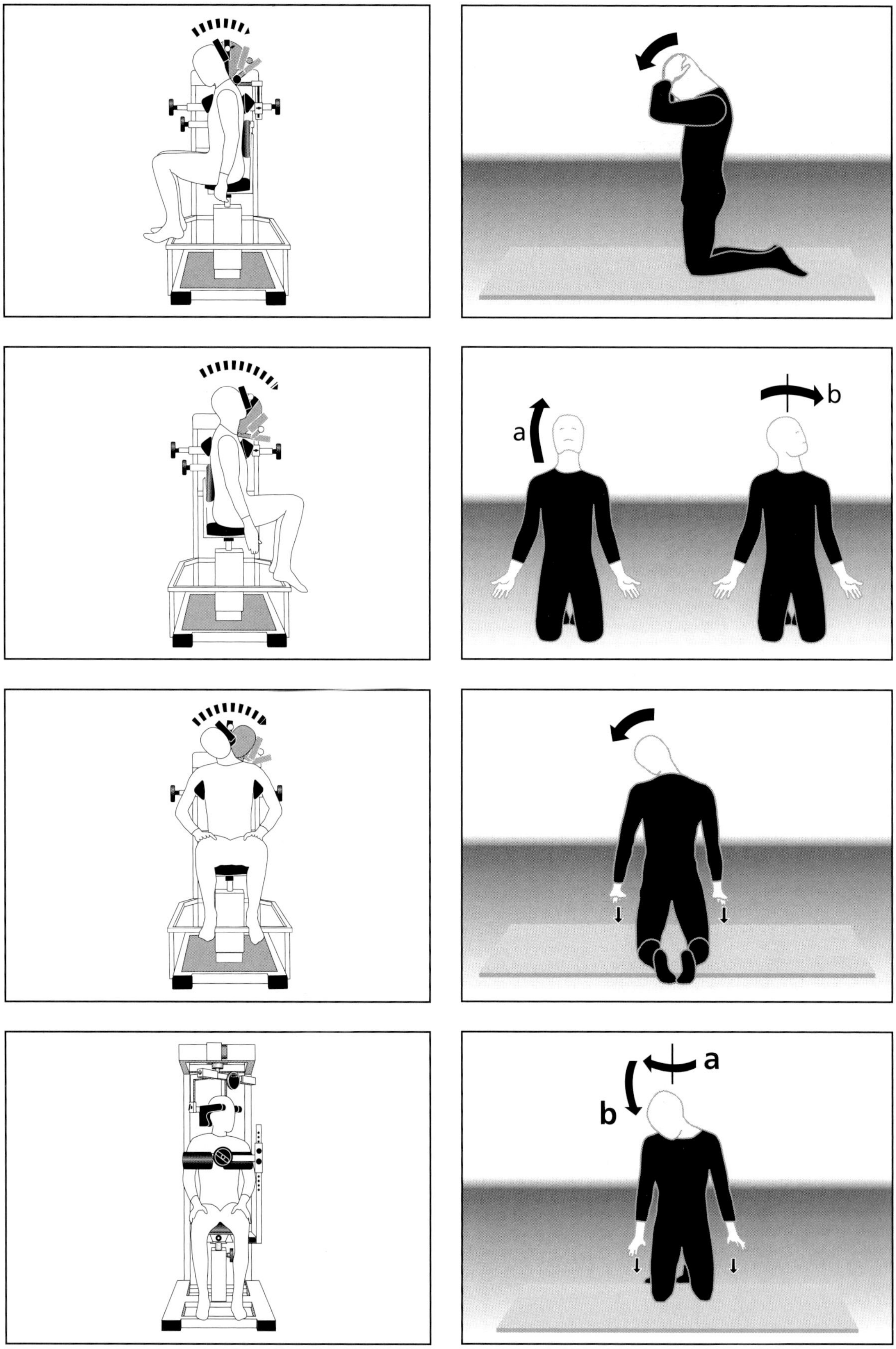

Apparative Kräftigungsübungen für die Nacken- und Halsmuskulatur inklusive der jeweils zugeordneten spezifischen Dehnungsübung

ÜBUNGEN ZUR ENTLASTUNG UND ENTSPANNUNG

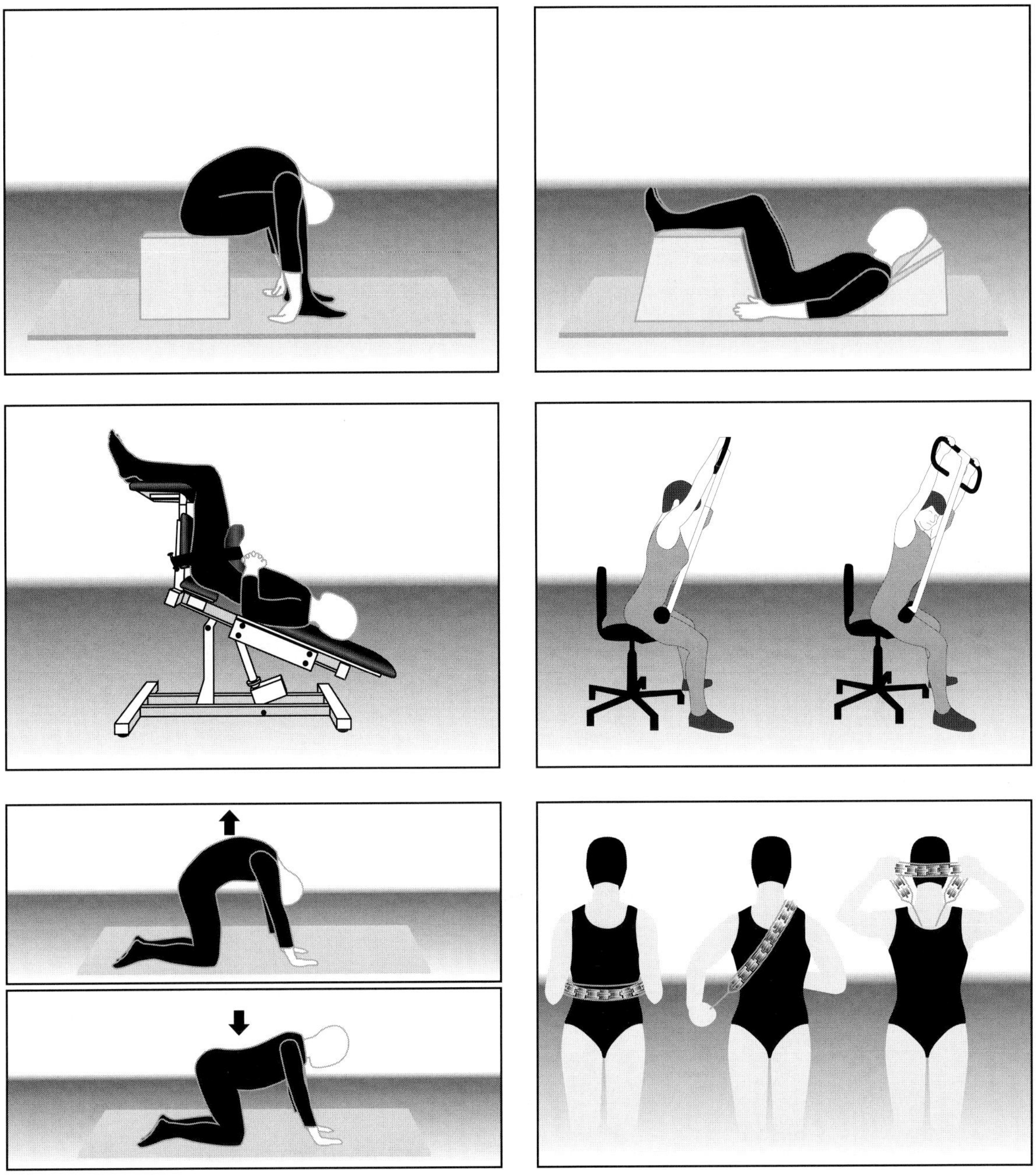

Aktive und passive Übungen zur mechanischen Entlastung der Wirbelsäule und zur Entspannung der Rumpf-, Nacken- und Halsmuskulatur

Dynamische Bewegungen der Wirbelsäule gegen externen Widerstand belasten Wirbelkörper, Zwischenwirbelscheiben und den Bandapparat der gesamten Wirbelsäule. Zum Zweck der unmittelbaren **Kompensation komprimierender Belastungen des passiven Bewegungsapparats** werden im Anschluß an jede Krafttrainingsserie aktive und passive Entlastungs- bzw. Entspannungsübungen durchgeführt.

Dabei werden 4 verschiedene **Techniken** eingesetzt: Lagerung, Extension, Mobilisierung, durchblutungsfördernde Selbstmassage. Die **Dauer** jeder Entlastungs-/Entspannungsphase beträgt, abhängig vom Ermüdungsgrad der vorausgegangenen Krafttrainingsserie, durchschnittlich 1 - 3 Minuten. Bei variablen Übungskonstruktionen (Beispiel: Neigungswinkel der Extensionsliege) bestimmt der Trainierende selbst anhand seines subjektiven Empfindens, welche Körperposition wie lange eingenommen wird.

Beim Einsatz der hölzernen Roller-/Selbstmassagesysteme wird auf gleichmäßige, langsame Zugbewegungen geachtet, die Druckintensität hängt vom subjektiven Wohlbefinden des Trainierenden ab. Der Eintritt eines subjektiv angenehmen Wärmegefühls gilt dabei als Kriterium für die Beendigung der Anwendung.

OPTIONALE KNIE- UND HÜFTÜBUNGEN

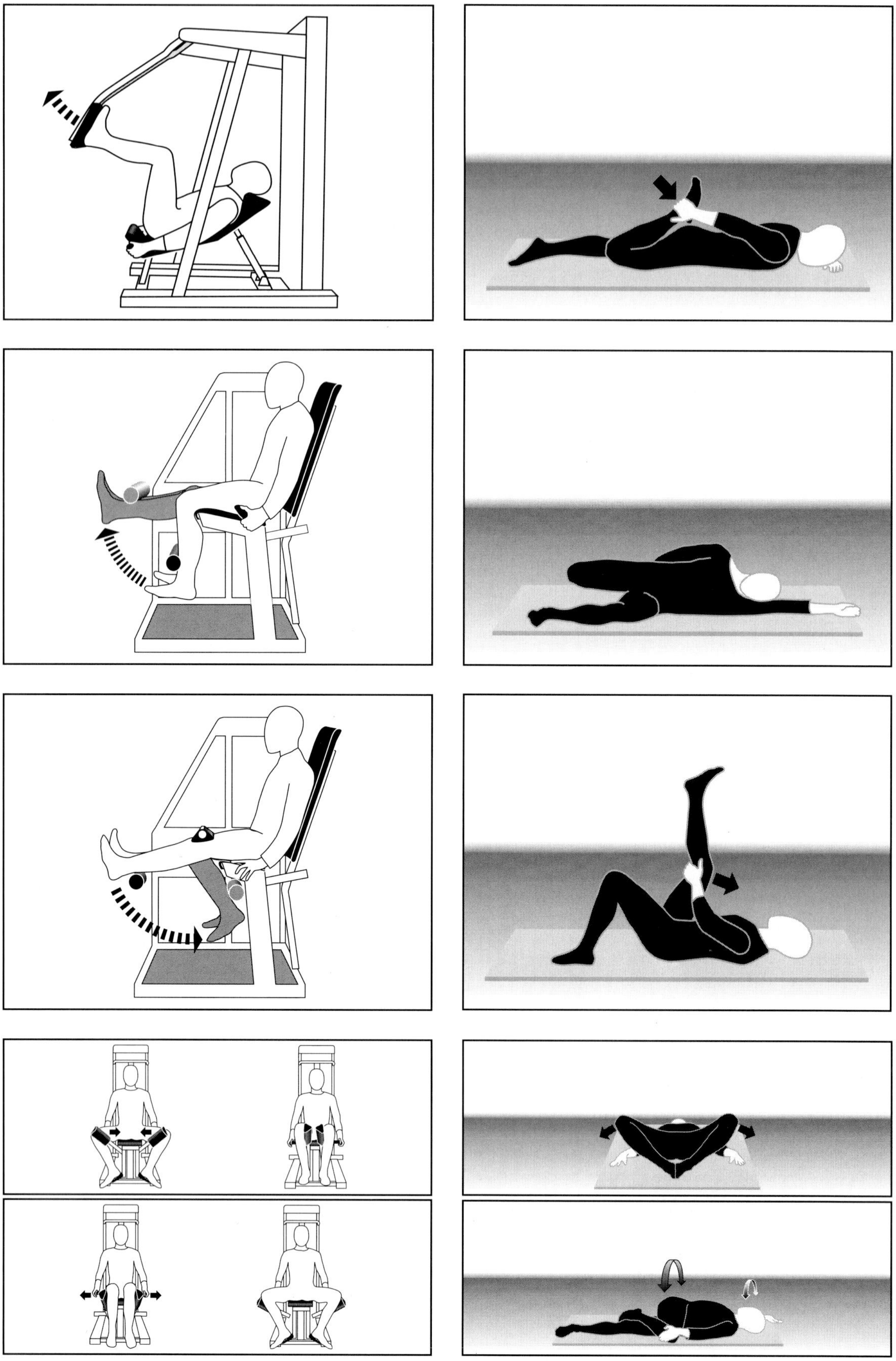

Apparative Kräftigungsübungen für die Knieextensoren und -flexoren sowie Hüftextensoren, -adduktoren und -abduktoren inklusive der jeweils zugeordneten spezifischen Dehnungsübung

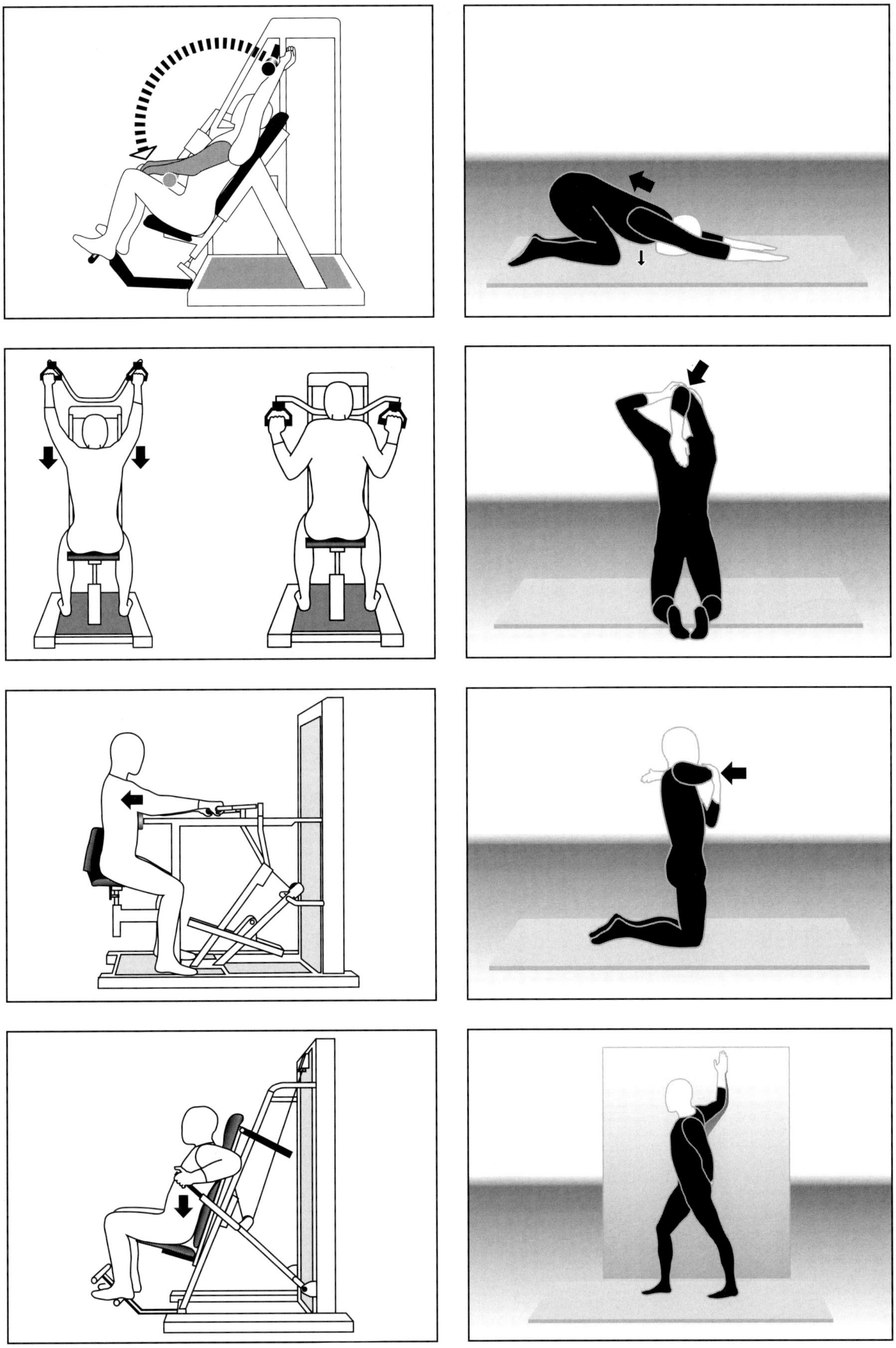

Apparative Kräftigungsübungen für die (obere) Rücken-, Schulter(gürtel)-, Brust- und Armmuskulatur inklusive der jeweils zugeordneten spezifischen Dehnungsübung

ERGÄNZENDE OBERKÖRPERÜBUNGEN

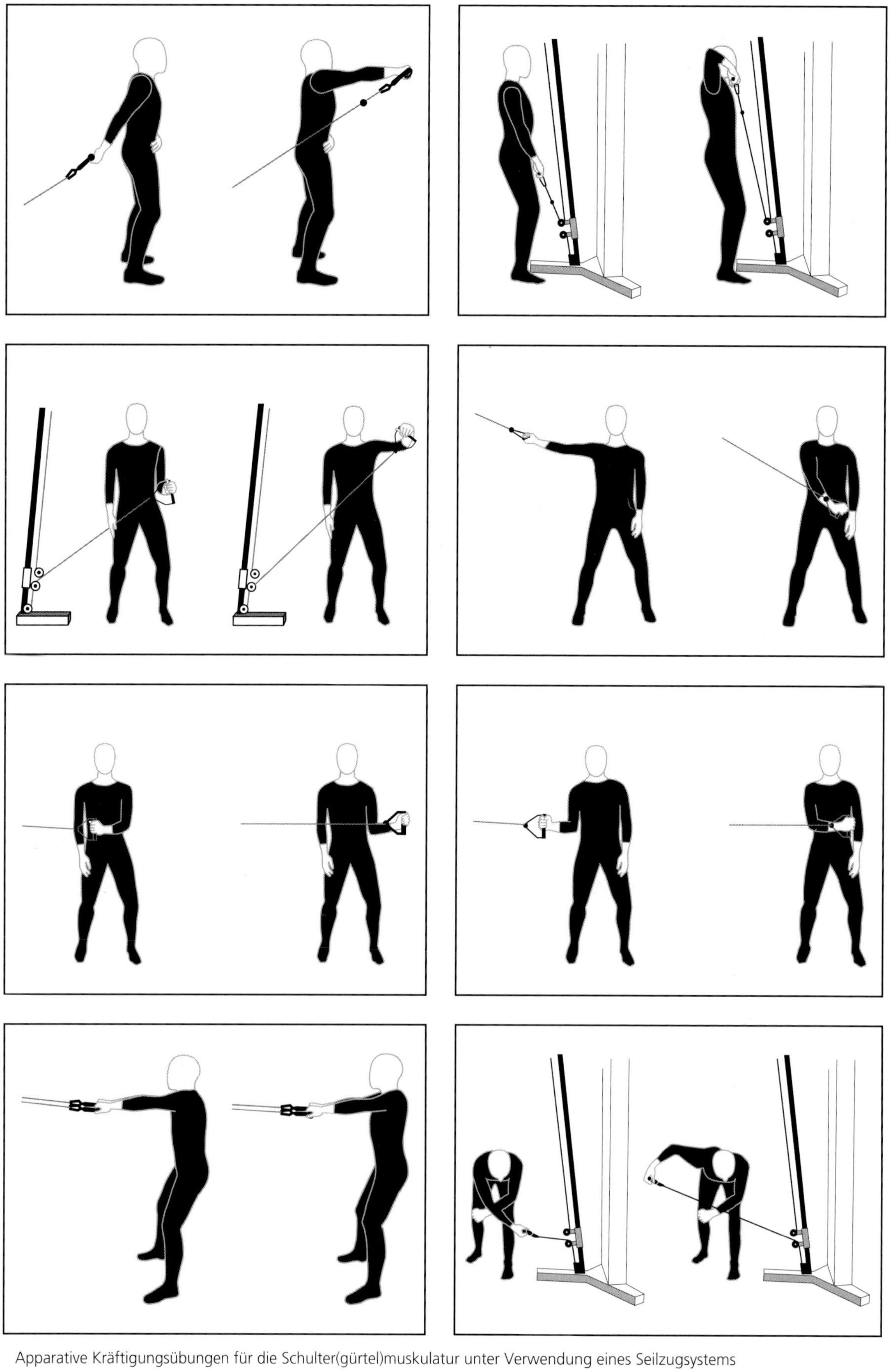

Apparative Kräftigungsübungen für die Schulter(gürtel)muskulatur unter Verwendung eines Seilzugsystems

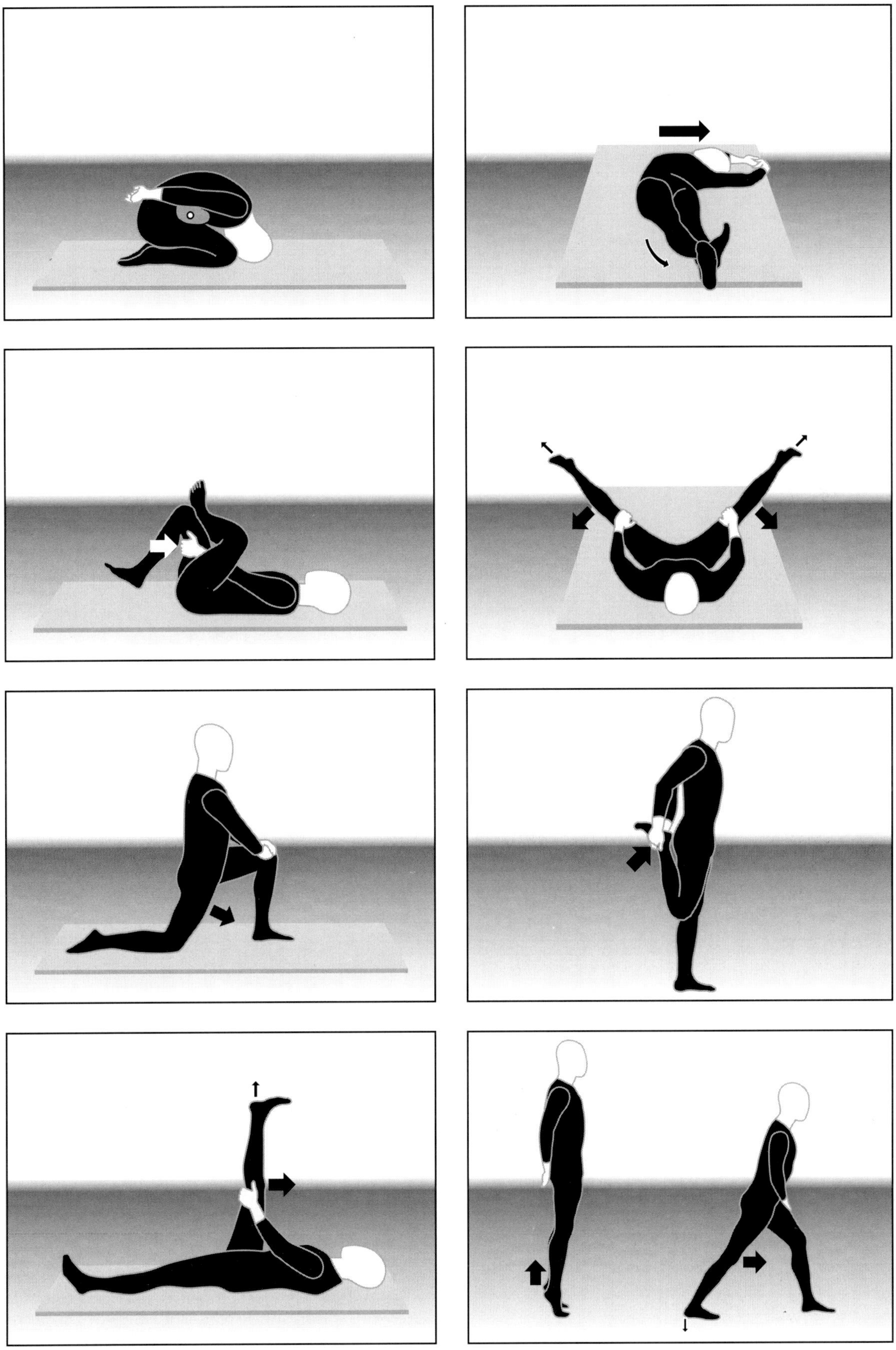

Funktionsgymnastische Dehnungsübungen zur Variation und Erweiterung des Übungsprogramms bei Bedarf

8.12 AUFBAUPROGRAMM MIT 10 TRAININGSEINHEITEN

METHODIK

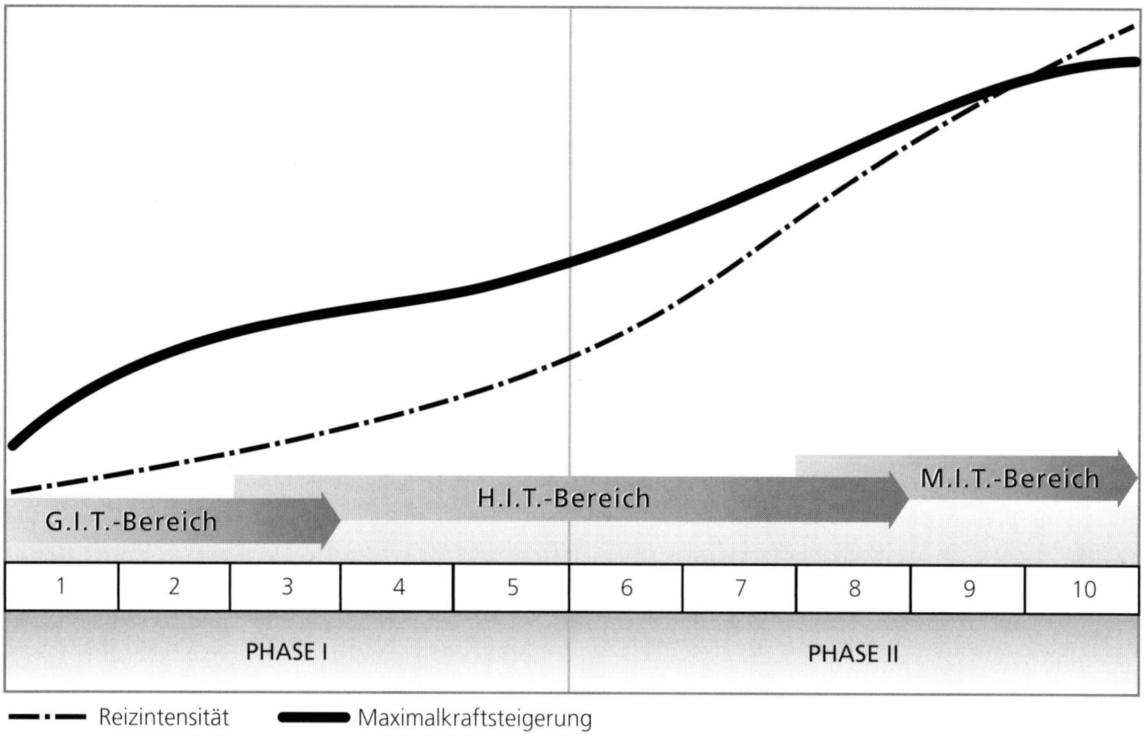

Reizgestaltung im Rahmen des standardisierten Aufbauprogramms mit 10 Trainingseinheiten (A10) für Personen/Patienten mit Dekonditionierungsstadium 1 oder 2

Das standardisierte Aufbauprogramm A10 ist **für körperlich belastbare Personen** mit geringfügiger (Dekonditionierungsstadium 1) bzw. geringfügiger, jedoch signifikanter Dekonditionierung (Dekonditionierungsstadium 2) konzipiert. Die bei dieser Zielgruppe vorhandenen muskulären Insuffizienzen beruhen primär auf einer defizitären neuromuskulären Aktivierung.

Das **Primärziel** des Aufbauprogramms A10 ist daher die **Verbesserung der simultanen Aktivierung und Ansteuerung** der (bereits) vorhandenen Muskulatur. Der Trainierende soll nach 10 Trainingseinheiten in der Lage sein, die jeweils beanspruchte Muskulatur innerhalb einer Belastungsserie im H.I.T.- und/oder M.I.T.-Bereich maximal zu aktivieren und bis zum momentanen muskulären Versagen erschöpfend auszubelasten.

Die **initialen Widerstandslasten** für das apparative Krafttraining werden für jede Übung anhand der experimentell bestimmten Formel „gemessenes absolutes Nettodrehmoment : 7 = Last in kg" errechnet (Denner 1995). Der trainingsbetreuende Therapeut kann diese Anfangslasten bei Bedarf (z. B. koordinative Defizite des Trainierenden, Akutschmerz) um bis 25% reduzieren.

Die ersten 2 - 3 Trainingseinheiten werden im G.I.T.-Bereich absolviert (Reizdauer: >50 und <90 s). Sie dienen der Einübung und ersten Automatisierung einer adäquaten Bewegungstechnik (7.10) bei kontinuierlich ansteigender Widerstandslast (Erhöhung um ca. 5% pro Trainingseinheit). Ab der 4. Trainingseinheit wird die Widerstandslast von Trainingseinheit zu Trainingseinheit linear ansteigend erhöht, so daß die beanspruchte Muskulatur innerhalb von weniger als ca. 50 s (Trainingseinheiten 4-8 im H.I.T.-Bereich) bzw. evtl. sogar innerhalb von ca. 20 s (Trainingseinheiten 9-10 im M.I.T-Bereich) über die gesamte Bewegungsamplitude hinweg vollständig ermüdet bzw. mit fortschreitendem Training maximal erschöpft wird. Ab der 6. Trainingseinheit sollte jede Belastungsserie bis zum konzentrischen Muskelversagen (7.15) durchgeführt werden. In den letzten 2 - 3 Trainingseinheiten kann die momentane muskuläre Beanspruchung bis zum konzentrisch-assistierten Muskelversagen gesteigert werden.

Das Krafttraining innerhalb des Aufbauprogramms A10 beabsichtigt eine annähernd **lineare Progression der Reizintensität** von Trainingseinheit zu Trainingseinheit durch kontinuierliche Erhöhung der Widerstandslast sowie kontinuierliche Steigerung der momentanen muskulären Beanspruchung innerhalb einer Belastungsserie. Im Idealfall beträgt die **Erholungsphase** zwischen 2 Trainingseinheiten in der ersten Trainingsphase (Einheiten 1-5) 72 h, in der zweiten Trainingsphase (Einheiten 6-10) 96-120 h.

AUFBAUPROGRAMM MIT 24 TRAININGSEINHEITEN

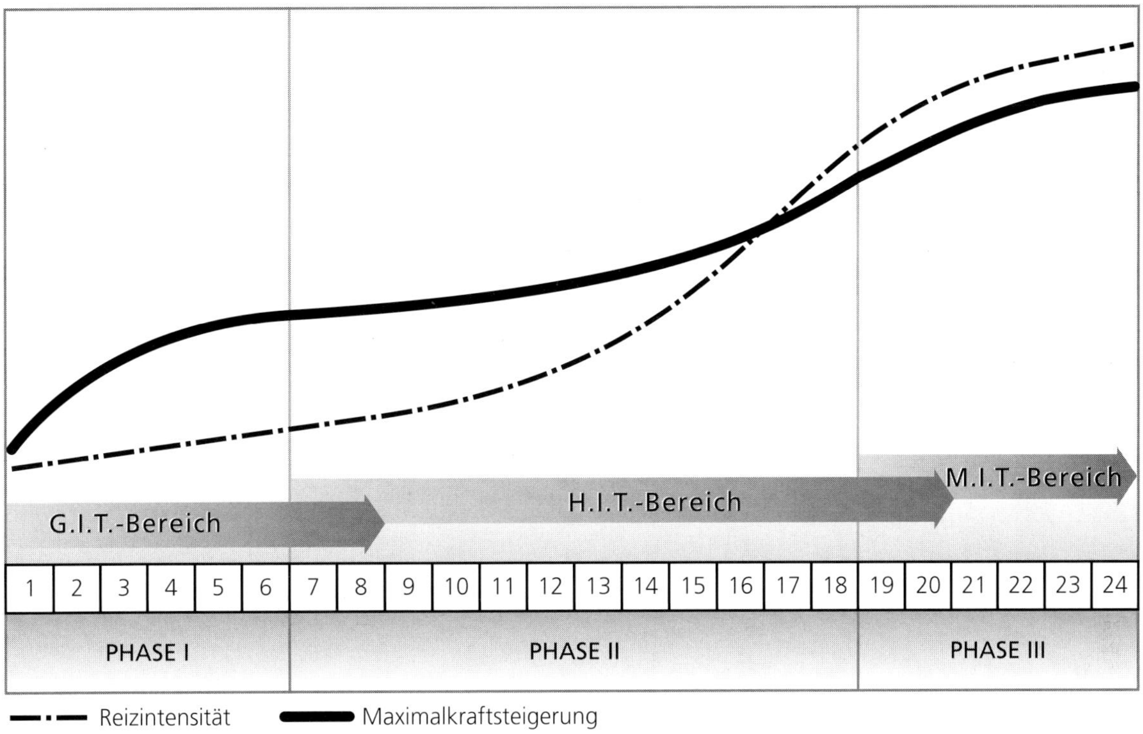

Reizgestaltung im Rahmen des standardisierten Aufbauprogramms mit 24 Trainingseinheiten (A24) für Rückenschmerzpatienten mit Dekonditionierungsstadium 3 oder 4

Das standardisierte Aufbauprogramm A24 wurde **für übungsstabile Rückenschmerzpatienten** mit ausgeprägter (Dekonditionierungsstadium 3) bzw. erheblicher Dekonditionierung (Dekonditionierungsstadium 4) entwickelt. Bei dieser Zielgruppe liegen multiple muskuläre Insuffizienzen vor, an denen sowohl neurale als auch muskuläre Faktoren beteiligt sind (7.2). Die körperliche Leistungsfähigkeit, Ermüdungsresistenz und Belastungstoleranz sind darüber hinaus i. d. R. ebenfalls erheblich eingeschränkt.

Primärziele des Aufbauprogramms A24 sind daher die **Verbesserung der inter- und intramuskulären Koordination bei gleichzeitiger Steigerung der körperlichen Belastbarkeit**. Analog zum Aufbauprogramm A10 soll der Trainierende nach 24 Einheiten in der Lage sein, die jeweils beanspruchte Muskulatur innerhalb einer Belastungsserie im H.I.T.- und/oder M.I.T.-Bereich maximal zu aktivieren und bis zum momentanen muskulären Versagen erschöpfend auszubelasten.

Die **initialen Widerstandslasten** für das apparative Krafttraining sind äußerst gering (absolutes Nettodrehmoment : 7 minus 25% = Last in kg), die ersten 6 Trainingseinheiten dienen primär dem Erlernen und Einüben eines korrekten und stabilen motorisch-dynamischen Stereotyps bei gleichzeitiger allmählicher Steigerung der Widerstandslast (ca. 3-5% pro Trainingseinheit).

Erst, wenn die segmentalen Bewegungen mit großer Konstanz unter vollständiger muskulärer Kontrolle und Beherrschung der Atemtechnik (7.10) realisiert werden können, sind die Vorbedingungen für das ermüdende bzw. erschöpfende Maximalkrafttraining mit höheren und hohen Widerstandslasten erfüllt.

Die **Trainingsphase I** (Einheiten: 1-6; Erholungsdauer: 48 h) erfolgt im G.I.T.-Bereich, die Reizdauer wird dabei kontinuierlich mittels vorsichtiger Erhöhung der Widerstandslast auf ca. 60-75 s reduziert, eine starke Ermüdung der beanspruchten Muskulatur jedoch vermieden. In der **Trainingsphase II** (Einheiten: 7-18, Erholungsdauer: 72-96 h) sollten 1. die Widerstandslast von Trainingseinheit zu Trainingseinheit linear um jeweils ca. 5% sowie 2. der Grad der belastungsinduzierten muskulären Ermüdung gesteigert werden, so daß spätestens in der zweiten Hälfte dieser Phase der H.I.T.-Bereich erreicht wird. Mit Beginn der zweiten Trainingshälfte wird die weitere kontinuierliche Progression der Reizintensität zunehmend mittels Steigerung der momentanen muskulären Beanspruchung innerhalb einer Belastungsserie realisiert. In der **Trainingsphase III** (Einheiten: 19-24; Erholungsdauer: 96-120 h) sollte der Trainierende in der Lage sein, mit nochmals erhöhter Widerstandslast eine nun erschöpfende muskuläre Ausbelastung innerhalb von ca. 20-30 s zu realisieren.

8.14 PROGRAMM(E) ZUR WEITERFÜHRENDEN PRÄVENTION

METHODIK

WP [ERHALTUNG]

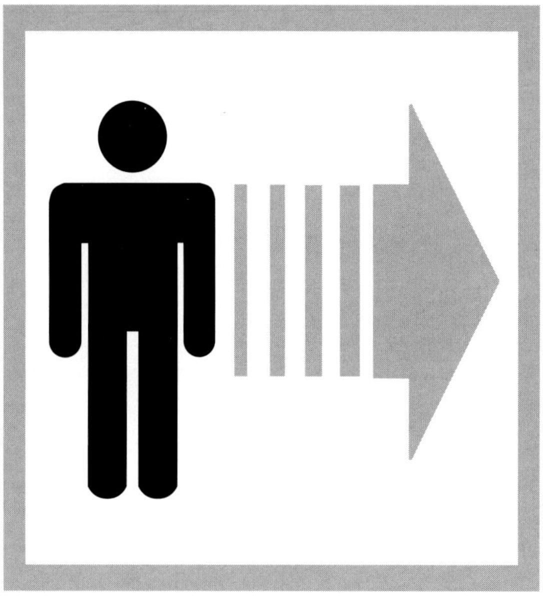

WP [STEIGERUNG]

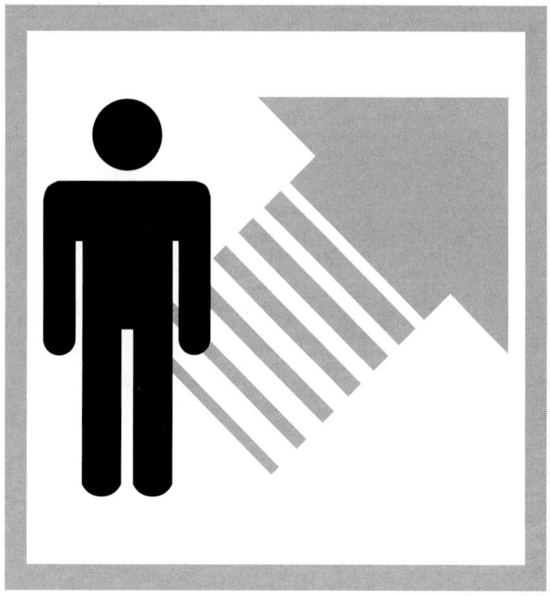

Symbolhafte Darstellung der beiden Optionen im Rahmen des Trainingsprogramms zur weiterführenden Prävention

Mehr als 95% aller Rückenpatienten können innerhalb eines 6monatigen Trainingszeitraums eine normale Kraft und Leistungsfähigkeit der gesamten wirbelsäulenstabilisierenden Muskulatur entwickeln (Kap. 9). Die unmittelbar nach Beendigung des Aufbauprogramms beginnende weiterführende Prävention sollte daher im Minimum für einen Zeitraum von 3 Monaten durchgeführt werden. Im günstigeren Fall gelingt es jedoch, den Patienten für ein dauerhaftes Training mit minimaler Häufigkeit zu gewinnen.

Primärziele des Erhaltungstrainings sind die langfristig wirksame Stabilisierung der im Rahmen des Aufbauprogramms erzielten Anpassungserscheinungen inklusive geringfügiger Verbesserung noch defizitärer Parameter. Diese Ziele können mit einer regelmäßigen Trainingseinheit pro 7-10 Tage (**Minimalempfehlung**: 50 Trainingseinheiten pro Jahr) realisiert werden (Kap. 9).

Der **Trainingsreiz** besteht aus einer Belastungsserie im H.I.T.-Bereich, welche die beanspruchte Muskulatur bis zum isometrischen Versagen und darüber hinaus maximal erschöpft.

Im Idealfall wird der Trainierende durch die Teilnahme am Aufbauprogramm zu einem dauerhaften Training zur **kontinuierlichen Steigerung der Leistungsfähigkeit** stimuliert (Option 2).

Dieses langfristig orientierte Trainingsprogramm basiert auf einem **5-Phasen-Zyklus**:

In der **Phase 1** (Dauer: ca. 3 Monate) werden Kraft und Leistungsfähigkeit der wirbelsäulenstabilisierenden Muskulatur durch progressive Intensivierung des Trainingsreizes (weitere Erhöhung der Widerstandslast und/oder Steigerung des Grads der momentanen muskulären Beanspruchung innerhalb jeder Belastungsserie im H.I.T.-Bereich) bei gleichzeitiger Reduktion des Reizumfangs um ein Viertel bis ein Drittel (7.19) und Verlängerung der Erholungsphase zwischen 2 Trainingseinheiten (7.18) kontinuierlich weiterentwickelt.

Stellt sich eine Plateaubildung der Leistungsfähigkeit ein, wird in einen umfangsorientierten Kraftausdauerzyklus gewechselt (**Phase 2**; Dauer: ca. 4-6 Wochen, Methodik: 7.20).

Im Anschluß daran erfolgt ein erneuter intensitätsorientierter Maximalkraftzyklus mit modifizierter Zielsetzung (**Phase 3**; Dauer: 6-12 Wochen). Hierfür wird das Trainingsprogramm - entsprechend dem individuellen Bedarf - auf den gesamten Bewegungsapparat erweitert und modifiziert. Es werden neue Trainingsziele definiert und Prioritäten gesetzt. An den Maximalkraftzyklus schließt sich wiederum ein umfangsorientierter Kraftausdauerzyklus (**Phase 4**; wie Phase 2) an.

In unregelmäßigen Abständen kann danach anstelle eines intensitätsorientierten auch ein umfangsorientierter hypertrophieinduzierender Maximalkraftzyklus (**Phase 5**; Dauer: ca. 3 Monate, Methodik: 7.12) durchgeführt werden.

Die **Basis** aller trainingsindividualisierenden Maßnahmen **ist das muskuläre Profil der Wirbelsäule** (6.3). Es ermöglicht die analysegestützte Entwicklung eines individuell maßgeschneiderten, ausgewogenen und übersichtlichen persönlichen Trainingsprogramms sowie die Definition individueller Trainingsziele und -schwerpunkte.

Insbesondere 3 Komponenten des Trainingskonzepts bieten **Individualisierungspotentiale**:
1. Trainingsübungen
2. Trainingsmethodik
3. Betreuung(sform)

Die **Auswahl der Trainingsübungen und** die **Reihenfolge ihrer Durchführung** innerhalb einer Trainingseinheit werden durch das **Prioritätsprinzip** bestimmt. Im Rahmen der Profilerstellung erfolgt daher eine softwaregestützte Kategorieneinteilung und Etikettierung aller getesteten Muskelgruppen in Abhängigkeit vom Ausmaß der Abweichung jedes Meßwerts vom Mittelwert untrainierter beschwerdefreier Referenzpersonen (s. 7.11):
- Kategorie P1 (höchste Priorität)
- Kategorie P2 (hohe Priorität)
- Kategorie P3 (niedrige Priorität)
- Kategorie P4 (keine Priorität)

Diese methodische Vorgehensweise ermöglicht u. a. die gezielte Beseitigung bzw. Reduktion von (neuro)muskulären Dysbalancen und Rechts-links-Asymmetrien. Entspricht beispielsweise die Maximalkraft der linksseitigen Rumpflateralflexoren der Kategorie P1 und die Maximalkraft der rechtsseitigen Rumpflateralflexoren der Kategorie P4, wird nur so lange ein unilaterales Krafttraining durchgeführt, bis die Maximalkraftdysbalance vollständig beseitigt ist.

Die **Anzahl der Übungen pro Trainingseinheit** (Empfehlung: zwischen 6 und 12, s. 7.22) kann während des Aufbauprogramms sowie des Trainingsprogramms zur weiterführenden Prävention in Abhängigkeit von der Belastungstoleranz sowie dem Adaptationspotential des Trainierenden (im Rahmen der Empfehlungsgrenzen) reduziert bzw. erhöht werden.

Mit Krafttraining im H.I.T.-Bereich kann erst dann begonnen werden, wenn der Trainierende über eine adäquate Bewegungsqualität (7.10) verfügt. Die **Dauer der initialen spezifischen Koordinationsschulung** hängt unmittelbar von den Fähigkeiten und der Entwicklungsgeschwindigkeit des Trainierenden ab. Sie kann im Einzelfall verkürzt, aber auch verlängert werden.

Die Regenerationsfähigkeit nach ermüdenden bzw. erschöpfenden Kraftbelastungen unterscheidet sich von Individuum zu Individuum erheblich. Bei Trainierenden, die subjektive und objektive Zeichen von Überbeanspruchung oder Übertraining (7.19) aufweisen, muß die **Trainingshäufigkeit** reduziert und die Erholungsphase verlängert werden (7.18). Bei jungen Frauen wurde darüber hinaus festgestellt, daß mit einem an den Menstruationszyklus angepaßten Krafttraining (eine Trainingseinheit alle 48 h während der Follikelreifungsphase sowie eine Trainingseinheit pro Woche während der Lutealphase) ausgeprägtere Kraftverbesserungen erzielt werden können als mit einem Krafttraining, das konstante zyklusunabhängige Erholungsphasen vorsieht (Reis et al. 1995).

Trainierende mit einem Defizit an fettfreier Körpermasse (4.14) sowie Rückenschmerzpatienten mit einer nachgewiesenen strukturellen Atrophie (7.4) sollten bereits unmittelbar nach Beendigung des Aufbauprogramms mit einem spezifischen **umfangsorientierten Maximalkrafttraining zur Vergrößerung des Muskelquerschnitts** beginnen.

Regelmäßig durchgeführter Folgeanalysen (Aufbauprogramm A10: nach 5 und 10 Trainingseinheiten; Aufbauprogramm A24: nach 6, 18 und 24 Trainingseinheiten; weiterführende Prävention: nach jeweils 20 Trainingseinheiten) gewährleisten die kontinuierliche Individualisierung und systematische Variation des Krafttrainings auf der Basis von Meßdaten und deren trainingsbedingten Veränderungen.

Patienten, bei denen die **Kontrollüberzeugungsanalyse** (3.7) im Rahmen der präanalytischen Befragung eine **hohe P-Externalität** (insbesondere bei gleichzeitig geringer Internalität und hoher fatalistischer Externalität) ergeben hat, sollten während des Krafttrainingsprogramms im Idealfall immer von demselben Therapeuten betreut werden. Bei einer derartigen Konstellation muß folglich eine eindeutige Patient-Therapeut-Zuordnung durchgeführt werden.

Patienten, bei denen - aus welchen Gründen auch immer - die **Gefahr eines Drop-outs** besteht, sollten prinzipiell immer in einer 1:1-Betreuungsform trainiert werden.

TRAININGSPLANUNG UND -DOKUMENTATION

A
24

C7 / C7 — A, D, B, E, F, X, G

[X] ischiocrurale Musk. [X]
[ ] m. rectus femoris [ ]
[ ] m. iliopsoas [X]

Name *Muster* Vorname *Max*

Dehnung 1. *3* 2. *6* 3. *1* 4. *9* 5. *2* 6. *5* 7. 8. 9. 10.

Trainingseinheit	1	2	3	4	5	6	7	8	9	10	11	12
Datum	*10.02.*	*12.02.*	*14.02.*	*17.02.*	*19.02.*							
Nr. 1 P *1*	***Rumpfextension***											
Last	*25* ↑	*30* ↑	*35* ↑	*37*	*37*							
Dauer	*87*	*77*	*65*	*56* ↑	*64* ↑							
Intensität	X H M	X H M	X H M	G X M	X H M	G H M	G H M	G H M	G H M	G H M	G H M	G H M
Nr. 2 P *1*	***Rumpfrotation rechts***											
Last	*15* ↓	*10*	*10* ↑	*12*	*12* ↑							
Dauer	*48*	*69* ↑	*80*	*67* ↑	*74*							
Intensität	X H M	X H M	X H M	G X M	X H M	G H M	G H M	G H M	G H M	G H M	G H M	G H M
Nr. 3 P *2*	***Rumpfflexion***											
Last	*15* ↑	*20* ↑	*25*	*25* ↑	*30*							
Dauer	*82*	*80*	*67* ↑	*78*	*64* ↑							
Intensität	X H M	X H M	X H M	X H M	X H M	G H M	G H M	G H M	G H M	G H M	G H M	G H M

Beispiel einer standardisierten Trainingskarte zur Trainingsplanung und -dokumentation

Vor Beginn des Aufbauprogramms sowie jeweils vor Beginn von weiteren 10 Trainingseinheiten weiterführender Prävention wird für jeden Trainierenden ein **Trainingsplan** erstellt und in Form einer **Trainingskarte** schriftlich definiert.

Im Laufe eines Trainingsprogramms werden die Trainierenden i. d. R. von verschiedenen Trainern bzw. Therapeuten betreut. Zur Sicherstellung einer homogenen Betreuungsqualität muß die Trainingskarte **im Minimum folgenden Angaben und Informationen** über den Trainierenden und das Trainingsprogramm enthalten:

- persönliche Angaben (Name und Vorname)
- Beschwerdebild und Dehnbarkeit
  - Schmerzregionen HWS sowie LWS/BWS
  - Muskeln mit eingeschränkter Dehnbarkeit
- Trainingsprogramm
  - Art des Trainingsprogramms
  - Phasen des Trainingsprogramms (Visualisierung)
  - bereits absolvierte Trainingseinheiten
- Trainingsübungen
  - Dehnung
    - Dehnungsübungen (Bezug: Wandposter mit durchnummerierten Übungen)
  - Krafttraining
    - apparative Übungen (inkl. Bezeichnung) in der Reihenfolge ihrer Durchführung (Nr. 1 bis 12)
    - Prioritätskategorie jeder Übung
- Belastungsparameter im Krafttraining (pro Übung und pro Trainingseinheit)
  - Widerstandslast (in kg)
  - Reizdauer (in s)
  - Intensitätsbereich (G.I.T., H.I.T., M.I.T.)

Der **protokollarische Aufwand** zur Dokumentation einer Trainingseinheit sollte grundsätzlich **so gering wie möglich** sein. Ansonsten geht wertvolle Betreuungszeit verloren. Es ist ausreichend, wenn die **Schlüsselparameter der Reizgestaltung**, nämlich die Belastungshöhe und die Reizdauer sowie der sich daraus ergebende Intensitätsbereich, dokumentiert werden. Darüber hinaus sollte durch einen Richtungspfeil angegeben werden, ob die Steigerung der muskulären Beanspruchung in der nächsten Einheit über eine Erhöhung der Widerstandslast oder eine Verlängerung der Reizdauer angesteuert werden soll.

Die in der Praxis übliche **Fokussierung auf Wiederholungszahlen**, welche der Trainierende mit einer definierten Last durchgeführt hat („15 Wiederholungen mit 50 kg"), ist für die Trainingssteuerung ohne die Angabe des Zeitraums, den eine Belastungsserie erfordert hat, wertlos. Von entscheidender Bedeutung sind dagegen die Reizdauer sowie der Grad der dabei erzielten momentanen muskulären Beanspruchung. Es genügt, wenn der Trainer die Reizdauer mittels Stoppuhr ermittelt und den Intensitätsbereich, in dem die Beanspruchung stattgefunden hat, durch Ankreuzen charakterisiert. Diese Vorgehensweise vermeidet eine **negative Konditionierung** des Trainierenden auf die Wiederholungszahl. In der Konsequenz ergibt sich eine bessere Konzentration auf jede Einzelwiederholung und die Vermeidung der vorzeitigen Beendigung einer Belastungsserie nach Realisierung einer willkürlich festgelegten Anzahl von Wiederholungen.

TRAININGSPROBLEME UND DEREN BESEITIGUNG

Trotz sorgfältiger Überprüfung der Teilnahmevoraussetzungen im Einzelfall finden sich in der Trainingspraxis **Individuen, die keine oder nur geringe Trainingsfortschritte erzielen**. Auf der Basis des vorliegenden Erfahrungswissens lassen sich diesbezüglich insbesondere 2 **Typen** von Trainingsteilnehmern näher charakterisieren:

1. Trainingsteilnehmer mit defizitärer Einstellung zum Training,
2. Trainingsteilnehmer mit schmerzbedingter beeinträchtigter Belastbarkeit.

Trainingsteilnehmer mit defizitärer Einstellung zum Training kommunizieren auf verbale und nonverbale Art und Weise, daß sie nicht oder nur eingeschränkt bereit sind, die angestrebten Trainingsziele zu realisieren: Absage von Trainingseinheiten bzw. Nichterscheinen zum Training, qualitativ geringwertige Bewegungstechniken, mangelnde Konzentration beim Training, willkürlicher vorzeitiger Abbruch von Belastungsserien, Weigerung zur Verwendung einer höheren Widerstandslast, mangelnde Akzeptanz des betreuenden Trainers etc.

Viele dieser Trainingsteilnehmer suchen instinktiv den Massageeffekt, der sich nach ca. 90 s dauernder geringintensiver Belastung einstellt und subjektives Wohlbefinden, aber keinerlei neurale oder muskuläre Adaptation auslöst. Versucht der Trainer, diese Belastungsbedingungen zu verändern, reagiert der Trainierende mit Ablehnung.

Eine vorzeitige Trainingsbeendigung (Drop-out) kann bei diesem Teilnehmertypus **nur auf kognitivem Weg** verhindert werden. Ein Arzt, Trainer oder Therapeut, den der Trainierende als Autorität akzeptiert, muß versuchen, durch umfassende Aufklärung und Information evtl. sogar in Verbindung mit einer Provokation und/oder der Androhung des Ausschlußes vom Training eine Veränderung der Einstellung zum Training zu bewirken. Darüber hinaus sollte der Trainierende zumindest für einige Zeit in einer **1:1-Betreuungsform** trainiert werden, evtl. empfiehlt sich auch ein **Trainerwechsel**.

Trainingsteilnehmer mit schmerzbedingter beeinträchtigter Belastbarkeit müssen äußerst ernst genommen werden. Es ist zweifelsfrei zu klären, ob die ärztliche Diagnose korrekt ist (2.25), keine der definierten Kontraindikationen vorliegen (2.25, 8.2), Übungsstabilität gegeben ist (8.2) und die innere Einstellung des Patienten den definierten Anforderungen entspricht (6.5). Eine Fortsetzung des Trainings setzt eine positive Beantwortung aller dieser Fragen voraus.

Der **Schmerz** ist dabei grundsätzlich nicht primär pathologisch, sondern als **trainingssteuernde Größe** zu betrachten. Die Trainingstherapie selbst ist funktionsorientiert, nicht schmerzorientiert. Infolgedessen ist es nebensächlich, welche Schmerzintensität der Patient angibt. Entscheidend ist lediglich die schmerzbedingte momentane Funktionsbeeinträchtigung.

Die spezifische Erfahrung zeigt, daß **Patienten mit Akutschmerzen** primär Probleme mit der Aktivierung und Ansteuerung der Muskulatur haben. Folglich weigern sich die Patienten, dynamisch gegen hohe Widerstandslasten zu arbeiten, i. d. R. wird eine Verringerung der Last gefordert. Dabei stellt sich die grundsätzliche Frage: wer steuert das Training? der Therapeut oder der Patient? Es ist Aufgabe des Therapeuten, den Patienten davon zu überzeugen, sich einem validierten und mit großer Patientenzahl praktisch erprobten Trainingskonzept anzuvertrauen. Die Belastbarkeit des Patienten ist durch die ärztliche Untersuchung sichergestellt, die geforderte Belastung ist sowohl realisierbar als auch zumutbar. Reiztheoretisch betrachtet wäre es ein Fehler, dem Wunsch des Patienten nach einer submaximalen Reizgestaltung nachzugeben. Ein dynamisches Training mit geringen Lasten und langer Reizdauer ist zwar vermeindlich gesundheitlich schonender, trägt jedoch nicht zur Rekonditionierung bei.

Bei Patienten mit Akutschmerzen muß die **Betreuungsform** sofort **intensiviert** werden (von 1:≤3 zu 1:1). Darüber hinaus sollte dem muskulären Ansteuerungsproblem durch eine **Veränderung des Trainingsmodus** Rechnung getragen werden. In der betreffenden Trainingseinheit wird daher ein multipositionales isometrisches Maximalkrafttraining mit visuellem Online-Feedback (7.9 und 4.21) durchgeführt. Dieser Moduswechsel trägt erfahrungsgemäß zum Abbau der negativen Erwartungshaltung und zur Aktivierung der Leistungsbereitschaft substantiell bei und erlaubt die für die Trainingseinheit geplante Reizgestaltung. Eine unregelmäßig einsetzbare methodische Alternative zum Moduswechsel ist die **indirekte Stimulation mittels Ausbreitungseffekt** (7.11). Dabei wird in der betreffenden Trainingseinheit auf die Durchführung der problematischen spezifischen Übung zugunsten einer anderen unspezifischen dynamischen Übung verzichtet (Beispiel: anstelle der Übung Rumpfextension, 8.5, wird die Übung Latissimusziehen im Sitzen, 8.9, ausgeführt).

Der Patient macht dadurch die Erfahrung, daß er **trotz Schmerzen trainieren** kann, und er entwickelt nicht nur **mehr Schmerztoleranz**, sondern lernt auch, daß die **Überwindung von Schmerzen Teil eines produktiven Trainings** ist.

8.18 TRAININGSBEENDIGUNG

METHODIK

Ein lebensstilkompensierendes körperliches Training muß **langfristig orientiert** sein, d. h. regelmäßig und dauerhaft mit zumindest minimaler Häufigkeit betrieben werden. Eine **Beendigung des Trainings** sollte daher **nur aus zwingenden Gründen** erfolgen. Hierzu zählen (Müller 1997, Uhlig 1997):

- der Patient ist nicht mehr zur Zusammenarbeit bereit oder in der Lage,
- die Trainer bzw. Therapeuten sind nicht mehr zur Zusammenarbeit bereit,
- die Trainingstherapie muß trotz klassischer individueller symptomatischer Begleittherapie wegen immer wieder eintretender trainingsverhindernder Rezidive abgebrochen werden,
- die Trainingstherapie hat über eine längere Zeit eher eine Verschlechterung des Zustands des Patienten bewirkt (Therapieresistenz), das Therapiekonzept muß neu überdacht werden.

Institutionalisierte Kostenträger (Krankenversicherer, Unternehmen) interessieren sich darüber hinaus i. d. R. auch im positiven Fall für die Beendigung des Trainings, und zwar unter dem Aspekt der **Beendigung der Finanzierung der Programmteilnahme**. Diese kann ohne Berücksichtigung der Frage der wirtschaftlichen Zumutbarkeit dann in Betracht gezogen werden, wenn zumindest folgende Voraussetzungen erfüllt sind (s. auch Müller 1997):

- der Trainingsteilnehmer ist (weitgehendst) beschwerdefrei und das muskuläre Profil der Wirbelsäule weist Werte auf, die im mittleren Referenzbereich und darüber liegen,
- der Patient ist willens und in der Lage, das Training selbständig im Rahmen der Eigenverantwortung fortzusetzen,
- ein Trainingsfortschritt ist nicht mehr zu erkennen oder zu erwarten.

SEITE INHALT

KAPITEL 9: TRAINIERBARKEIT

KAPITEL 9

TRAINIERBARKEIT

Das Gesundheitsministerium der Bundesrepublik Deutschland erkennt im Bereich der Gesundheitsförderung nur solche Maßnahmen als gerechtfertigt an, deren **Effizienz und Nutzen** systematisch und lückenlos überprüft sowie eindeutig nachgewiesen sind. Diese Forderung nach gesicherten Erkenntnissen erstreckt sich dabei nicht nur auf fachliche, sondern auch auf gesundheitsökonomische Aspekte. An der Schwelle zum 21. Jahrhundert lassen sich nur noch gesundheitsfördernde Leistungen legitimieren, deren **Wirtschaftlichkeit, ökonomische Vertretbarkeit und Finanzierbarkeit** in seriöser Form nachgewiesen sind (Grigutsch 1998).

Führende Vertreter der gesetzlichen Krankenversicherung (GKV), deren wirtschaftliche Situation gegenwärtig durch Einnahmeimplosion bei gleichzeitiger Kostenexplosion charakterisiert ist, postulieren diesbezüglich ein **eindeutig definiertes Anforderungsprofil**: Leistungen müssen wirksam sein, wirtschaftlich erbracht und nur im notwendigen Umfang in Anspruch genommen werden. Darüber hinaus sollen andere überflüssige Leistungen und Behandlungsangebote entfallen, eine permanente Evaluation der Kosten-Nutzen-Relation sichergestellt sowie eine jederzeitige Transparenz für den Kostenträger gewährleistet sein (Glaeske 1998; Clade 1994).

Das vorliegende Trainingskonzept wurde in den Jahren 1990-1998 im Rahmen breit angelegter wissenschaftlicher Forschungsprojekte entwickelt und kontinuierlich optimiert.

Die nachfolgend dokumentierten Erkenntnisse über die Trainierbarkeit von Rückenschmerzpatienten mit Dekonditionierungsstadium 1 - 4 wurden dabei
- in einem nahezu 10jährigen Beobachtungszeitraum
- unter den Rahmenbedingungen universitärer Forschung, orthopädischer Praxen sowie multizentrischen Einsatzes
- durch permanente Evaluation
- unterschiedlicher homogener und heterogener Experimentalgruppen
- mit großen Fallzahlen
- differenziert nach kurzzeitigen, mittel- und langfristigen Effekten

gewonnen, wissenschaftlich abgesichert und systematisiert.

Das vom Bundesgesundheitsministerium und der GKV definierte Anforderungsprofil an Leistungen im Bereich der Gesundheitsförderung wird danach von dem neu geschaffenen Trainingskonzept nachweislich, vollständig und in geradezu idealtypischer Weise erfüllt.

DIFFERENZIERENDE ERFOLGSANALYSE

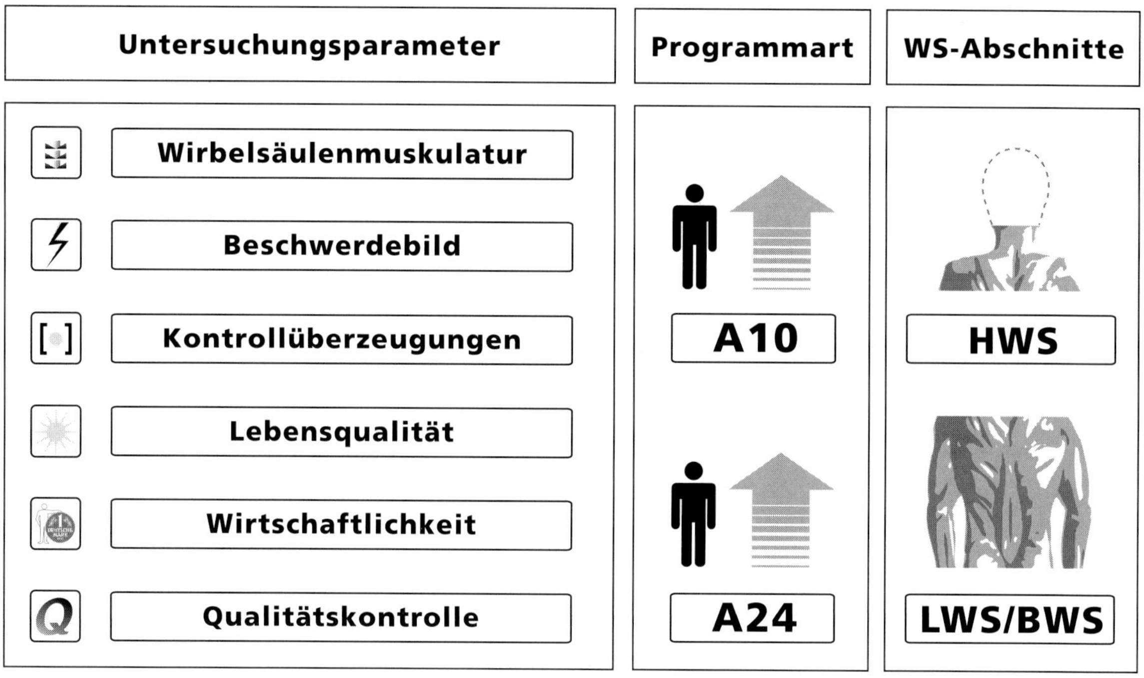

Multidimensionale Objektivierung und Quantifizierung der Haupt- und Nebeneffekte des Trainings

Integrativer Bestandteil des vorliegenden Trainingskonzepts ist eine **objektiv-quantitative Effizienz- und Nutzenkontrolle** mittels differenzierender, EDV-gestützter Erfolgsanalyse. Diese dokumentiert die trainingsbedingten Anpassungserscheinungen und Effekte auf

- physiologisch-organischer Ebene (motorische Parameter),
- kognitiv-emotionaler Ebene (Schmerz- und Kontrollüberzeugungsparameter),
- behavioraler Ebene (Lebensqualitäts- inkl. Alltagsbewältigungsparameter) sowie
- sozial-volkswirtschaftlicher Ebene (Wirtschaftlichkeits- und Qualitätskontrollparameter).

Vor Beginn und 7-10 Tage nach Beendigung des Aufbauprogramms (kurzfristige Effekte) sowie nach i. d. R. jeweils 6 Monaten weiterführender Prävention (mittel- und langfristige Effekte) wird hierfür mit jedem Trainingsteilnehmer eine standardisierte **biomechanische Funktionsanalyse der Wirbelsäule inkl. standardisierte Befragung** durchgeführt. Diese liefert für den Bereich der Wirbelsäule jeweils die motorischen Parameter sowie die Schmerz- und Kontrollüberzeugungsparameter (s. Kap. 3 und 4).

Effizienz und Nutzen des Trainings werden **darüber hinaus durch Interview und Fragebögen** hinsichtlich der Aspekte Angstvermeidungsverhalten, Alltagsbewältigung, Lebensqualität, Wirtschaftlichkeit und Qualitätskontrolle bewertet.
Die Evaluation des Angstvermeidungsverhaltens vor und nach Training erfolgt mittels Fear-Avoidance-Beliefs-Questionnaire (s. 9.20), für die Beurteilung der trainingsbedingten Veränderungen von Alltagsaktivitäten wird ein standardisierter Selbstbeurteilungsfragebogen mit 11 Items eingesetzt (s. 9.21). Mittels Interview werden darüber hinaus die lebensqualitätcharakterisierenden Parameter allgemeine Leistungsfähigkeit sowie persönliches Wohlbefinden anhand von 5-Punkt-Kategorienskalen mit den Ankerworten „sehr gut" (= 1) und „sehr schlecht" (= 5) erhoben.

Eine **standardisierte Cost-Benefit-Analyse** dient der Evaluation der Wirtschaftlichkeit der Trainingsteilnahme (s. 9.22). Dieses Interviewverfahren wurde im Rahmen eines Modellprojekts mit einer großen deutschen Krankenversicherung validiert. Es ermöglicht die näherungsweise Bestimmung der Veränderung wirtschaftlich relevanter Parameter im Verlauf des Trainingsprozesses. Ein speziell entwickeltes Softwaremodul fordert dabei alle 3 Monate die Daten zu insgesamt 11 Untersuchungsparametern an. Die Trainingsteilnehmer werden darüber hinaus regelmäßig alle 3 (Aufbauprogramm) bzw. 6 Monate (weiterführende Prävention) um ihre subjektive Bewertung des Trainingsprogramms gebeten. Die **Qualitätskontrolle** erfolgt dabei mittels anonymisierter Fragebögen. Für jeden der 12 Untersuchungsparameter (9.18) kann der Trainingsteilnehmer dabei zwischen 1 und 5 Punkten vergeben.

In der Summation gewährleistet diese standardisierte Erfolgsanalyse die **Transparenz der Haupt- und Nebeneffekte** des Trainings.

VORLIEGENDE LÄNGSSCHNITTSTUDIEN

Effizienz und Nutzen des in diesem Werk dokumentierten Trainingskonzepts wurden über einen nahezu 10jährigen Beobachtungszeitraum hinweg systematisch und weitgehendst lückenlos untersucht. **Multiple eigene Längsschnittstudien** evaluierten und quantifizierten dabei die Effekte des Trainings sowohl patienten- als auch kostenträgerorientiert (Denner 1995; Denner et al. 1997; Uhlig et al. 1997).

In einem ersten Schritt wurde das Trainingskonzept in kontrollierten prospektiven und retrospektiven Studien mit homogenen und heterogenen Probandengruppen unter sorgfältig standardisierten Bedingungen universitärer trainingswissenschaftlicher Forschung validiert. Effizienz und Nutzen des Trainingskonzepts wurden danach unter realen Lebensbedingungen, d. h. zunächst unter den Rahmenbedingungen orthopädischer Praxen sowie anschließend unter den Rahmenbedingungen multizentrischen Einsatzes, untersucht.

Anhand dieser Vorgehensweise konnten die Möglichkeiten und Grenzen dieses intensiven körperlichen Trainings quasi mosaikartig erkannt, beschrieben, quantifiziert und spezifiziert werden. Schritt für Schritt ergaben sich Schlüssel- und Prognosefaktoren zur Identifikation von Individuen bzw. Patienten, die mit hoher Wahrscheinlichkeit von der Trainingsteilnahme profitieren.

Für folgende **Populationen** liegen gesicherte Erkenntnisse vor:

- arbeitsfähige subakute und chronische Rückenpatienten mit Chronifizierungsstadium I und II,
- Personen mit überwiegend im Sitzen ausgeübter Berufstätigkeit,
- Kameramänner und Cutterinnen,
- ältere und alte Menschen.

Unter kontrollierten Studienbedingungen wurden die Haupt- und Nebeneffekte der beiden Aufbauprogramme bisher bei 2910 männlichen und weiblichen Personen (Alter: 13-81 Jahre) objektiviert und quantifiziert.

Detaillierte Erkenntnisse über das Trainingsprogramm zur weiterführenden Prävention konnten bisher bei 195 männlichen und weiblichen Personen (Alter: 25-70 Jahre) über einen Zeitraum von 12 bis 75 Monaten gesammelt werden.

Die **statistische Auswertung** des vorhandenen Datenmaterials erfolgte dabei routinemäßig in 4 Abschnitten:

1. Verteilung der stichprobenbeschreibenden Merkmale (Geschlecht, Alter, Körpergröße, Körpergewicht) sowie der Zielgrößen (Meß- und Befragungsparameter) mittels deskriptiver Statistik,
2. Einfluß der Trainingsteilnahme auf die Meßvariablen mittels gepaartem t-Test bzw. einfaktorieller Varianzanalyse (im parametrischen Fall) bzw. mittels Wilcoxon-Rangsummentest (im nichtparametrischen Fall) sowie Einfluß der Trainingsteilnahme auf die Befragungsvariablen mittels Wilcoxon-Vorzeichenrangtest,
3. Einfluß der Maximalkraft-/Muskelleistungsfähigkeitsparameter auf die Existenz von Beschwerden mittels logistischer Regression,
4. Einfluß der Teilnahme am Trainingsprogramm zur weiterführenden Prävention auf die Meßvariablen mittels einfaktorieller Varianzanalyse mit Meßwiederholung sowie auf die Befragungsvariablen mittels Friedmann-Test.

Als Signifikanzniveau wurde jeweils $p<0,05$ angesetzt.

Im weiteren Verlauf dieses Kapitels erfolgt eine zusammenfassende Darstellung der **typischen Effekte des neu geschaffenen Trainings- und Behandlungskonzepts**. Zur Erläuterung von Sachverhalten, die nicht durch eigene Studien untersucht worden sind, werden darüber hinaus in der Literatur verfügbare Studien und Erkenntnisse ergänzend herangezogen.

VERGRÖSSERUNG DER WIRBELSÄULENMOBILITÄT

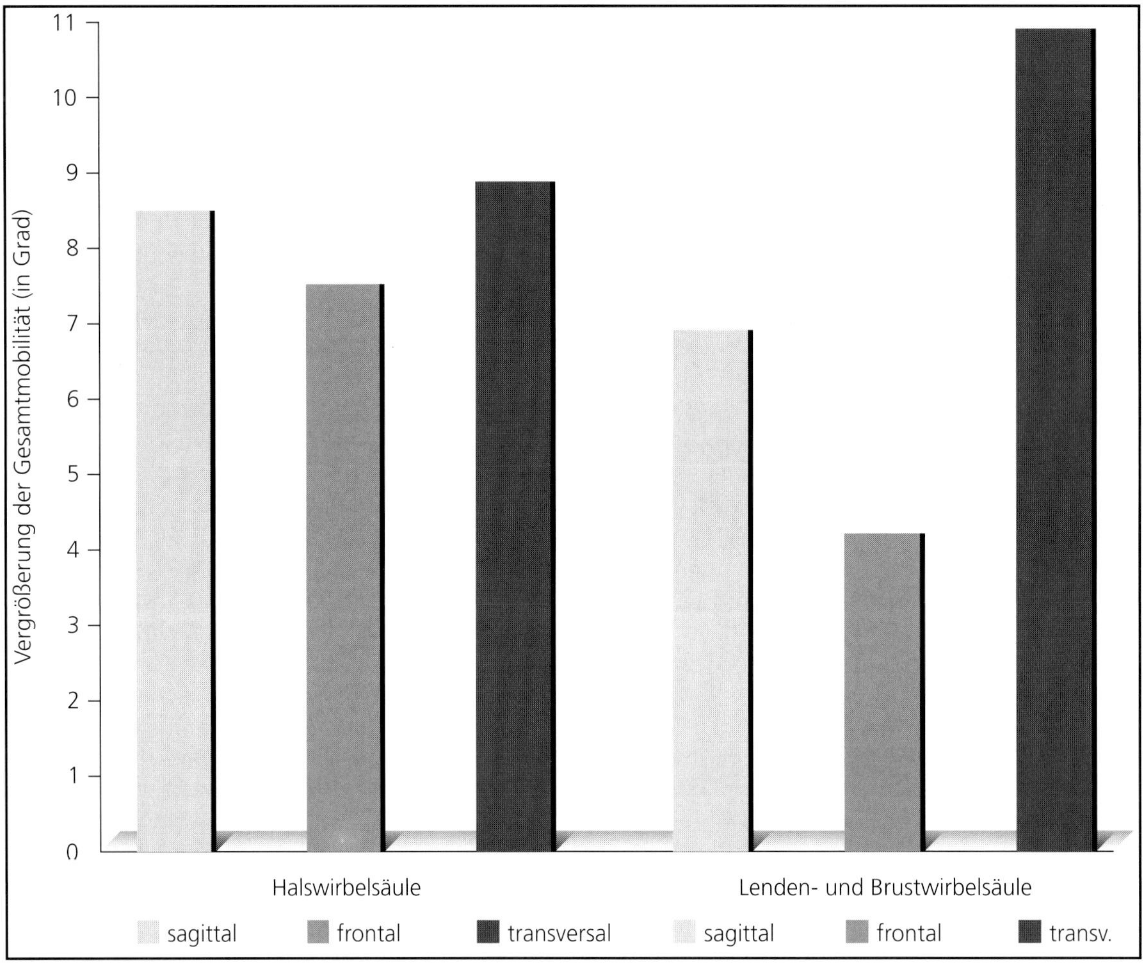

Durchschnittliche Vergrößerung der Wirbelsäulenmobilität im Rahmen des Aufbauprogramms A24 (n= 1318)

Die medizinische Trainingstherapie für die Wirbelsäule impliziert das Prinzip stabilisieren geht vor mobilisieren. Ausgehend von dem Ansatz, daß eine Wirbelsäule immer so fest wie möglich und nur so beweglich wie nötig sein sollte (Riede 1998), stellt die Vergrößerung der Wirbelsäulenmobilität kein Trainingsziel dar, das über die Methodik gezielt angesteuert wird.

Als charakteristischer Nebeneffekt der trainingsbedingt verbesserten individuellen neuromuskulären Leistungsfähigkeit (9.5-9.8) läßt sich jedoch stets eine **signifikante Vergrößerung der Rumpf- und HWS-Mobilität in allen Bewegungsebenen um im Durchschnitt 7-8°** (Aufbauprogramm A24) bzw. 5-6° (Aufbauprogramm A10) beobachten.

Die ausgeprägteste Mobilitätsvergrößerung tritt dabei sowohl im Bereich des Rumpfes als auch im Bereich der HWS in der Transversalebene auf, die relativ geringste Steigerung der Bewegungsamplitude findet sich i. d. R. in der Frontalebene.

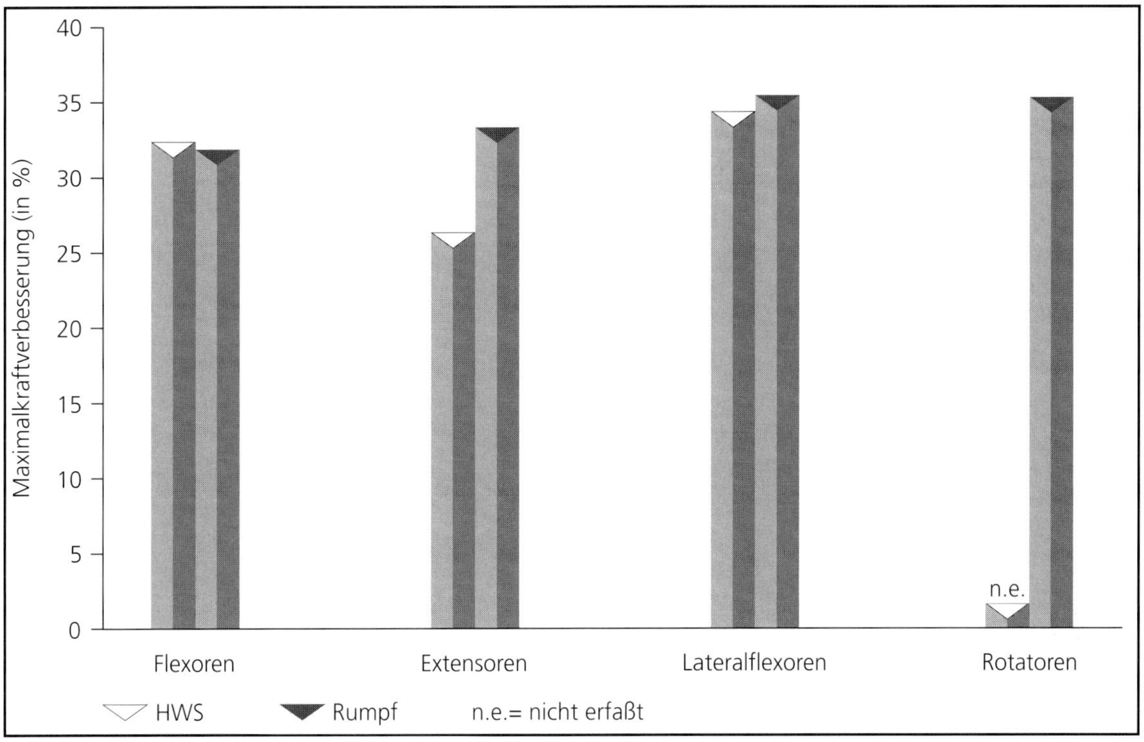

Trainingsbedingte durchschnittliche Steigerung der isometrischen Maximalkraft der wirbelsäulenstabilisierenden Muskulatur im Rahmen des Aufbauprogramms A24 (n= 1318)

Die isometrische Maximalkraft der Rumpf-, Nacken- und Halsmuskulatur erhöht sich im Rahmen des Aufbauprogramms um **durchschnittlich 1-2% pro Trainingseinheit** (Aufbauprogramm A24: + ≥30%, Aufbauprogramm A10: +15%).

Das muskuläre Profil der Wirbelsäule kann dadurch im Durchschnitt um einen Referenzbereich nach rechts verschoben werden (s. 9.6).

Die Extensoren, Flexoren, Lateralflexoren und Rotatoren von Rumpf und HWS sind in gleicher Weise trainierbar (HWS-Rotatoren: s. Leggett et al. 1991b; Berg et al. 1994).

Ca. zwei Drittel des Kraftgewinns können jeweils bereits nach Absolvierung der ersten Hälfte des Aufbauprogramms nachgewiesen werden. Die Steigerung der Maximalkraft wird offensichtlich **primär mittels Verbesserung der neuromuskulären Aktivierung** realisiert.

Bei Patienten mit schweren degenerativen Veränderungen kann sich das Ausmaß der Fettinfiltration (7.2) bereits innerhalb der ersten 8 Trainingswochen reduzieren (Mooney et al. 1997). Eine signifikante Vergrößerung des physiologischen Querschnitts des M. erector spinae setzt im Minimum einen 4- bis 6monatigen Trainingszeitraum voraus (Parkkola et al. 1992; Foster et al. 1993).

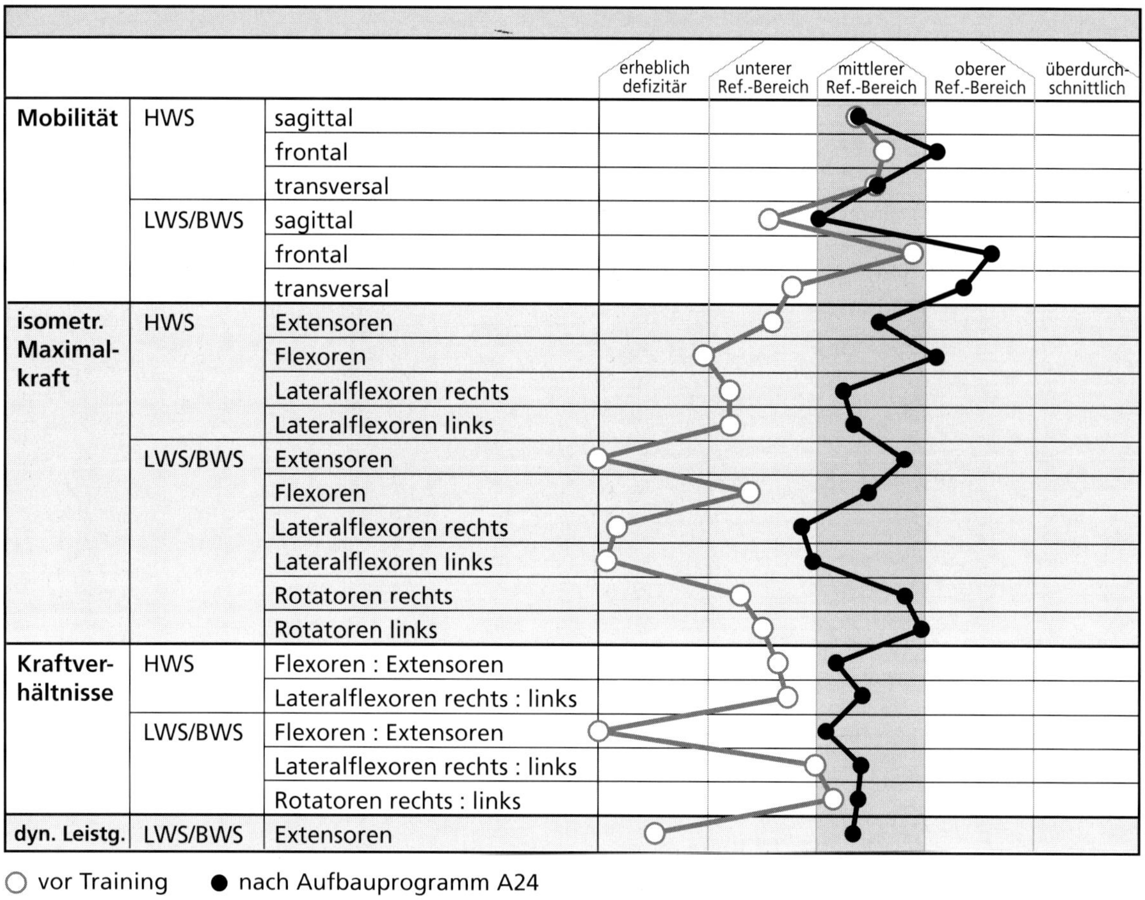

Trainingsbedingte Rechtsverschiebung des muskulären Profils der Wirbelsäule inklusive Beseitigung vorhandener (neuro)muskulärer Dysbalancen sowie Rechts-links-Asymmetrien („Harmonisierung", Einzelfalldokumentation)

Das **Primärziel des Aufbauprogramms** ist eine **Rechtsverschiebung des muskulären Profils** der Wirbelsäule. Die vollständige **Beseitigung (neuro)muskulärer Dysbalancen sowie Asymmetrien** zwischen rechts- und linksseitiger Körpermuskulatur stellt während des Aufbauprogramms eine nachgeordnete Zielsetzung dar, wird jedoch **im Rahmen der weiterführenden Prävention** zum vorrangigen Primärziel, das mit höchster Priorität gezielt angesteuert wird.

Die bisher vorliegenden Längsschnittstudien belegen, daß sich **geringfügig ausgeprägte Dysbalancen und Asymmetrien** (jeweils ≤10%) während des Aufbauprogramms i. d. R. vollständig beseitigen lassen. **Stark ausgeprägte Dysbalancen und Asymmetrien** (> 10%) können bei durchschnittlich 42% aller Teilnehmer bereits während des Aufbauprogramms vollständig beseitigt werden. Von wenigen Einzelfällen abgesehen (ca. 4-5% aller Programmteilnehmer) läßt sich bei den übrigen Dysbalancen und Asymmetrien eine signifikante Reduktion des Ausprägungsgrads realisieren.

91,2% aller Dysbalancen und Asymmetrien lassen sich während eines 6monatigen Trainingszeitraums vollständig beseitigen.

Im Einzelfall vorhandene (neuro)muskuläre Dysbalancen und Asymmetrien zwischen rechts- und linksseitiger Körpermuskulatur können erfahrungsgemäß nur dann nicht beseitigt bzw. signifikant reduziert werden, wenn deren Existenz von den betreuenden Trainern bzw. Therapeuten über einen längeren Zeitraum hinweg ignoriert bzw. übersehen wurde.
Regelmäßig alle 3 - 6 Monate durchgeführte Folgeanalysen mit anschliessender Neudefinition von Trainingszielen eliminieren diese potentielle Quelle fehlerhafter Trainingssteuerung.

VERBESSERUNG DER MUSKELLEISTUNGSFÄHIGKEIT

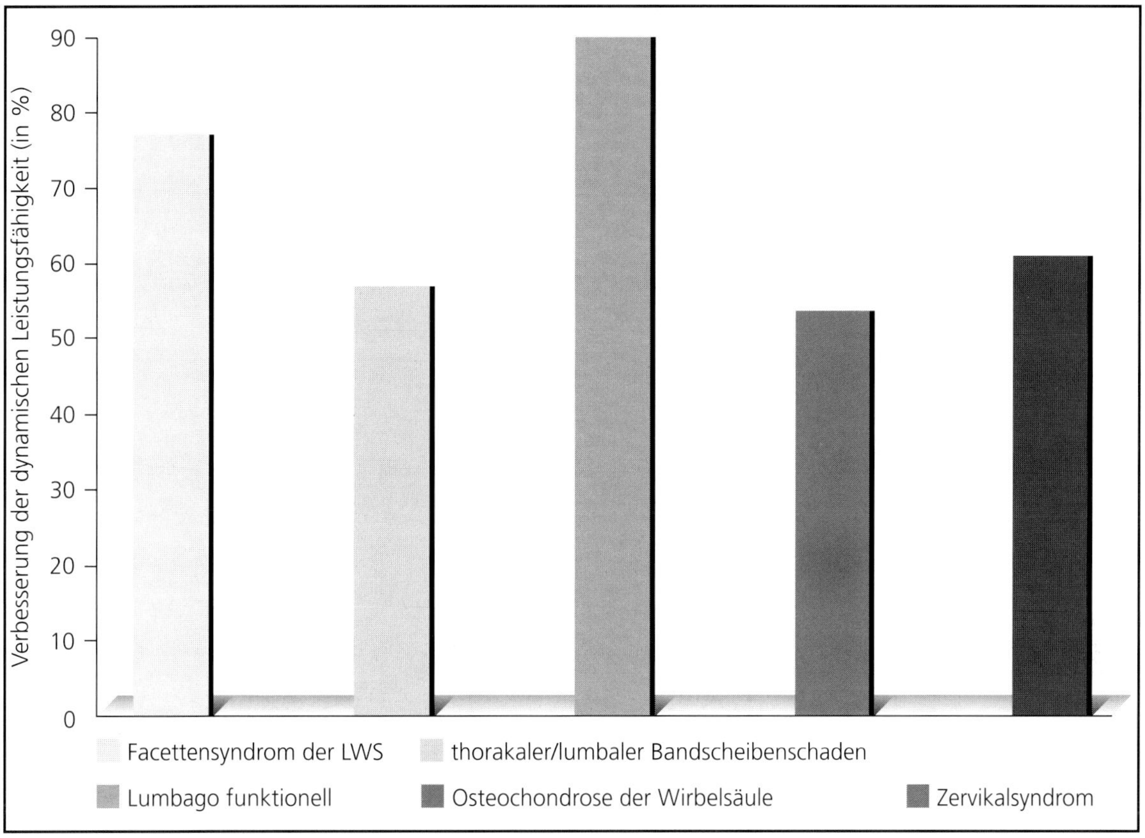

Durchschnittliche Verbesserung der dynamischen Rumpfextensorenleistungsfähigkeit chronischer Rückenpatienten mit 5 verchiedenen Diagnosen (Aufbauprogramm A24, n= 74; Denner 1995)

Die dynamische Leistungsfähigkeit der wirbelsäulenstabilisierenden Muskulatur erhöht sich im Rahmen des Aufbauprogramms um **durchschnittlich 2-2,5% pro Trainingseinheit** (Aufbauprogramm A24: + >50%; Aufbauprogramm A10: + >20%).

Innerhalb des muskulären Profils der Wirbelsäule ergibt sich dadurch eine Rechtsverschiebung von Muskelleistungsfähigkeitsparametern um im Durchschnitt 2 Referenzbereiche (s. 9.6).

Alle Hauptfunktionsmuskeln von Rumpf und HWS sind in gleicher Weise trainierbar.

Die Verbesserung der Muskelleistungsfähigkeit wird **primär über die Steigerung der Maximalkraft** realisiert. Submaximale dynamische Belastungen von definierter Intensität können dadurch über einen längeren Zeitraum aufrechterhalten werden bzw. resultieren bei konstanter Belastungsdauer in einer signifikant geringeren muskulären Ermüdung.

VERBESSERUNG DER (SPEZIFISCHEN) KOORDINATION

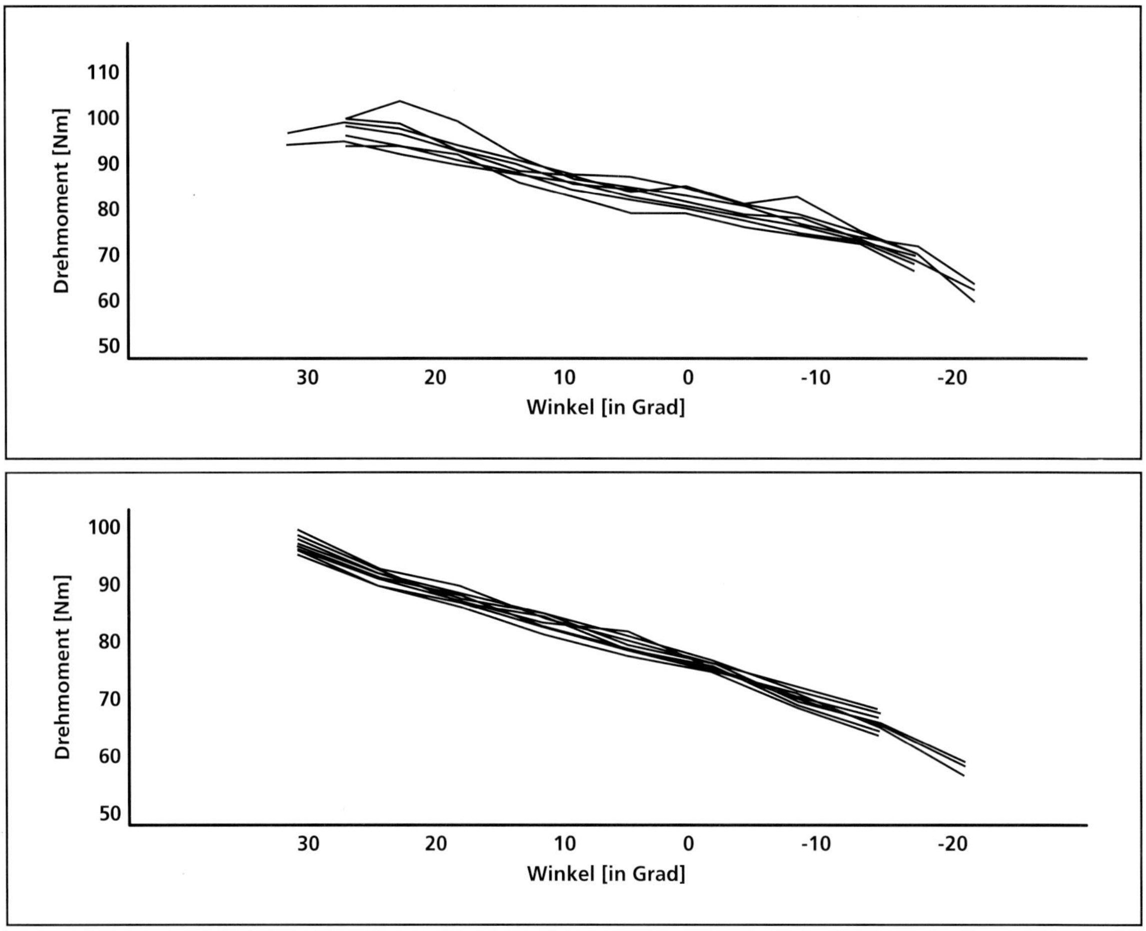

Typische Veränderung dynamischer Kurvencharakteristika nach 12 Trainingseinheiten apparativen Krafttrainings (Bewegung: Rumpfextension; Einzelfallstudie basierend auf Harter et al. 1998)

Die Trainingsteilnahme hat nicht nur signifikante Steigerungen der Maximalkraft und Muskelleistungsfähigkeit zur Folge, sondern verbessert auch das **dynamische Bewegungsmuster**, d. h. den motorisch-dynamischen Stereotyp.

Untersuchungen der Rumpfextensoren haben diesbezüglich gezeigt, daß bei chronischen Rückenpatienten bereits nach 12 Trainingseinheiten eine signifikante **Reduktion der Irradiation** der Bewegung registriert werden kann. Das ursprünglich pathologische dynamische Bewegungsmuster der Patienten unterscheidet sich dadurch nicht mehr vom dynamischen Bewegungsmuster krafttrainierter Industriearbeiter ohne Rückenbeschwerden (Harter et al. 1998).

Durch die Optimierung des Zusammenspiels von zentralem Nervensystem und Muskulatur verbessern sich die Bewegungsqualität, -konstanz und -ökonomie sowie die muskuläre Kontrolle der segmentalen Bewegungen. Diese trainingsbedingten koordinativen Adaptationen zeichnen dafür verantwortlich, daß das weitere Krafttraining nicht nur an Effizienz, sondern vor allem auch an Sicherheit gewinnt.

POSITIVE VERÄNDERUNG DES BESCHWERDEBILDS

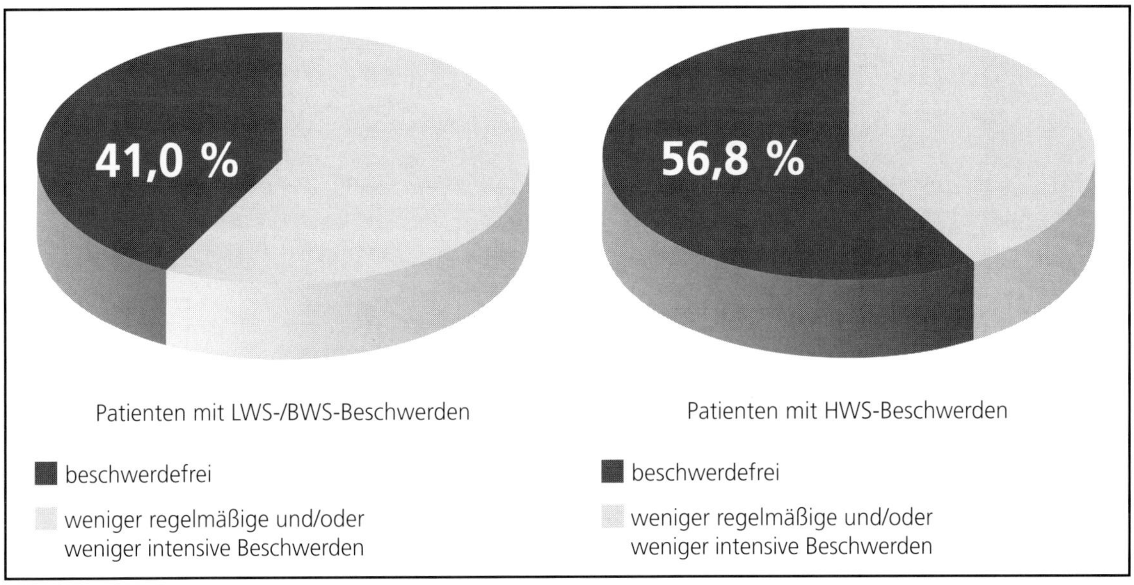

Trainingsbedingte Veränderungen des Beschwerdebilds (Aufbauprogramm A24, n= 1318)

Nach Beendigung des Aufbauprogramms A24 geben im Durchschnitt 41,0% der Patienten mit LWS-/BWS-Syndrom (Aufbauprogramm A10: 41,3%) und 56,8% der Patienten mit HWS-Syndrom (Aufbauprogramm A10: 67,7%) eine vollständige **Beschwerdefreiheit** im Bereich der Lenden-/Brust- bzw. Halswirbelsäule an.

Bei durchschnittlich 47,0% der Patienten mit LWS-/BWS-Syndrom (Aufbauprogramm A10: 36,8%) und 43,1% der Patienten mit HWS-Syndrom (Aufbauprogramm A10: 45,3%), die auch nach Trainingsende noch Beschwerden aufweisen, reduziert sich die **momentane Regelmäßigkeit** der Rücken- bzw. Nackenbeschwerden.

Im Durchschnitt berichten 75,9% (LWS-/BWS-Syndrom) bzw. 68,8% (HWS-Syndrom) dieser Patienten darüber hinaus über eine Reduktion der **momentanen Beschwerdeintensität** (Aufbauprogramm A10: 71,4% der Patienten mit LWS-/BWS-Syndrom sowie 72,0% der Patienten mit HWS-Syndrom).

Bei durchschnittlich 6,5% der Patienten mit LWS-/BWS-Syndrom und bei 6,8% der Patienten der Patienten mit HWS-Syndrom resultiert die Trainingsteilnahme in einer **Verschlechterung des momentanen Beschwerdebilds** der Wirbelsäule.

Die **Realisierbarkeit der Beschwerdefreiheit** nach Beendigung des Aufbautrainings hängt primär vom Chronifizierungsstadium der Beschwerden (6.5) sowie vom Beschwerdealter (3.5) ab.

Patienten mit Chronifizierungsstadium II (oder III), deren Beschwerdealter höher als ein Viertel ihres Lebensalters ist, haben nur eine relativ geringe Chance, durch die Trainingsteilnahme beschwerdefrei zu werden (Größenordnung: 25 bis 34%). Patienten mit Chronifizierungsstadium I und einem Beschwerdealter, das geringer als ein Viertel des Lebensalters ist, können dagegen mit einer Wahrscheinlichkeit von 62 - 80% durch das Training Beschwerdefreiheit erlangen.

Die positive Veränderung der Beschwerdeparameter bei den Trainingsteilnehmern, die auch nach Beendigung des Aufbauprogramms noch unter Beschwerden leiden, ist vermutlich auf **trainingsbedingte Veränderungen der Schmerzempfindlichkeit und -toleranz** zurückzuführen. Aus der Hirnforschung ist bekannt, daß eine intensive körperliche Aktivität eine anästhesierende, angstlösende und euphorisierenden Wirkung haben kann (Hollmann et al. 1990, 1993).

Als **weitere mögliche Ursachen** für die schmerzreduzierende Wirkung kommen ein rein kognitiv vermittelte Steigerung der Selbsteffizienz, Ablenkung von den Schmerzen, allgemeine Erhöhung des Aktivitätsniveaus sowie die Zunahme der körperlichen Fitneß und die damit verbundene muskuläre Stabilisierung der Wirbelsäule in Betracht (Kessler et al. 1994).

9.10 EFFEKTE

MUSKELKRAFT UND RÜCKENSCHMERZ

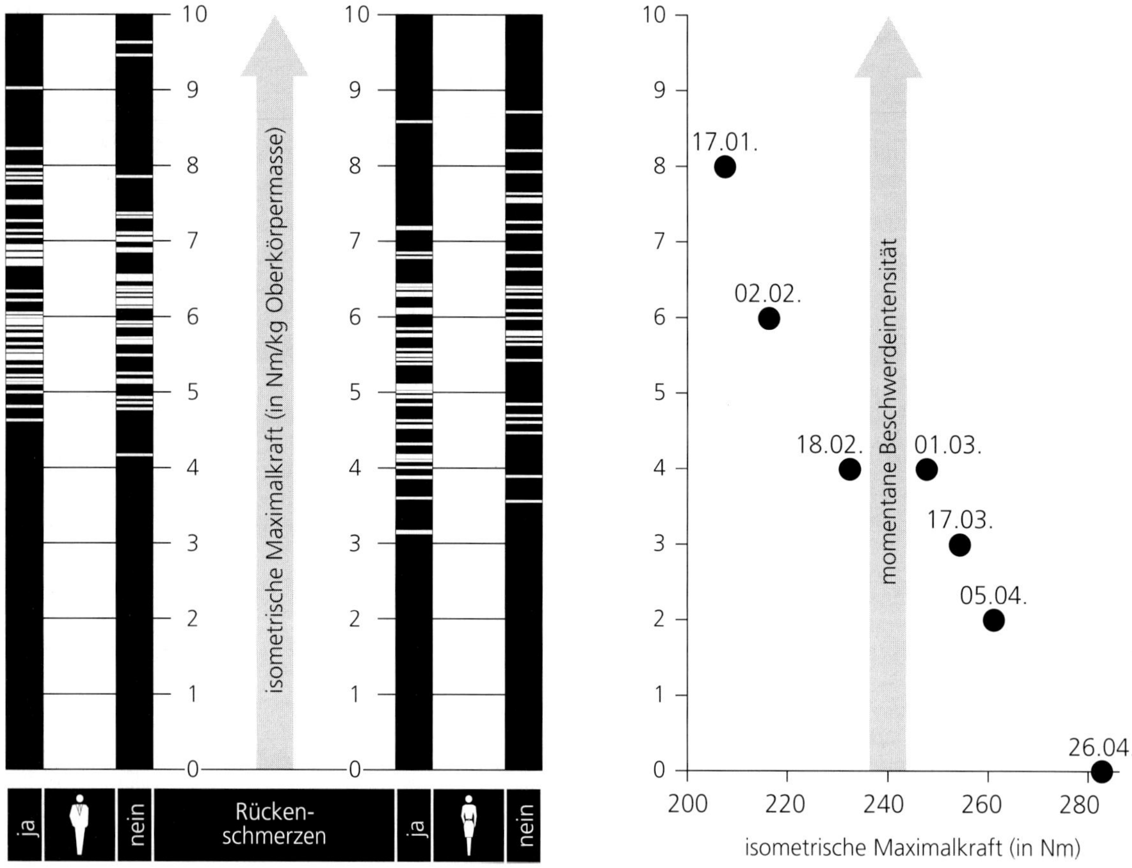

Verhältnis von Muskelkraft (der Rumpfextensoren) und Rückenschmerzen am Beispiel eines Gruppenplots Maximalkraft vs. Beschwerdeexistenz nach Aufbautraining (links, n= 87) sowie eines verlaufsbeobachtenden Plots Maximalkraft vs. momentane Beschwerdeintensität (rechts, Individualdokumentation)

Subakute und chronische Rückenpatienten sind muskulär in gleicher Weise trainierbar. Der **trainingsinduzierte Verlust von Beschwerden bzw. deren weitere Existenz trotz Trainings** hängen jedoch nicht primär von muskulären Faktoren, sondern vom Chronifizierungsstadium des Beschwerde- bzw. Krankheitsbilds sowie vom Beschwerdealter ab (9.9).

Umfangreiche statistische Analysen mit großer Fallzahl führten zweifelsfrei zu der Erkenntnis, daß weder die isometrische Maximalkraft der wirbelsäulenstabilisierenden Muskulatur vor Trainingsbeginn oder nach Trainingsende noch deren prozentuale Verbesserung durch die Trainingsteilnahme für das Eintreten bzw. Ausbleiben einer Beschwerdefreiheit verantwortlich zeichnen.

Es gibt Männer, die bereits bei einer Rumpfextensorenkraft von 4,2 Nm/kg Oberkörpermasse beschwerdefrei sind, während gleichaltrige Männer selbst mit einer diesbezüglichen isometrischen Maximalkraft in Höhe von 9,0 Nm/kg Oberkörpermasse noch Beschwerden aufweisen (s. Abbildung).

Die vorliegenden Erkenntnisse belegen jedoch auch eindeutig, daß

- sich eine Steigerung der Muskelkraft und Muskelleistungsfähigkeit per se in mehr als 93% aller Fälle positiv auf das vorhandene Beschwerdebild auswirkt und
- die mit der Erlangung einer Beschwerdefreiheit einhergehende Maximalkraft und Leistungsfähigkeit bzw. die diesbezüglichen Balanceverhältnisse der einzelnen Muskelgruppen untereinander nur **einzelfallabhängig** bestimmt werden können.

In der Praxis hat sich hierfür die **Individualdokumentation durch Verlaufsbeobachtung** bewährt. Mit dieser Methode ist es möglich anhand von Maximalkraft-vs.-momentane Beschwerdeintensitätplots die **Kraftschwelle(n) und Kraftkonstellation(en)** zu **bestimmen**, die im Einzelfall zur Beschwerdefreiheit bzw. zur Erlangung eines geringstmöglichen Beschwerdeniveaus erforderlich sind. Für die Ausrichtung und Steuerung des langfristig orientierten Erhaltungstrainings ergeben sich dadurch exakte definierte **individuelle Idealnormen**.

VERÄNDERUNG VON KONTROLLÜBERZEUGUNGEN

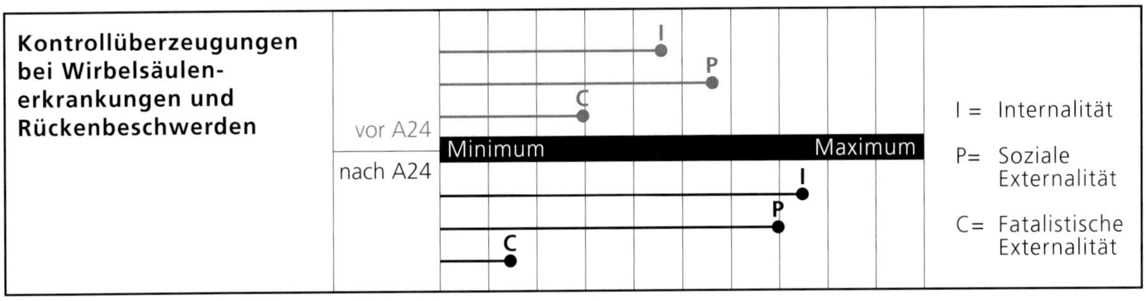

Kontrollüberzeugungskonstellation vor Beginn und nach Beendigung des Aufbauprogramms A24 (n= 278)

Die Teilnahme am Aufbauprogramm A24 erhöht bei 47,7% der Trainierenden die internale Kontrollüberzeugung. Bei 14,1% bleibt diese unverändert, 38,3% geben eine Verschlechterung an.

Bezüglich der Parameter soziale Externalität bzw. fatalistische Externalität resultiert das Training bei 42,7% bzw. 43,4% der Teilnehmer in einer relativen Verbesserung. 16,2% bzw. 17,9% der Teilnehmer zeigen keine Veränderung, bei 41,1% bzw. 38,6% der Teilnehmer läßt sich eine relative Verschlechterung registrieren.

Rückenpatienten, bei denen die Trainingsteilnahme zu einer Verbesserung der Beschwerden führt, zeigen **tendenziell** eine Erhöhung der Internalitäts- und der sozialen Externalitätskomponente bei gleichzeitiger Reduktion der fatalistischen Externalitätskomponente.

Bei 25-30% der Rückenpatienten mit verbessertem Beschwerdebild zeigt sich jedoch nach Trainingsende genau das umgekehrte Bild: Reduktion der Internalität und der sozialen Externalität sowie Erhöhung der fatalistischen Externalität.

Dagegen findet sich bei Rückenpatienten mit unverändertem bzw. verschlechtertem Beschwerdebild nach Trainingsende nur in wenigen Fällen ein Reduktion der Internalität und sozialen Externalität bei gleichzeitiger Erhöhung der fatalistischen Externalität.

Die vorliegenden Erkenntnisse lassen **noch keine abschließende Beurteilung des Trainingseinflusses auf die Kontrollüberzeugungen** zu. Das Training wirkt sich insbesondere bei Patienten mit fortgeschrittenem Chronifizierungsstadium durchweg positiv auf die Kontrollüberzeugungen aus. Auf der anderen Seite finden sich Patienten, die trotz einer nachweislich positiven Wirkung des Trainings auf die vorhandenen Rükkenbeschwerden eine Verschlechterung ihrer Kontrollüberzeugungskonstellation demonstrieren. Es ist Aufgabe zukünftiger Studien zu überprüfen, ob bei diesen Patienten eventuell eine unrealistische Erwartung an die Trainingsteilnahme vorliegt.

VERÄNDERUNG VON FEAR-AVOIDANCE-BELIEFS

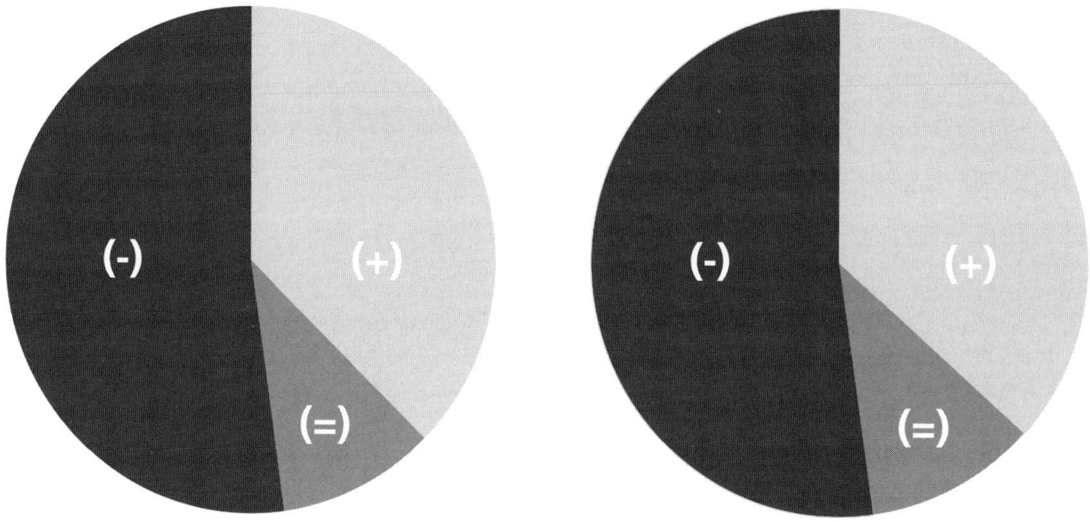

Trainingsbegleitende Veränderungen von (Aufbauprogramm A24, n= 251)

Der Fear-Avoidance-Beliefs-Questionnaire (Waddell et al. 1993, Franz u. Pfingsten 1994) evaluiert den **Einfluß der Bewertung von Aktivität und Bewegung auf die subjektive Beeinträchtigung** von Patienten mit chronischen Rückenschmerzen anhand eines 3-Faktoren-Modells.

Der 1. Faktor (Items 1-5) bezeichnet die **Annahme** der Patienten, **daß Aktivität und Rükkenschmerzen zusammenhängen**. Durch die Teilnahme am Aufbauprogramm A24 reduziert sich bei 52,2% der Patienten die Annahme eines Zusammenhangs von Aktivität und Rückenschmerzen, d. h. die Angst dieser Patienten vor möglichen negativen Folgen körperlicher Aktivität ist deutlich geringer. Bei 10,4% der Patienten verändert sich dieser Faktor durch das Training nicht, bei 37,5% der Patienten tritt eine Verschlechterung auf.

Der 2. Faktor (Items 6-11) beinhaltet die **Vorstellung** der Patienten, **daß Beruf und Arbeitstätigkeit die Ursache der Rückenschmerzen seien**. Die Trainingsteilnahme reduziert bei 52,0% der Patienten die Angst vor möglichen negativen Folgen der Arbeitstätigkeit auf den Rücken bzw. vorhandene Rückenschmerzen. Bei 11,2% der Patienten läßt sich keine trainingsbedingte Veränderung dieses Faktors registrieren, 36,8% der Patienten demonstrieren eine Verschlechterung.

Der 3. Faktor (Items 12-16) beschreibt bei arbeitsunfähigen Patienten die prognostische Annahme der Patienten über die Wiederaufnahme ihrer Berufstätigkeit. Die Teilnehmer an der diesbezüglichen eigenen Längsschnittstudie waren jedoch arbeitsfähig. Infolgedessen wurde dieser Faktor nicht evaluiert.

VERBESSERUNG VON ALLTAGSAKTIVITÄTEN

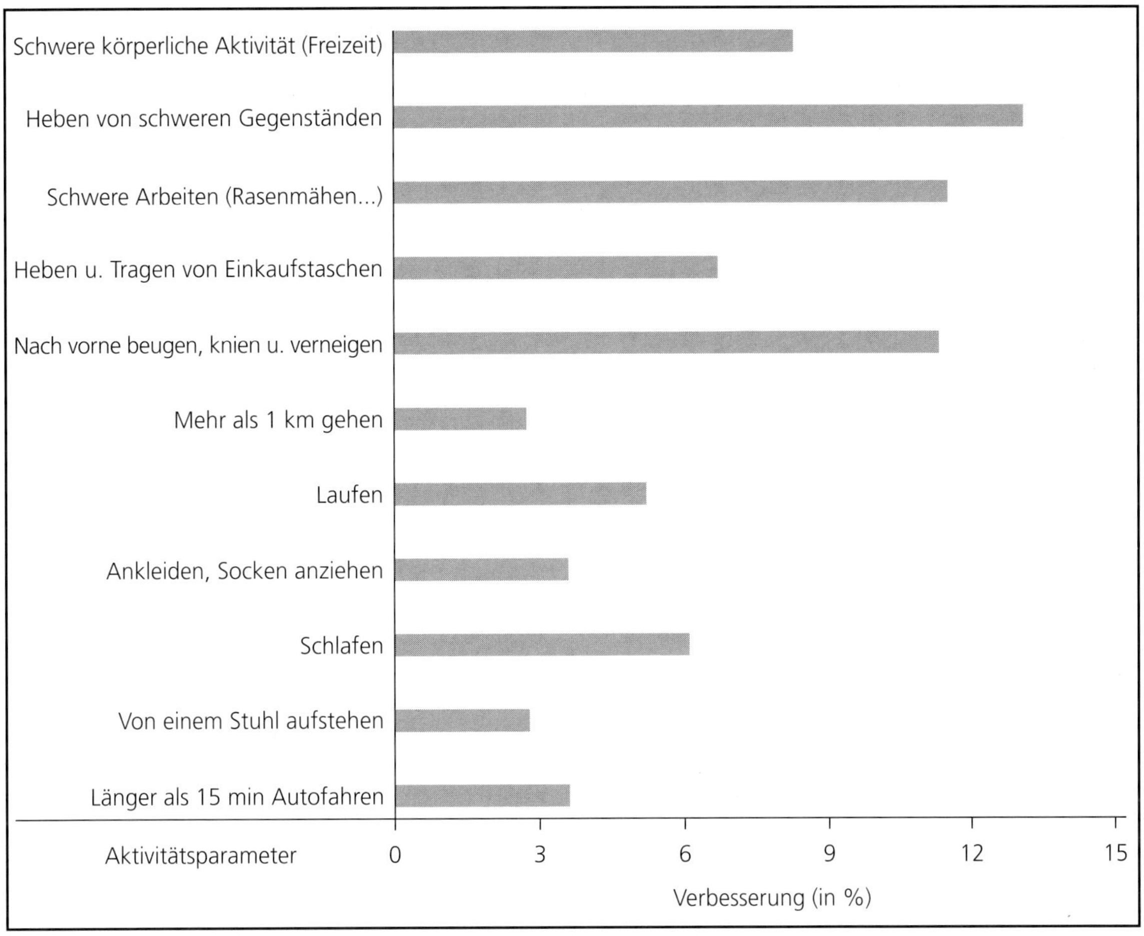

Trainingsbegleitende Veränderungen von Alltagsaktivitäten (Aufbauprogramm A24, n= 223)

Als **Nebeneffekt des Trainings** verbessert sich bei 69% (Aufbauprogramm A24) bzw. 82% (Aufbauprogramm A10) der Teilnehmer die Bewältigung ausgewählter Alltagsaktivitäten um im Durchschnitt 7%.

Die **ausgeprägtesten Verbesserungen** treten **bei mittelschweren bis schweren körperlichen Aktivitäten** auf, die geringsten Verbesserungen werden bei leichten körperlichen Aktivitäten registriert.

STEIGERUNG DER LEBENSQUALITÄT

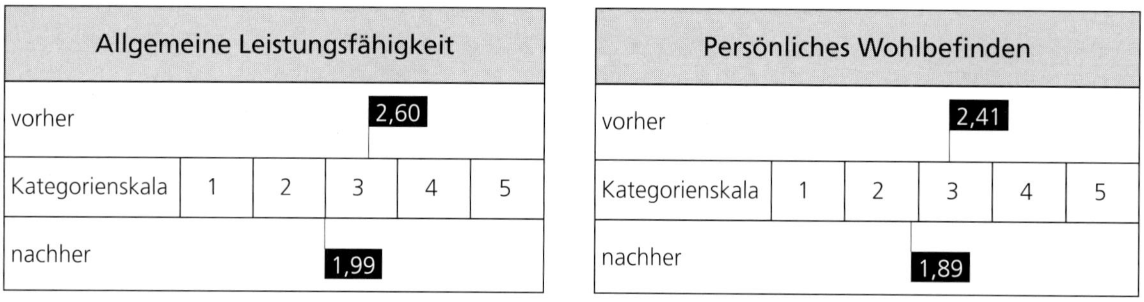

Trainingsbegleitende Veränderungen ausgewählter lebensqualitätcharakterisierender Parameter (Aufbauprogramm A24, n= 757)

Als weiterer Nebeneffekt des Trainings verbessern sich die lebensqualitätcharakterisierenden Parameter allgemeine Leistungsfähigkeit und persönliches Wohlbefinden.

Die **allgemeine Leistungsfähigkeit** verbessert sich bei 53,9% (Aufbauprogramm A24) bzw. 38,3% (Aufbauprogramm A10) der Teilnehmer um im Durchschnitt 23,3% (Aufbauprogramm A24) bzw. 15,6% (Aufbauprogramm A10) und bleibt bei 40,2% (Aufbauprogramm A24) bzw. 53,3% (Aufbauprogramm A10) der Teilnehmer unverändert. Bei 5,9% (Aufbauprogramm A24) bzw. 8,4% (Aufbauprogramm A10) der Trainierenden tritt eine trainingsbedingte Verschlechterung der allgemeinen Leistungsfähigkeit auf.

Das **persönliche Wohlbefinden** steigert sich bei 48,9% (Aufbauprogramm A24) bzw. 41,1% (Aufbauprogramm A10) der Trainierenden um durchschnittlich 21,7% (Aufbauprogramm A24) bzw. 19,0% (Aufbauprogramm A10) und bleibt bei 45,4% (Aufbauprogramm A24) bzw. 53,3% (Aufbauprogramm A10) der Teilnehmer unverändert. Trainingsbedingte Verschlechterungen werden bei 5,7% (Aufbauprogramm A24) bzw. 5,6% (Aufbauprogramm A10) aller Teilnehmer registriert.

DIE POLE DER TRAINIERBARKEIT/DROP-OUT-RATE

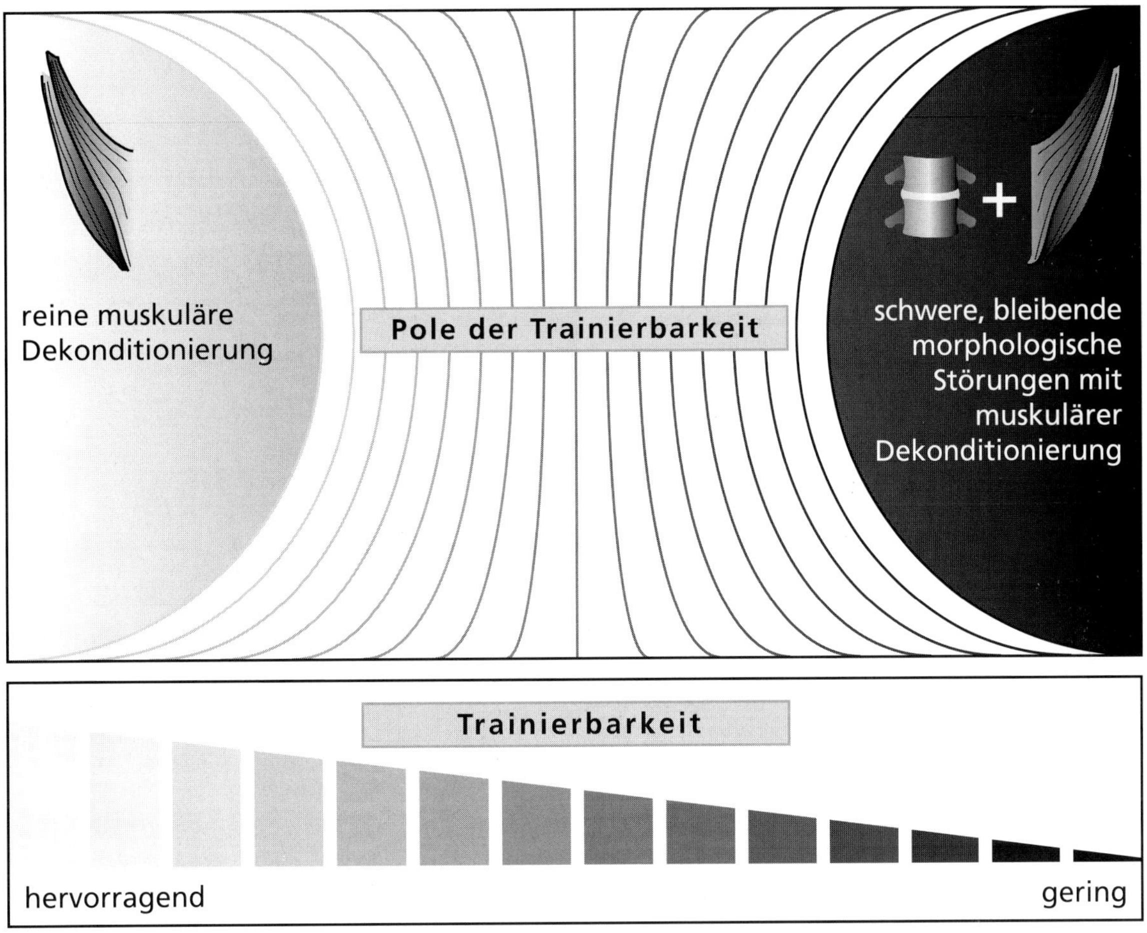

Modell der Pole der Trainierbarkeit (basierend auf Uhlig 1997)

Die Trainierbarkeit der wirbelsäulenstabilisierenden Muskulatur hängt weder vom Geschlecht noch vom Alter des Trainierenden ab. Alle Hauptfunktionsmuskelgruppen von Rumpf und HWS verfügen über ein nahezu gleichgroßes Adaptationspotential. Die muskuläre Trainierbarkeit im Bereich der Wirbelsäule wird darüber hinaus bei subakuten und chronischen Rückenpatienten weder von der Diagnose noch vom Chronifizierungsstadium des Beschwerde- bzw. Krankheitsbilds beeinflußt.

Auf der Basis dieser Erkenntnisse sowie unter der **Voraussetzung**, daß Übungsstabilität besteht (8.2), Kontraindikationen ärztlicherseits ausgeschlossen sind (2.25, 8.2) und der Patient eine adäquate innere Einstellung zum Training mitbringt (6.5, 8.17), sind der Behandlungsweg (8.2), die Trainingsziele (7.2) und die methodische Vorgehensweise (Kap. 7 und 8) bei allen dekonditionierten Rückenschmerzpatienten identisch.

Die Trainierbarkeit hängt dann im Einzelfall davon ab, ob der Trainierende rein muskulär dekonditioniert ist (Positivpol) oder schwere, bleibende morphologische Störungen mit muskulärer Dekonditionierung hat (Negativpol). Diese beiden **physiologischen Zustände markieren die Pole der Trainierbarkeit**. Zwischen den beiden Polen gibt es so viele Schattierungen wie es menschliche Individuen gibt. Im positivsten Fall besteht eine hervorragende Trainierbarkeit, im negativsten Fall lassen sich auch nach 6 - 12 Monaten nur geringe Adaptationen realisieren. Das Modell der Pole der Trainierbarkeit (Uhlig 1997) visualisiert Ausmaß und Geschwindigkeit der Trainierbarkeit. Die Wahrscheinlichkeit trainingsverhindernder Rezidive bzw. eines Drop-outs (mit oder ohne klassischer Begleitbehandlungen) steigt mit zunehmender Annäherung an den Negativpol.

Die Identifikation dieser Faktoren und Wirkungszusammenhänge zeichnet dafür verantwortlich, daß das in diesem Werk vorgestellte Trainingskonzept nur eine **äußerst geringe Drop-out-Rate** aus medizinischen Gründen aufweist. Sie beträgt unter den Rahmenbedingungen einer orthopädischen Praxis 0,7% (Uhlig et al. 1997), unter kontrollierten Laborbedingungen 3,5% (Denner 1995) sowie unter den Rahmenbedingungen multizentrischen Einsatzes 4,8% (s. auch 10.13).

9.16 DAUERHAFTER ERHALT DER TRAININGSERFOLGE

EFFEKTE

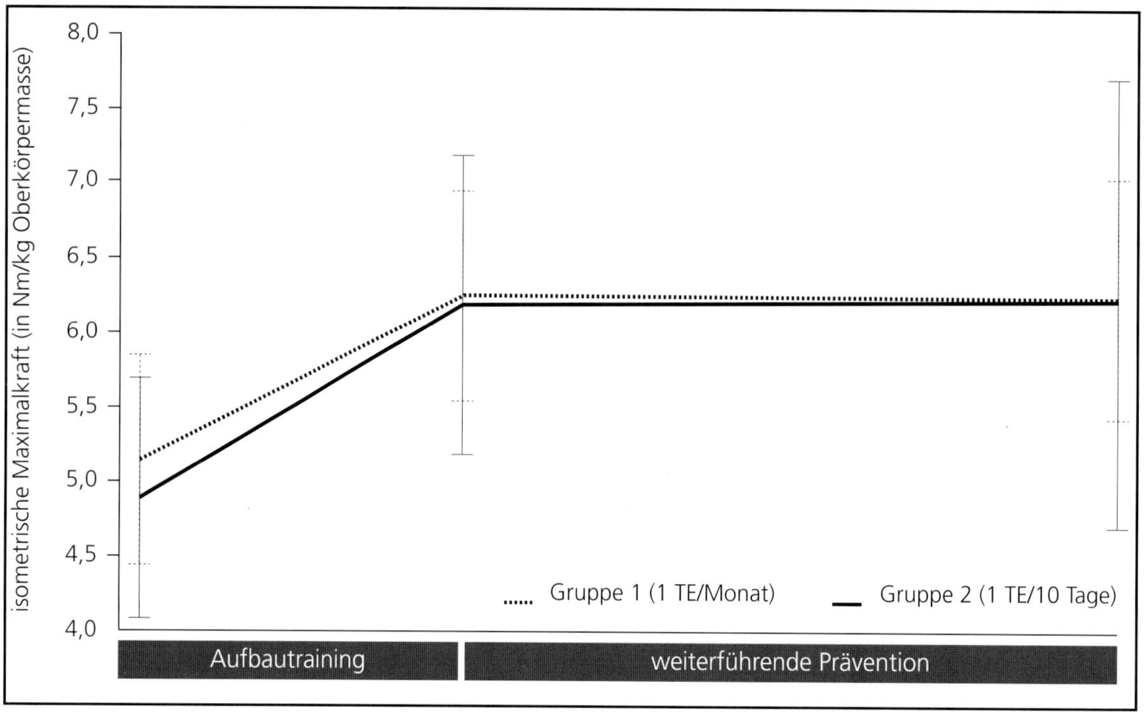

Veränderung der Rumpfextensorenkraft im Rahmen des Aufbauprogramms A24 sowie eines daran anschließenden 6monatigen Trainingsprogramms zur weiterführenden Prävention mit unterschiedlicher Trainingshäufigkeit (n= 21; Denner 1995)

Die kurzfristigen Effekte des Aufbauprogramms können mittel- und langfristig durch eine **Fortführung des Trainings mit reduzierter Häufigkeit** aufrechterhalten werden. Die prinzipielle Voraussetzung hierfür ist jedoch die **Beibehaltung hochintensiver Trainingsreize** (8.14)

Mittelfristig, d. h. über einen Zeitraum von bis zu 6 Monaten, können die objektiven und subjektiven Verbesserungen mit einer Trainingshäufigkeit von einer Einheit **pro 14-30 Tage** bei 64-80% der Trainierenden vollständig erhalten werden.

Ein regelmäßiges Training zur weiterführenden Prävention mit einer Häufigkeit von einer Einheit **pro 10 Tage** ermöglicht durchschnittlich 80% der Trainingsteilnehmer die Stabilisierung der im Aufbauprogramm erzielten Adaptationen über einen Zeitraum von bis zu 12 Monaten.

Langfristig, d. h. über einen Zeitraum von mehr als 12 und bisher bis zu 75 Monaten betrachtet, ist für die dauerhafte Stabilisierung der Trainingseffekte ein häufigeres Training erforderlich. 95% aller Teilnehmer können mit einer Trainingshäufigkeit von einer Einheit **pro 7 Tage** sämtliche objektiven und subjektiven Parameter auf hohem individuellem Niveau erhalten. Das **Minimalkriterium für die weiterführende Prävention** sind daher 50 Trainingseinheiten pro Kalenderjahr.

Die bisher vorliegenden Erkenntnisse belegen, daß mit einer Trainingshäufigkeit von einer Einheit **pro 5 Tage** nicht nur die dauerhafte Erhaltung der Trainingserfolge bei 100% aller Trainierenden gewährleistet werden kann, sondern auch kontinuierlich weitere Verbesserungen von objektiven und subjektiven Parametern auftreten.

Für die mittel- und langfristige Aufrechterhaltung von muskulären Adaptationen benötigen die **Nacken- und Halsmuskeln** in jedem Fall ein **häufigeres Training als** die **Rumpfmuskeln** (Minimalkriterium: 1 Einheit pro 5-7 Tage).

Trotz der vorliegenden fundierten Erkenntnisse über die Aufrechterhaltung von trainingsbedingten Anpassungserscheinungen in Gruppen kann die **optimale Trainingshäufigkeit im Rahmen der weiterführenden Prävention prinzipiell nur im Einzelfall bestimmt** werden. Hierfür sind regelmäßig alle 3 Monate durchgeführte Folgeanalysen erforderlich. Diese ermöglichen die Festlegung der individuellen idealen Trainingshäufigkeit anhand einer lückenlosen Verlaufsbeobachtung (9.10).

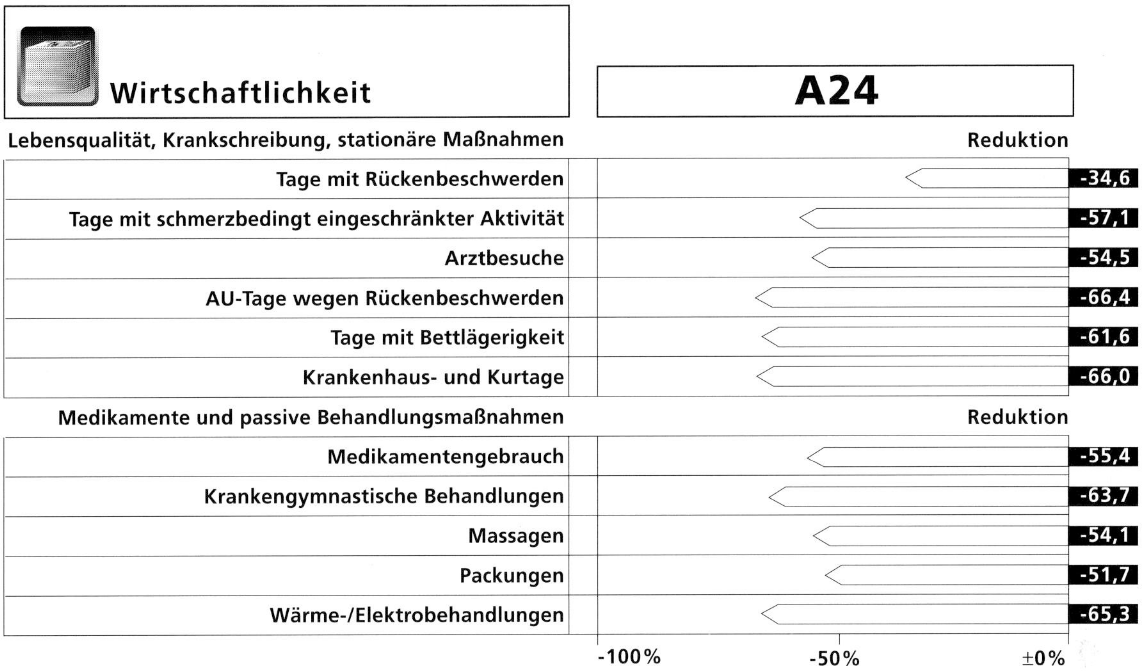

Durchschnittliche Reduktion wirtschaftlich relevanter Parameter im Rahmen des Aufbauprogramms A24 (n= 473)

Die Teilnahme am **Aufbauprogramm** resultiert in einer **breitbandspektralen Kostenreduktion** (s. Abbildung). Im Vergleich zum letzten Quartal vor dem Training reduzieren sich die Arztbesuche, die Inanspruchnahme von physikalischen und krankengymnastischen Therapiemaßnahmen sowie der Medikamentengebrauch jeweils um deutlich mehr als 50%.

Die **AU-Tage wegen Rückenbeschwerden** verringern sich von 3,08 im Vorquartal auf 1,04 im Trainingsquartal. Im Rahmen der weiterführenden Prävention (Beobachtungszeitraum: 9 Monate) fallen pro Quartal im Durchschnitt weitere 0,76 AU-Tage weniger an. Im ersten Trainingsjahr werden infolgedessen pro Teilnehmer durchschnittlich 4,3 AU-Tage wegen Rückenbeschwerden eingespart.

Die **Teilnahme am Trainingsprogramm zur weiterführenden Prävention** resultiert im Vergleich zum Zeitpunkt nach Beendigung des Aufbauprogramms in einer weiteren Kostenreduktion bei 9 der 11 Untersuchungsparameter:

- Tage mit Rückenbeschwerden: -42,4%
- Tage mit schmerzbedingt eingeschränkter Aktivität: -25,2%
- Arztbesuche: -12,9%
- AU-Tage wegen Rückenbeschwerden: -51,8%
- Tage mit Bettlägerigkeit: -34,6%
- Krankenhaus- und Kurtage: -100,0%
- Medikamentengebrauch: -72,2%
- Massagen: -13,3%
- Wärme-/Elektrobehandlungen: -77,3%

Die Verordnung von Packungen zeigt dagegen keine Veränderung mehr, die Inanspruchnahme von krankengymnastischen Behandlung erhöht sich als einziger Parameter und zwar um durchschnittlich 39%.

Für die Teilnahme an den initialen 12 Trainingsmonaten entstehen pro Teilnehmer durchschnittliche **Gesamtkosten** in Höhe von 2875 DM (3 biomechanische Funktionsanalysen der Wirbelsäule, 24 Trainingseinheiten Aufbauprogramm, 35 Trainingseinheiten weiterführende Prävention).

Legt man für einen Ausfalltag am Verwaltungsarbeitsplatz die für das Jahr 1986 errechneten Kosten in Höhe von 750,- DM zugrunde (Schoberth 1992, s. 1.6), ergibt sich die Erkenntnis, daß sich eine Trainingsteilnahme allein durch die Einsparung an AU-Tagen wegen Rückenbeschwerden **in voller Höhe refinanziert**.
Berücksichtigt man darüber hinaus die breitbandspektrale Reduktion anderer Leistungen und Behandlungsangebote, ergibt sich für das vorliegende Trainingskonzept der eindeutige **Nachweis der** vom Gesundheitsministerium der Bundesrepublik Deutschland für gesundheitsfördernde Leistungen geforderten **Wirtschaftlichkeit, ökonomischen Vertretbarkeit und Finanzierbarkeit** (s. 9.1).

KONZEPTQUALITÄT UND AUFFORDERUNGSCHARAKTER

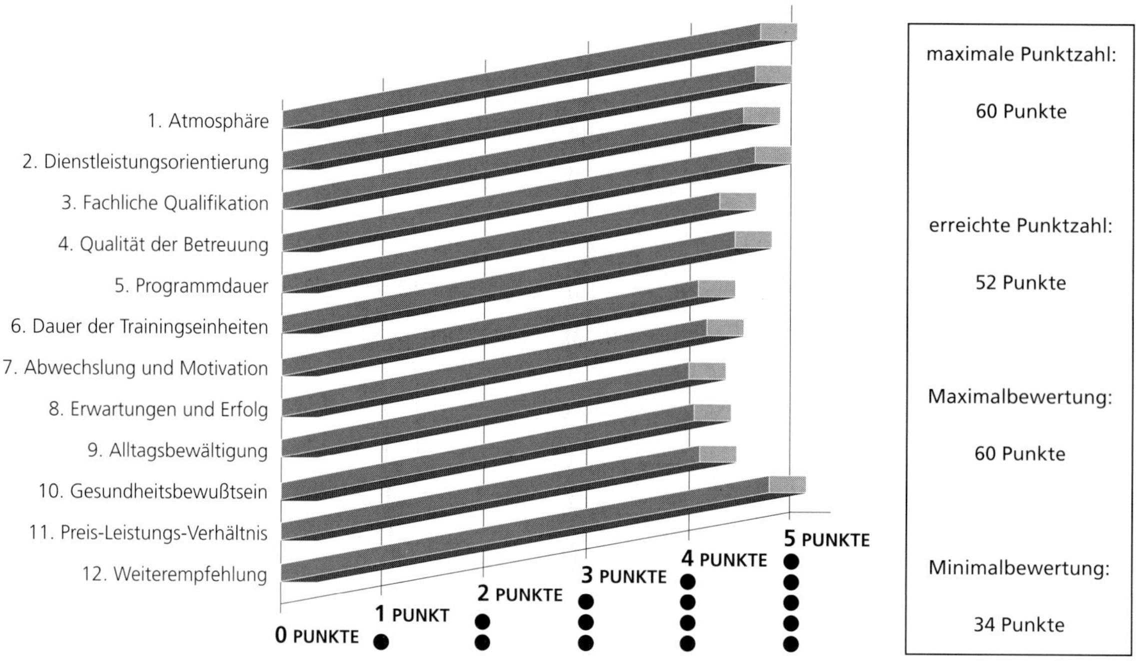

Ergebnisse der anonymen Befragung zur Qualitätskontrolle (nach Aufbauprogramm A24, n= 576)

Die Verbreitung von Konzepten hängt nicht nur von deren Effizienz und Nutzen ab, sondern bedarf einer hohen Akzeptanz durch die primären Zielgruppen.

Die **Qualität des Aufbauprogramms A24** wird von den Teilnehmern mit insgesamt 87,4% der maximal möglichen Punktzahl bewertet (beste Einzelbewertung: 100%; schlechteste Einzelbewertung: 56,7%). Für jeden der 12 Untersuchungsparameter vergeben die Trainingsteilnehmer mehr als 80% der Maximalpunktzahl.

Nach einer Trainingsdauer von durchschnittlich 1 Jahr bewerten die Trainierenden die Konzeptqualität mit 84,3% der maximal möglichen Punktzahl (beste Einzelbewertung: 99,0%; schlechteste Einzelbewertung: 54,0%). Auch die **Qualität der weiterführenden Prävention** ist für jeden Untersuchungsparameter durch eine Punktzahl von über 80% der Maximalpunktzahl belegt.

Das vorliegende Trainingskonzept wird von den Teilnehmern kurz- und langfristig **als qualitativ hochwertig wahrgenommen**. Die Konzeptqualität ist homogen, der **Aufforderungscharakter** sowie die Teilnehmerakzeptanz und -zufriedenheit sind durchweg **hoch**.

ZUSAMMENFASSUNG UND EMPFEHLUNGEN

9.19
FAZIT

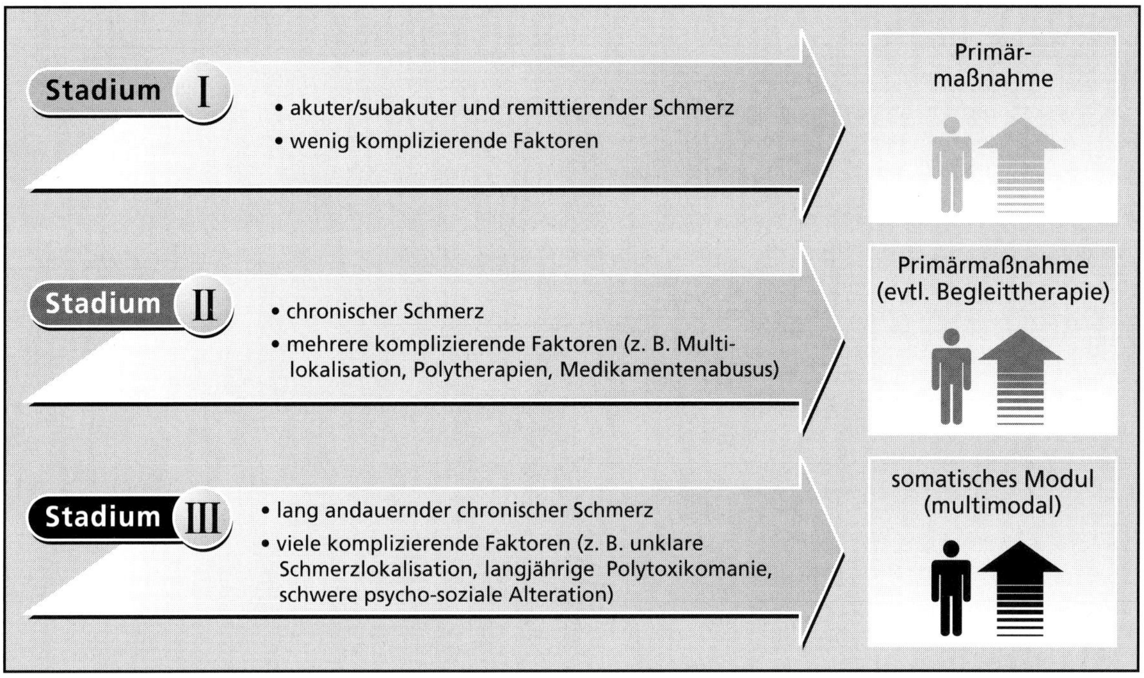

Standardisierte Empfehlung für den Einsatz der medizinischen Trainingstherapie in Abhängigkeit vom Chronifizierungsstadium

Die moderne medizinische Trainingstherapie für die Wirbelsäule basiert auf wissenschaftlich fundierten Methoden, die in langjähriger Praxis mit großen Fallzahlen erfolgreich erprobt und kontinuierlich optimiert wurden.

Es ist heute zweifelsfrei nachgewiesen, daß ein **intensives körperliches Training** eine **breitbandspektrale Wirkung** hat.

Auf physiologisch-organischer Ebene verbessern sich alle 5 motorischen Grundeigenschaften. Rückenschmerzpatienten im Dekonditionierungsstadium 1 - 4 können in mehr als 90% aller Fälle innerhalb von 6 Monaten vollständig rekonditioniert werden.

Bei 93,5% der Rückenschmerzpatienten resultiert die Trainingsteilnahme in einer positiven Veränderung des Beschwerdebilds der Wirbelsäule. Die Trainingstherapie kann daher im Einzelfall eine Schmerztherapie sein. Aus der modernen Hirnforschung ist bekannt, daß qualitativ hochwertige Bewegung eine anästhesierende, angstlösende und euphorisierende Wirkung und damit eine Schlüsselfunktion für die Befindlichkeit des Menschen hat.

Trainierte Rückenschmerzpatienten, die über ein intaktes und leistungsfähiges Muskelkorsett im Bereich der Wirbelsäule verfügen, bewältigen darüber hinaus Alltagsaktivitäten in Beruf und Freizeit wesentlich besser als Untrainierte.

Ein mit modernen Methoden konzipiertes körperliches Trainingsprogramm hat für die Teilnehmer einen hohen Aufforderungscharakter und wird von diesen als qualitativ hochwertig eingeschätzt. Für die durch Einnahmeimplosion bei gleichzeitiger Kostenexplosion gebeutelten Kostenträger ergibt sich eine ganz neue Perspektive: Die Kosten für die Trainingsteilnahme werden allein durch Einsparungen an AU-Tagen wegen Rückenbeschwerden in voller Höhe refinanziert. Darüber hinaus reduzieren sich die Arztbesuche, der Medikamentengebrauch sowie die Inanspruchnahme von physikalischen und krankengymnastischen Maßnahmen.

Die Trainingsvoraussetzungen, der Behandlungsweg, die Trainingsziele, die methodische Vorgehensweise im Einzelfall sowie die Schlüsselfaktoren für den Trainingserfolg sind mittlerweile identifiziert, charakterisiert und systematisiert.

Basierend auf den in einem nahezu 10jährigen Beobachtungszeitraum gewonnenen Erkenntnissen wird empfohlen, die **medizinische Trainingstherapie bei Rückenschmerzpatienten in Abhängigkeit vom Chronifizierungsstadium** einzusetzen. Bei dekonditionierten Rückenpatienten im Chronifizierungsstadium I und II sollte die Trainingstherapie dabei Primärmaßnahme sein, bei Stadium-II-Patienten gegebenenfalls unterstützt durch eine klassische Begleittherapie. Rückenpatienten im Chronifizierungsstadium III bedürfen eines multimodalen Behandlungsprogramms, bei dem die medizinische Trainingstherapie als somatisches Modul obligatorisch eingesetzt werden sollte.

FEAR-AVOIDANCE-BELIEFS-QUESTIONNAIRE

FABQ

Hier sind einige Gedanken über Schmerzen, wie sie von anderen Patienten geäußert wurden. Bitte kreuzen Sie für **jede Feststellung** eine Zahl zwischen 0 und 6 an, je nachdem, inwieweit körperliche Aktivitäten wie Bücken, Heben, Gehen oder Fahren Auswirkungen auf Ihre Rückenschmerzen haben oder haben könnten. Einige Gedanken beziehen sich auch auf den Einfluß, den Ihre tägliche Arbeit auf Ihre Rückenschmerzen hat oder haben könnte.
Kreuzen Sie jeweils eine Zahl an, die Ihre Zustimmung zu diesen Gedanken entspricht. 0 bedeutet "stimmt gar nicht", 3 "unsicher" und 6 "stimmt genau"; mit den Zahlen dazwischen können Sie eine Abstufung Ihrer Zustimmung angeben.

	stimmt gar nicht			unsicher			stimmt genau
1. Meine Rückenschmerzen wurden durch körperliche Aktivitäten verursacht.	0	1	2	3	4	5	6
2. Körperliche Aktivitäten verstärken meine Schmerzen.	0	1	2	3	4	5	6
3. Körperliche Aktivitäten könnten meinem Rücken schaden.	0	1	2	3	4	5	6
4. Ich sollte körperliche Aktivitäten, die meinem Rücken schaden, unterlassen.	0	1	2	3	4	5	6
5. Ich kann körperliche Aktivitäten, die meinem Rücken schaden, nicht ausüben.	0	1	2	3	4	5	6
6. Meine Schmerzen wurden durch meine Arbeit oder durch eine Verletzung bei der Arbeit verursacht.	0	1	2	3	4	5	6
7. Durch meine Arbeit wurden meine Schmerzen verstärkt.	0	1	2	3	4	5	6
8. Ich hätte eigentlich einen Anspruch auf Entschädigung für meine Schmerzen.	0	1	2	3	4	5	6
9. Meine Arbeit ist zu schwer für mich.	0	1	2	3	4	5	6
10. Meine Arbeit verschlimmert meinen Schmerz oder wird ihn verschlimmern.	0	1	2	3	4	5	6
11. Meine Arbeit könnte meinen Rücken schädigen.	0	1	2	3	4	5	6
12. Mit meinen augenblicklichen Schmerzen sollte ich meine gegenwärtige Arbeit eigentlich nicht ausüben.	0	1	2	3	4	5	6
13. Ich kann mit meinen augenblicklichen Schmerzen meine gegenwärtige Arbeit nicht machen.	0	1	2	3	4	5	6
14. Bis meine Schmerzen nicht behandelt sind, kann ich meine gegenwärtige Arbeit nicht tun.	0	1	2	3	4	5	6
15. Ich glaube nicht, daß ich in den nächsten drei Monaten an meine normale Arbeit zurückkehren kann.	0	1	2	3	4	5	6
16. Ich glaube nicht, daß ich meine jetzige Arbeitstätigkeit überhaupt wieder aufnehmen kann.	0	1	2	3	4	5	6

Ins Deutsche übersetzte Version des Fear-Avoidance Beliefs Questionnaire (Waddell et al. 1993; Franz u. Pfingsten 1994)

ABI

Bitte beantworten Sie die Fragen so überlegt und so exakt wie möglich und bedenken Sie, daß es dabei keine richtigen oder falschen Antworten gibt. Kreuzen Sie bei jeder Frage jeweils die Antwortmöglichkeit an, die am ehesten Ihre persönliche Einschätzung widergibt, und lassen sie keine Frage unbeantwortet.

Patient: Name, Vorname ____________________ Geburtsdatum ____________

Bewertungsprinzip: Kreuzen Sie die Antwort an, welche Ihre Fähigkeit, die folgenden Aufgaben zu bewältigen, am besten charakterisiert	**kann ich nicht ausführen**	**erhebliche Probleme**	**eindeutige Probleme**	**geringfügige Probleme**	**keine Probleme oder vermehrte Beschwerden**
	1	**2**	**3**	**4**	**5**
1. Schwere körperliche Aktivität in der Freizeit	☐	☐	☐	☐	☐
2. Heben von schweren Gegenständen	☐	☐	☐	☐	☐
3. Schwere Arbeiten wie einen Tisch verrücken, Rasenmähen, Schneeschippen	☐	☐	☐	☐	☐
4. Heben und Tragen von Einkaufstaschen	☐	☐	☐	☐	☐
5. Nach vorne beugen, knien u. verneigen	☐	☐	☐	☐	☐
6. Mehr als 1 km gehen	☐	☐	☐	☐	☐
7. Laufen	☐	☐	☐	☐	☐
8. Ankleiden, Socken anziehen	☐	☐	☐	☐	☐
9. Schlafen	☐	☐	☐	☐	☐
10. Von einem Stuhl aufstehen	☐	☐	☐	☐	☐
11. Länger als 15 min Autofahren	☐	☐	☐	☐	☐

Auswertung

	vT	**nA**	**wP3**	**wP6**	**wP9**
erreichte Gesamtpunktzahl					
%					

* **vT** vor Training; **nA** nach Aufbauprogramm; **wP3** nach weiterführender Prävention (3 Monate); **wP6** nach weiterführender Prävention (6 Monate); **wP9** nach weiterführender Prävention (9 Monate)

Standardisierter Aufgabenbewältigungsindex zur Evaluation der trainingsbedingten Veränderungen von Alltagsaktivitäten

Cost-Benefit-Analyse

Name, Vorname ____________________

Tel. (d.) ____________ Tel. (p.) ____________

Datum der Befragung	vT ▶	nA ▶	wP3 ▶	wP6 ▶	wP9 ▶

vor Training

An wievielen Tagen haben Sie in den letzten 12 Monaten unter Rückenbeschwerden gelitten?

vT
Tage

Wieviele Tage haben Sie in den letzten 12 Monaten aufgrund Ihrer Rückenbeschwerden im Bett verbracht?

vT
Tage

An wievielen Tagen waren in den letzten 12 Monaten Ihre beruflichen und privaten Aktivitäten durch die Rückenbeschwerden eingeschränkt?

vT
Tage

An wievielen Tagen waren Sie in den letzten 12 Monaten wegen Ihren Rückenproblemen stationär im Krankenhaus oder zur Kur?

vT
Tage

Wie oft haben Sie wegen Ihren Rückenbeschwerden in den letzten 12 Monaten einen Arzt aufgesucht?

vT
mal

Wie häufig nahmen Sie in den letzten 12 Monaten Medikamente gegen Ihre Rückenbeschwerden ein?

vT
code

code: 0= keine Medikamente, **1=** 1-2 x jährlich; **2=** 1-2 x monatlich; **3=** 1-2 x wöchentlich; **4=** täglich

An wievielen Tagen waren Sie wegen Ihren Rückenbeschwerden in den letzten 12 Monaten krankgeschrieben?

vT
Tage

Wie oft haben Sie aufgrund Ihrer Rückenbeschwerden in den letzten 12 Monaten folgende Behandlungsformen in Anspruch genommen?

	vT
	mal
KG	
Massagen	
Packungen	
Wärme-/Elektrobehandlungen	

nach je 3 Monaten Training

An wievielen Tagen haben Sie in den letzten 3 Monaten unter Rückenbeschwerden gelitten?

nA	wP3	wP6	wP9
Tage	Tage	Tage	Tage

Wieviele Tage haben Sie in den letzten 3 Monaten aufgrund Ihrer Rückenbeschwerden im Bett verbracht?

nA	wP3	wP6	wP9
Tage	Tage	Tage	Tage

An wievielen Tagen waren in den letzten 3 Monaten Ihre beruflichen und privaten Aktivitäten durch die Rückenbeschwerden eingeschränkt?

nA	wP3	wP6	wP9
Tage	Tage	Tage	Tage

An wievielen Tagen waren Sie in den letzten 3 Monaten wegen Ihrer Rückenproblemen stationär im Krankenhaus oder zur Kur?

nA	wP3	wP6	wP9
Tage	Tage	Tage	Tage

Wie oft haben Sie wegen Ihrer Rückenbeschwerden in den letzten 3 Monaten einen Arzt aufgesucht?

nA	wP3	wP6	wP9
mal	mal	mal	mal

Wie häufig nahmen Sie in den letzten 3 Monaten Medikamente gegen Ihre Rückenbeschwerden ein?

nA	wP3	wP6	wP9
code	code	code	code

code: 0= keine Medikamente **2=** 1-2 x monatlich; **3=** 1-2 x wöchentlich; **4=** täglich

An wievielen Tagen waren Sie wegen Ihrer Rückenbeschwerden in den letzten 3 Monaten krankgeschrieben?

nA	wP3	wP6	wP9
Tage	Tage	Tage	Tage

Wie oft haben Sie aufgrund Ihrer Rückenbeschwerden in den letzten 3 Monaten folgende Behandlungsformen in Anspruch genommen?

	nA	wP3	wP6	wP9
	mal	mal	mal	mal
K				
M				
P				
W				

code: K= KG; **M=** Massagen; **P=** Packungen; **W=** Wärme-/Elektrobehandlungen

Leistungen d. Einrichtung

	nA	wP3	wP6	wP9
Analysen				
TE Aufbautraining **A** ___				
TE weiterführende Prävention				

* **vT** vor Training; **nA** nach Aufbauprogramm; **wP3** nach weiterführender Prävention (3 Monate); **wP6** nach weiterf. Prävention (6 Monate); **wP9** nach weiterf. Prävention (9 Monate)

Standardisierte Cost-Benefit-Analyse zur Evaluation der Wirtschaftlichkeit der Trainingsteilnahme (© FPZ Köln)

SEITE INHALT

KAPITEL 10: QUALITÄTSSICHERUNG

Kapitel 10

Qualitätssicherung

Eine hochwertige Qualität genießt in allen Lebensbereichen der heutigen Gesellschaft einen besonderen Stellenwert. Von Produkten und Dienstleistungen werden **Qualitätsnachweise** erwartet. Nichtsdestotrotz existieren auf dem Gebiet der ambulanten Versorgung subakuter und chronischer Rückenpatienten eine Vielzahl von Maßnahmen, deren Qualität weder nachgewiesen ist noch systematisch kontrolliert und gesichert wird.

Der Begriff **„Qualität"** umfaßt die Gesamtheit der Merkmale einer Ware oder Dienstleistung bezüglich ihrer Eignung, festgelegte oder vorausgesetzte Erfordernisse und Erwartungen von Kunden/Patienten zu erfüllen.

Qualitätssicherung bedeutet daher eigentlich nichts weiter, als ein Unternehmen zu strukturieren, die Verantwortlichkeiten klar zu definieren und die Abläufe eindeutig festzulegen, mit dem Zweck, den Kunden/Patienten zufriedenzustellen (Gallien 1995).

Erfahrungen mit **Qualitätsmanagementprogrammen** in der Industrie haben gezeigt, daß Qualität nicht durch Maßnahmen von außen verordnet oder erprüft, sondern nur mit denjenigen gemeinsam erarbeitet werden kann, von denen Qualität erwartet wird. **Qualitätssicherung** muß daher von allen Beteiligten als **eine ständige Herausforderung** begriffen werden, der man nur mit eigenen Konzepten und eigenem Handeln wirksam begegnen kann. Die **Grundprinzipien** hierfür sind Freiwilligkeit, Selbstkontrolle, Methodik, Informations- und Kommunikationsverbesserung (Schaefer u. Herholz 1996).

Nur **meßbare Qualität** ist Qualität im eigentlichen Sinne. Die Meßbarkeit ergibt sich **durch Definition und Dokumentation**. Qualitätssicherung betreiben bzw. Aussagen zur Qualität machen kann nur derjenige, der über eine ausreichende Dokumentation verfügt, denn ohne Dokumentation keine Daten, ohne Daten keine Information, ohne Information keine Erkenntnisse bezüglich der Qualität (Gallien 1995; Schaefer u. Herholz 1996).

Die Grundvoraussetzung für eine hochwertige Qualität von Analyse- und Trainingsmaßnahmen auf dem Gebiet der wirbelsäulenstabilisierenden Muskulatur ist eine entsprechende Einstellung aller am Qualitätsprozeß beteiligten Personen (**kompromißlose Qualitätsorientierung**). Im nächsten Schritt müssen die **Qualitätsziele** und **Qualitätskriterien** definiert und in Schriftform dokumentiert werden. In regelmäßigen Abständen durchgeführte **interne und externe Qualitätskontrollen** messen und dokumentieren die Wertigkeit und Homogenität der realisierten Qualität. Anspruch und Wirklichkeit eines Konzepts werden so für jedermann transparent, die **kontinuierliche Qualitätsoptimierung** kann auf der Basis umfassender zeitnah erfaßter Daten erfolgen.

10.2 INTERDISZIPLINÄRER QUALITÄTSZIRKEL

ANSATZ

Rückenprobleme sind nicht monokausaler Natur, sondern weisen multifaktorielle Ursachen und Einflußfaktoren auf. Eine **Vielzahl von Berufsgruppen** beschäftigt sich mit diesem Phänomen und arbeitet an Problemlösungen.

Die Definition von Qualitätszielen und -kriterien sowie die Kontrolle und Sicherung der Qualität der medizinischen Trainingstherapie für den Bereich der Wirbelsäule sollte daher im Idealfall durch einen interdisziplinären Qualitätszirkel erfolgen.

Qualitätszirkel überwinden das Einzelkämpferdasein. Sie stellen den Dialog mit anderen Experten, die Reflexion des eigenen Handelns sowie den systematischen Erfahrungsaustausch sicher (Schaefer und Herholz 1996).

Die einzelnen Mitglieder nehmen **freiwillig** an den **regelmäßig** stattfindenden Treffen dieses multiprofessionellen Expertenkreises teil.

Gemeinschaftlich werden Arbeitsbereich, Probleme und spezifische Fragestellungen analysiert, Problemlösungsstrategien und -konzepte entwickelt sowie ein Qualitätssicherungskonzept entworfen, dokumentiert und kontinuierlich aktualisiert (**selbstdefiniertes Qualitätsmanagement**).

Der Qualitätszirkel kontrolliert auch die von den autorisierten Konzeptanwendern realisierte Qualität in eigener Kompetenz (Selbstkontrolle).

Durch partnerschaftliche und konstruktive Kooperation von qualifizierten Repräsentanten unterschiedlicher medizinischer und bewegungstherapeutischer Fachrichtungen ist am ehesten gewährleistet, daß die erarbeiteten Vorgaben **konsensfähig** sind **und von einem unparteiischen Standpunkt aus uneingeschränkt annehmbar** werden.

Die nachfolgend beispielhaft dokumentierten Qualitätsziele, -module, -kriterien und -kontrollmaßnahmen wurden von einem interdisziplinären Qualitätszirkel („FPZ-Gruppe", n> 100) aus nachweislich in der Sache kompetenten Fachärzten für Orthopädie, Chirurgie, innere Medizin und Allgemeinmedizin, Sportmedizinern, Diplompsychologen, Sport- und Trainingswissenschaftlern, Diplomsportlehrern und Physiotherapeuten in den Jahren 1995-1998 erarbeitet und systematisch erprobt.

Sämtliche Mitglieder dieses Qualitätszirkels wenden das in diesem Werk vorgestellte Analyse- und Trainingskonzept für die wirbelsäulenstabilisierenden Muskulatur autorisiert und in eigener wirtschaftlicher Verantwortung an.

Ausschließlicher Einsatz bei nachweislich geeigneten Personen/Patienten

Realisierung der Haupt- und Nebeneffekte des Trainings

Entwicklung der Eigenkompetenz und Eigenverantwortlichkeit des Teilnehmers/Patienten

Realisierung einer langfristigen Motivation zu lebensstilkompensierendem körperlichem Training

Sicherstellung einer homogenen hochwertigen Betreuungs- und Dienstleistungsqualität

Definierte Qualitätsziele als Voraussetzung für die Kontrolle und Sicherung von Qualität

Die Kontrolle und Sicherung der Qualität eines Trainings- bzw. Therapiekonzepts setzt die Definition von Qualitätszielen voraus (Gallien 1995). Qualitätsziele sollten sowohl teilnehmer- bzw. **patientenorientiert** als auch **kostenträgerorientiert** sein (Interessenkongruenz).

Ein qualitätsgesichertes Konzept zeichnet sich dadurch aus, daß es nur Teilnehmer mit nachweislicher **Eignung** akzeptiert. Die Voraussetzung für die Überprüfung der Eignung im Einzelfall sind eindeutig und präzise definierte Ein- und Ausschlußkriterien (Indikationen und Kontraindikationen, Schlüssel- und Prognosefaktoren für den Trainingserfolg: 2.25, 8.2, 6.5, 9.15, 9.19).

Ein qualitätsgesichertes Konzept ermöglicht die **Reproduzierbarkeit der** kurz-, mittel- und langfristigen **Haupt- und Nebeneffekte** des Trainings im Einzelfall sowie bei multizentrischem Einsatz. Als Richtschnur dienen dabei die im Rahmen der wissenschaftlichen Erprobung ermittelten durchschnittlichen Veränderungen objektiver und subjektiver Parameter (9.4-9.18).

Ein qualitätsgesichertes Konzept entwickelt die **Eigenkompetenz und Eigenverantwortlichkeit** jedes Teilnehmers durch einen systematischen Maßnahmenmix:

- intensive Interaktionen von Trainer und Trainierendem in den 1:1-Situationen während jeder Trainingseinheit,
- regelmäßige Beratungsgespräche (Arzt-Trainierender und Trainer-Trainierender),
- trainingsbegleitende schriftliche Informationen zu relevanten Themen (Patientenleitfaden) sowie Fachvorträge und Workshops.

Ein qualitätsgesichertes Konzept sensibilisiert und motiviert den Teilnehmer zu regelmäßigem lebensstilkompensierendem Training mit (zumindest) minimaler Häufigkeit durch sukzessive **Optimierung der extrinsischen und intrinsischen Motivation** (auf kognitivem Weg: Aufklärung und Überzeugung von der Notwendigkeit des Trainings anhand eigener Daten, Entwicklung und Kenntnis der individuellen Idealnormen, 9.10, auf emotionalem Weg: negative Schmerzerfahrungen und deren Reduktion bzw. Beseitigung durch Training, eigene Erfolgserlebnisse und positive Selbsterfahrungen, Vorbildfunktion des Trainers, Training in Gesellschaft Gleichgesinnter).

Ein qualitätsgesichertes Konzept beinhaltet **ausschließlich betreutes Training**, denn nur betreutes Training ist qualitativ hochwertiges Training und nur qualitativ hochwertiges Training ermöglicht effizientes Training. Pro Trainingseinheit dürfen von einer Fachkraft maximal 3 Patienten gleichzeitig betreut werden. Beim Krafttraining muß eine permanente Trainerpräsenz gewährleistet sein. Eine homogene Betreuungs- und Dienstleistungsqualität setzt darüber hinaus eine einheitliche Zusatz- und Weiterqualifikation der Fachkräfte sowie eine maximale Kundenorientierung bei der Leistungserbringung voraus.

QUALITÄTSMODULE

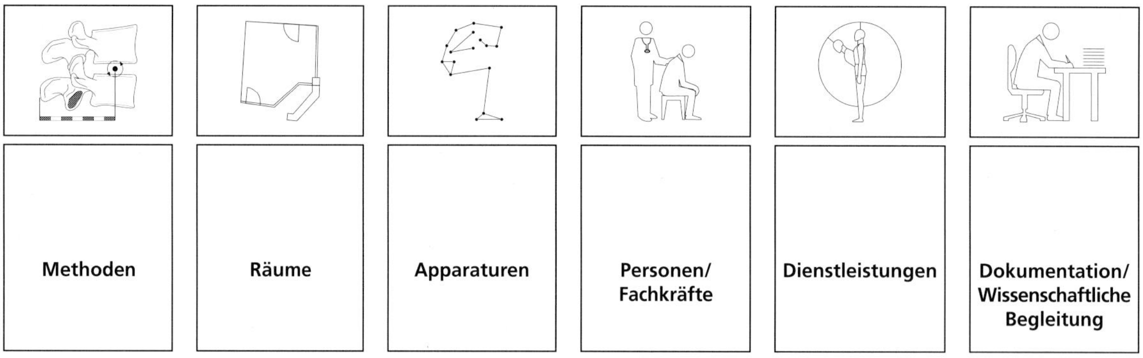

Aufteilung der Gesamtqualität in Teilbereiche (Qualitätsmodule)

Die Realisierung der Qualitätsziele hängt von einer Vielzahl von Faktoren und Qualitätsmerkmalen ab. Darüber hinaus entscheidet die Summe aller Qualitätsmerkmale über die **Gesamtqualität** eines Trainings- und Therapiekonzepts. Diese kann in 6 Teilbereiche (**Qualitätsmodule**) aufgeteilt werden:

- Modul 1: Qualität der Methoden
- Modul 2: Qualität der Räume
- Modul 3: Qualität der Apparaturen
- Modul 4: Qualität der Personen/Fachkräfte
- Modul 5: Qualität der Dienstleistungen
- Modul 6: Qualität der Dokumentation und wissenschaftlichen Begleitung.

Jedes Qualitätsmodul kann anhand von definierten **Qualitätskriterien** charakterisiert werden.

Die Analyse und das Training der wirbelsäulenstabilisierenden Muskulatur sind noch junge Disziplinen, für die bisher so gut wie keine Qualitätssicherung existiert. Auf der Grundlage der wissenschaftlichen Validierung und praktischen Erprobung des in diesem Werk vorgestellten Konzepts sowie dem in einem nahezu 10jährigen Beobachtungszeitraum gewonnenen systematischen Erfahrungswissen wird nachfolgend jedes der 6 Qualitätsmodule anhand der 10 wichtigsten Qualitätskriterien charakterisiert. In der Summation ergibt sich dadurch eine **60-Punkte-Checkliste zur Evaluation der Gesamtqualität** von Analyse- und Trainingskonzepten für die wirbelsäulenstabilisierenden Muskulatur (medizinische Trainingstherapie für den Bereich der Wirbelsäule).

QUALITÄT DER METHODEN

1. Eindeutige Positionierung des Ansatzes (im Rahmen biopsychosozialer Erklärungsmodelle)	**6. Exakte Definition der Trainingsvoraussetzungen und Trainingsziele** (kurz-, mittel- und langfristig)
2. Differenzierte Diagnostik muskulärer Insuffizienzen (Fokussierung auf Kernparameter)	**7. Eindeutige Schlüssel- und Prognosefaktoren für den Trainingserfolg** (mit Begründung)
3. Nachweis der Reliabilität, Validität und Sicherheit der Analysemethoden (auch bei Patienten)	**8. Erfüllung der Minimalanforderungskriterien an effektives Krafttraining** (ohne Ausnahme)
4. Verfügbarkeit von Referenzdaten (mehrere Sammlungen)	**9. Wissenschaftlicher Nachweis von Validität, Effizienz und Nutzen** (inkl. Wirtschaftlichkeit)
5. Determinanten der Trainingsbedürftigkeit (Muskuläres Profil, Dekonditionierungsstadium)	**10. Erfolgreiche praktische Erprobung des Trainingskonzepts** (mit großer Fallzahl und versch. Gruppen)

Kriterienliste zur Überprüfung der Qualität von Methoden

Für die Erklärung von Rückenproblemen gelten biopsychosoziale Modelle als angemessen. Jeder methodische Ansatz muß daher seine **Positionierung** im Rahmen dieser Modelle definieren und transparent machen.

Rückenschmerzpatienten weisen in allen Hauptfunktionsmuskeln von Rumpf und Halswirbelsäule hochsignifikante Maximalkraft- und Leistungsfähigkeitsdefizite auf. Das muskuläre Problem von Rückenschmerzpatienten ist infolgedessen nicht monokausaler Natur. An den multiplen Insuffizienzen sind sowohl neurale als auch muskuläre Faktoren beteiligt. Nur ein **differenzierender analytischer Ansatz** mit Fokussierung auf Kernparameter kann die im Einzelfall bestehenden Defizite und Dysbalancen in all ihren Erscheinungsformen objektivieren und quantifizieren.

An die Einzelanalysen werden hohen Anforderungen gestellt. Sie müssen die **Hauptgütekriterien** (Objektivität, Reliabilität, Validität) und **Nebengütekriterien** (Normierung, Vergleichbarkeit, Ökonomie, Nützlichkeit) erfüllen. Entsprechende Nachweise sollten für verschiedene Populationen (beschwerdefreie Personen, subakute und chronische Rückenpatienten) vorliegen.

Differenzierende Referenzdaten sind das interindividuelle Maßsystem muskulärer Insuffizienzen an der Wirbelsäule. Im Idealfall können die Meßdaten einer Testperson in bezug zu **mehreren Sammlungen von Referenzdaten** gesetzt werden.

Die Teilnahme an einem Rekonditionierungsprogramm setzt den **Nachweis einer Dekonditionierung** voraus. Das Dekonditionierungsstadium determiniert Dauer, Umfang und Häufigkeit des Trainings, ein mathematisch bestimmtes **muskuläres Profil der Wirbelsäule** ermöglicht die Individualisierung und gezielte Steuerung aller Trainingsmaßnahmen.

Ein qualitätsgesichertes Konzept zeichnet sich dadurch aus, daß es die medizinischen und nichtmedizinischen **Trainingsvoraussetzungen** sowie **Schlüssel- und Prognosefaktoren** für den Trainingserfolg exakt charakterisieren kann.

Die **kurz-, mittel- und langfristigen Trainingsziele** müssen präzise definiert und für alle Beteiligten transparent sein. Stellt die Rekonditionierung des Teilnehmers ein Primärziel dar, hängt dessen Realisierung entscheidend davon ab, ob die **Minimalanforderungskriterien an ein effektives Krafttraining** (7.5) erfüllt sind.

Die Legitimierung und Etablierung eines Trainings- und Therapiekonzepts setzt dessen **wissenschaftliche Validierung und erfolgreiche praktische Erprobung** voraus. Darüber hinaus fordern Politik und Krankenversicherer einen eindeutigen Effizienz- und Nutzennachweis unter besonderer Berücksichtigung gesundheitsökonomischer Aspekte.

Die **Wertigkeit eines Konzepts** steigt mit der
- Qualität seiner wissenschaftlichen Absicherung und Systematisierung (inkl. Publikationen),
- Dauer des Entwicklungs-/Erprobungszeitraums,
- Vielfalt der untersuchten Rahmenbedingungen (Universität, Klinik, Praxis, multizentrischer Einsatz),
- Anzahl der evaluierten Populationen,
- Zahl der teilnehmenden Individuen/Patienten,
- Realisierung einer möglichst geringen Drop-out-Rate.

10.6 MODULE

QUALITÄT DER RÄUME

1. Mindestgröße: 100 m² (= Mindestgesamtfläche aller Räume)	**6. Eigene Identität der Räume** (Abtrennung, Intimität, Überschaubarkeit)
2. Separater Untersuchungs- und Beratungsraum (akustische Trennung, Datenschutz)	**7. Angenehmes und anspruchsvolles Ambiente** (Verwendung qualitativ hochwertiger Materialien)
3. Getrenntgeschlechtliche Umkleideräume (jeweils mit Toilette/n und Dusche/n)	**8. Klare Struktur und Organisation** (optimale Laufwege)
4. Vorbildliche hygienische Bedingungen (in allen Räumen)	**9. Übersichtliche Beschilderung und Beschriftung** (außerhalb und innerhalb der Räume)
5. Nutzungsgemäße Beleuchtung und Belüftung (inkl. Regulierbarkeit der Raumtemperatur)	**10. Eliminierung unnötiger Utensilien** (Reduktion auf den Nutzungszweck)

Kriterienliste zur Überprüfung der Qualität von Räumen

Analyse und Training der wirbelsäulenstabilisierenden Muskulatur werden **in speziellen ambulanten Trainings- und Therapieeinrichtungen** durchgeführt.

Die **Mindestgesamtfläche aller Räume** sollte 100m² nicht unterschreiten. Sie kann in Abhängigkeit von der Zahl der Personen/Patienten, die an den Analyse- und Trainingsmaßnahmen teilnehmen, beliebig vergrößert werden. Kleinere Einrichtungen sind prinzipiell geeigneter als grössere Einrichtungen, denn sie sind viel exklusiver, persönlicher und bieten viel mehr Komfort.

Jede Einrichtung muß über einen **separaten Untersuchungs- und Beratungsraum** verfügen. Dieser wird u. a. für
- ärztliche Untersuchungen,
- Befragungen und Interviews sowie
- persönliche Beratung

benötigt. Eine vollständige akustische Trennung von den übrigen Räumlichkeiten muß sichergestellt sein. Einrichtungen, in denen Dritte Einsicht auf erhobene bzw. ausgewertete Daten nehmen können, müssen darüber hinaus eine optische Trennung gewährleisten.

Jede Einrichtung muß über **getrenntgeschlechtliche Umkleideräume mit Toilette/n und Duschkabine/n** verfügen. Im Idealfall hat jeder Teilnehmer eine Einzelumkleide mit Dusche sowie einen eigenen Umkleideschrank.

In allen Räumen sollten **vorbildliche hygienische Bedingungen** selbstverständlich sein. Mehrmals tägliche durchgeführte Kontrollgänge inkl. Reinigung von Räumen bei Bedarf dienen der umgehenden Beseitigung evtl. Qualitätsmängel.

Die Durchführung eines intensiven körperlichen Trainings in geschlossenen Räumen wird durch **Tageslichteinfall und Frischluftzufuhr** erleichtert. Ein ausschließliches Training unter Kunstlichtbedingungen ist nicht zu empfehlen. Darüber hinaus sollte die **Raumtemperatur** jahreszeitgemäß reguliert werden können.

In großen Trainings- und Therapieeinrichtungen sollte der Bereich für die Analyse und das Training der wirbelsäulenstabilisierenden Muskulatur eine **eigene Identität** erhalten und optisch von den übrigen Trainingsräumlichkeiten abgetrennt werden (z. B. durch Glastrennwände). Die Praxis hat gezeigt, daß sich dadurch die Intensität und Qualität der Betreuung erheblich verbessern (Intimität, Überschaubarkeit, kürzere Laufwege, gruppendynamische Effekte durch Gesellschaft Gleichgesinnter).

Trainingszentren der Spitzenklasse zeichnen sich dadurch aus, daß sie nicht nur eine hervorragende fachliche Qualität, sondern auch ein **angenehmes und anspruchsvolles Ambiente** sicherstellen. Erfahrungsgemäß steigt damit auch der Aufforderungscharakters des institutionalisierten Trainings.

Eine klare **Struktur und Organisation** aller Räume in Verbindung mit einer übersichtlichen **Beschilderung und Beschriftung** erleichtern den Teilnehmern die Orientierung und ermöglichen optimale Betriebsabläufe.

Utensilien, die weder für Analyse- noch für Trainingsmaßnahmen benötigt werden noch diese in irgendeiner Form begünstigen, sollten aus den Räumen entfernt werden.

QUALITÄT DER APPARATUREN

1. **Standardisierung der Körperposition** (im Sitzen)	6. **Drehmomentensensoren mit hoher Meß- und Systemgenauigkeit** (inkl. Temperaturstabilität)
2. **Achsengerechte Positionierung von Proband und Analyse-/Trainingssystem** (Reproduzierbarkeit)	7. **Variabler Widerstand** (systematische Variation proportional zum positionsspezifischen Kraftniveau)
3. **Anpaßbarkeit an individuelle Körpermaße und -segmentlängen** (variable Verstellmöglichkeiten)	8. **Präzise Dosierbarkeit des Widerstands** (Feinabstufung externer Widerstandslasten)
4. **Isolation der Hauptfunktionsmuskulatur** (Stabilisierung von Becken, unterer Extremität u. Torso)	9. **Möglichkeit zum selbständigen Verlassen der Analyse- u Trainingssysteme** (Notfallprävention)
5. **Abstützung der Wirbelsäule** (zur Sicherstellung kontrollierter segmentaler Bewegungen)	10. **Regelmäßige Eichung, Wartung und Reinigung aller Systeme** (einwandfreier Funktionszustand)

Kriterienliste zur Überprüfung der Qualität von Analyse- und Trainingssystemen für die wirbelsäulenstabilisierende Muskulatur

Die **Standardisierung der Körperposition** ermöglicht inter- und intraindividuelle Vergleiche von Meßwerten sowie die Optimierung der biomechanischen Bedingungen für die maximale Kraftentwicklung.

Die Lage der Segmente L3/L4 (bei Rumpfbewegungen) bzw. C7/Th1 (bei HWS-Bewegungen) ist das Kriterium für die exakte **Positionierung** der Testperson bzw. des Trainierenden auf dem jeweiligen Analyse-/Trainingssystem. Diese muß durch einen stufenlos höhenverstellbaren Sitz sichergestellt und reproduzierbar gemacht werden.

Jedes Analyse- und Trainingssystem benötigt **variable stufenlose Verstellmöglichkeiten**, um eine optimale Fixierung und Kraftübertragung bei jeder Testperson/jedem Trainierenden in Abhängigkeit von den individuellen Körpermaßen und -segmentlängen zu gewährleisten.

Ohne die **Isolation der Hauptfunktionsmuskulatur** von Rumpf und HWS können weder reliable und valide Analysen durchgeführt noch trainingsbedingte Kraftverbesserungen erzielt werden. Die Isolation läßt sich nur durch vollständige Stabilisierung des Beckens und der unteren Extremität (bei Rumpfbewegungen) sowie umfassende torsostabilisierenden Maßnahmen (bei HWS-Bewegungen) realisieren.

Analyse und Training basieren auf kontrollierten segmentalen Bewegungen. Die Voraussetzung hierfür ist eine **Abstützung der Wirbelsäule** mittels dorsaler Becken- und LWS-Stütze (Rumpfbewegungen) bzw. dorsaler HWS-Stütze (HWS-Bewegungen). Diese ermöglichen darüber hinaus die Vermeidung mechanischer Überbeanspruchungen des passiven Bewegungsapparates.

Drehmomentmessungen sind mehr oder weniger wertlos, wenn die verwendeten **Drehmomentsensoren** keine temperaturstabile Meßgenauigkeit (≤0,01%) haben bzw. bei deren Einbau in das Analysesystem keine ausreichende Systemgenauigkeit (Reproduzierbarkeit der Meßwerte von ±1%) gewährleistet werden kann.

Jedes Trainingssystem muß auf mechanischem, elektronischem oder digitalem Wege sicherstellen, daß der **Widerstand**, den der Trainierende während einer Bewegung zu überwinden hat, über die gesamte Amplitude hinweg **systematisch variiert**, d. h. in jeder Gelenkposition proportional zum jeweiligen Kraftniveau zu- bzw. abnimmt. Die beim Training verwendeten Widerstandslasten müssen mittels Feinabstufung in ≤1-kg-Schritten **präzise dosiert** werden können.

Die Fixation einer Testperson bzw. eines Trainierenden darf niemals so rigide sein, daß diese im Notfall nicht mehr in der Lage wäre, das Analyse-/Trainingssystem **selbständig** zu **verlassen**.

Alle verwendeten Analyse- und Trainingssysteme sollten im Minimum einmal pro Monat **geeicht** und **gewartet** sowie täglich **gereinigt** werden, so daß jederzeit ein einwandfreier Funktionszustand gewährleistet ist.

Folgende **apparative Minimalausstattung** wird benötigt:

- 4 Analyse- und Trainingssysteme für den Rumpf (Extension, Flexion, Lateralflexion, Rotation)
- 2 Analyse- und Trainingssysteme für die HWS (Extension/Flexion/Lateralflexion und Rotation)
- Gymnastikmatten
- 1 Kissenset für Stufenlagerung
- hölzerne Roller-/Selbstmassagesysteme

10.8 MODULE

QUALITÄT DER PERSONEN/FACHKRÄFTE

1. **Verantwortliche Mitwirkung qualifizierter Ärzte** (leitender Mediziner/Kooperationsarzt)	6. **Zusatzqualifikation nach DGMM/FPZ** (inkl. Ausbildungsabschluß und Zertifikat)
2. **Ausschließlicher Einsatz von speziell qualifizierten Fachkräften** (keine Laienarbeit)	7. **Praxiserfahrung** (im Minimum ≥6 Monate)
3. **Persönliche Qualifikation durch Basisausbildung und konzeptspezifische Zusatzqualifikation**	8. **Kontinuierliche Weiterqualifikation** (im Minimum 40 Unterrichtseinheiten pro Kalenderjahr)
4. **Staatlich anerkannte Basisausbildung** (medizinisch/therapeutisch und/oder sportwissenschaftlich)	9. **Zyklische Rezertifizierung** (alle 2 Jahre)
5. **Qualifikation in Erster Hilfe** (inkl. Nachweis)	10. **Transparenz der Qualifikation** (Zertifikate, Mitarbeiterportraitwand)

Kriterienliste zur Überprüfung der Qualität von Personen/Fachkräften

Analyse und Training der wirbelsäulenstabilisierenden Muskulatur müssen unter verantwortlicher Mitwirkung qualifizierter niedergelassener Ärzte erfolgen. Jede Trainings- bzw. Therapieeinrichtung muß daher einen **leitenden Mediziner oder** einen bzw. mehrere **Kooperationsärzte** haben. Deren **Aufgaben** sind:

- Beratung der Einrichtung in allen medizinischen Fragen
- Beratung des Patienten
- Sicherstellung der medizinischen Unbedenklichkeit im Einzelfall
- Koordination mit dem zuweisenden Arzt
- Mitwirkung bei der Trainingsgestaltung und Trainingssteuerung
- Verfügbarkeit bei notwendig werdenden ärztlichen Leistungen
- Einzelfallbegutachtung von Drop-outs.

Leitende Mediziner/Kooperationsärzte bedürfen im Minimum einer 20 Unterrichtseinheiten umfassenden **konzeptspezifischen Zusatzausbildung**, die durch jeweils mindestens 20 Unterrichtseinheiten pro Kalenderjahr kontinuierlich aktualisiert wird.

Die Analyse- und Trainingsmaßnahmen dürfen nur von **speziell qualifizierten Fachkräften** durchgeführt werden. Diese müssen über eine staatlich anerkannte medizinisch-therapeutische und/oder sportwissenschaftliche **Basisausbildung inkl. Ausbildungsabschluß** verfügen. Der Einsatz von Studenten mit erfolgreich abgeschlossenem Grundstudium (Nachweis des Vordiploms) bzw. Auszubildenden in den physiotherapeutischen Berufen (Voraussetzung: Abschluß der ersten Ausbildungshälfte) unter Aufsicht einer qualifizierten Fachkraft ist möglich.

Die **Qualifikation in Erster Hilfe** muß in jedem Fall nachweislich gegeben sein.

Die **spezielle Qualifikation** der Fachkräfte für den Bereich Analyse und Training der wirbelsäulenstabilisierenden Muskulatur muß durch eine im Minimum 100 Unterrichtseinheiten umfassende **Zusatzqualifikation** erworben und nach im Minimum 6monatiger Praxiserfahrung anhand praktischer, schriftlicher und mündlicher Prüfungen sowie durch Zertifikat nachgewiesen werden. Für die Sicherstellung und kontinuierliche Aktualisierung dieser Zusatzqualifikation ist eine **kontinuierliche Weiterqualifikation** mit einem Umfang von mindestens 40 Unterrichtseinheiten pro Kalenderjahr inkl. zyklischer Rezertifizierung alle 2 Jahre erforderlich.

Eine derartige Zusatzqualifikation wird beispielsweise von der Deutschen Gesellschaft für Manuelle Medizin (DGMM/FAC e.V.) und dem Forschungs- und Präventionszentrum (FPZ) Köln gemeinsam für Mediziner, Physiotherapeuten sowie Diplomsportlehrer und Sporttherapeuten auf der Basis dieses Praxisleitfadens angeboten (Modularer Lehrplan: 10.9).

Innerhalb der Trainings- und Therapieeinrichtungen ist die **Qualifikation der Fachkräfte** für jedermann **transparent** zu machen (z. B. anhand der erworbenen Zertifikate oder im Rahmen einer Mitarbeiterportraitwand).

Die Trainings-/Therapieeinrichtungen sollten die Qualifizierung ihrer Mitarbeiter durch **regelmäßige hausinterne Weiterbildungsmaßnahmen** flankierend unterstützen (Umfang: ≥5 Unterrichtseinheiten/Monat, Teilnahmepflicht).

ZUSATZQUALIFIKATION NACH DGMM/FAC E.V./FPZ

Die Deutsche Gesellschaft für Manuelle Medizin (DGMM/FAC e.V.) und das Forschungs- und Präventionszentrum (FPZ) Köln bieten gemeinsam eine **3stufige Zusatzqualifikation** „Analyse und Training der wirbelsäulenstabilisierenden Muskulatur nach DGMM/FAC e.V./FPZ" an. Diese hat folgende Struktur und Inhalte (100 Unterrichtseinheiten = UE):

Stufe I: 6tägiger Kompaktlehrgang

Tag 1
- Ansatz UE 1-2
- Grundlagen der Analyse I UE 3-6
- (Präanalytische) Befragung UE 7-10

Tag 2
- Analyse I UE 11-20

Tag 3
- Analyse I (Fortsetzung) UE 21-30

Tag 4
- Referenzdaten UE 31-32
- Auswertung und Interpretation I UE 33-35
- Grundlagen des Trainings UE 36-40

Tag 5
- Training I UE 41-50

Tag 6
- Trainierbarkeit UE 51-55
- Qualitätssicherung I UE 56-60

Stufe II: 2tägiger Aufbaulehrgang

Tag 1
- Analyse II UE 61-70

Tag 2
- Training II UE 71-80

Stufe III: 3tägiger Prüfungslehrgang

Tag 1
- Grundlagen der Analyse II UE 81-83
- Analyse III UE 84-88
- Auswertung und Interpretation II UE 89-90
- Lehrproben I

Tag 2
- Training III UE 91-95
- Befragung II UE 96-97
- Qualitätssicherung II UE 98-100
- Lehrproben II

Tag 3
- Lehrproben III
- Schriftliche Prüfung
- Mündliche Prüfung

Nach Absolvierung der Stufe I sammeln die Teilnehmer im Minimum 6 Monate lang **lehrgangsbegleitende Praxiserfahrungen** (durch Testleiter- und Trainertätigkeit unter Aufsicht einer bereits zertifizierten Fachkraft und/oder Hospitationen in Einrichtungen mit zertifizierten Fachkräften).

Der Lehrgang wird mit einer umfassenden **Prüfung** abgeschlossen. Diese setzt sich **aus** insgesamt **3** jeweils einstündigen **Teilprüfungen** zusammen:
1. praktische Prüfung (Lehrprobe),
2. schriftliche Prüfung,
3. mündliche Prüfung.

Der **Nachweis der Zusatzqualifikation** auf dem Gebiet „Analyse und Training der wirbelsäulenstabilisierenden Muskulatur nach DGMM/FAC e.V./FPZ" wird **durch Zertifikat** bescheinigt.

Der Lehrgang wird von einem **interdisziplinären Referententeam** aus besonders erfahrenen und kompetenten Medizinern, Trainingswissenschaftlern, Biomechanikern und Physiotherapeuten verantwortlich betreut. Der Inhalt dieses Praxishandbuchs wird dabei in didaktisch anspruchsvoller und anwendungsorienter Form gelehrt.

Die **Teilnehmerzahl pro Lehrgangsstufe** ist auf maximal 12 beschränkt. Die praktischen Inhalte werden mittels Intensivbetreuung vermittelt. Dabei steht für 6 Teilnehmer eine Lehrkraft zur Verfügung.

Die Sicherstellung und kontinuierliche Aktualisierung dieser Zusatzqualifikation erfolgt mittels **kontinuierlicher Weiterqualifikation** (Umfang: ≥40 Unterrichtseinheiten pro Kalenderjahr). Hierfür bieten die Deutsche Gesellschaft für Manuelle Medizin (DGMM/FAC e.V.) und das Forschungs- und Präventionszentrum (FPZ) Köln gemeinsam eintägige weiterführende Lehrgänge mit unterschiedlichen Themen an. Die Weiterqualifikation kann auch durch regelmäßigen Besuch der eintägigen Quartalskonferenzen des interdisziplinären Qualitätszirkels („FPZ-Gruppe", 10.2) erworben werden.

Die Zusatzqualifikation „Analyse und Training der wirbelsäulenstabilisierenden Muskulatur nach DGMM/FAC e.V./FPZ" muß **alle 2 Jahre** durch eine erneute praktische, schriftliche und mündliche Prüfung inkl. **Rezertifizierung** bestätigt werden (Voraussetzung: Nachweis von 80 weiterqualifizierenden Unterrichtseinheiten).

QUALITÄT DER DIENSTLEISTUNGEN

1. **Kein Training ohne ärztliche Diagnose und Unbedenklichkeitsbescheinigung** (Leitfaden)	6. **Übersichtliche Organisation und permanente Besetzung der Rezeption** (Professionalität)
2. **Intensive individuelle Betreuung** (Betreuungsform 1:≤3, kein unbetreutes Training)	7. **Vorbildliches äußeres Erscheinungsbild der Mitarbeiter** (Differenzierung von den Kunden)
3. **Patientenorientierte Trainingszeiten** (an 365 Tagen im Jahr)	8. **Konkretisierung und Transparenz von Dienstleistungen, Kosten und Benefit** (in Schriftform)
4. **Flexible Terminvergabe, -verlegung und -absage** (Grundsatz der Kulanz)	9. **Maximale Individualisierung aller Dienstleistungen** (Basis: Muskuläres Profil der Wirbelsäule)
5. **Kundenfreundliche Serviceleistungen** (Trainingsbekleidung, Handtücher, Toilettenartikel)	10. **Regelmäßige Effizienzkontrollen und -dokumentation** (optimale Trainingssteuerung)

Kriterienliste zur Überprüfung der Qualität von Dienstleistungen

Qualitativ hochwertige Methoden, Räume und Apparaturen sowie qualifizierte Fachkräfte sind Grundvoraussetzungen für qualitativ hochwertige Dienstleistungen. Die **Qualität der Dienstleistung** ergibt sich sich in der Addition von
- fachlicher Qualität (10.8-10.9),
- Betreuungsqualität im Trainingsbereich (10.11),
- Betreuungsqualität außerhalb des Trainingsbereichs,
- Persönlichkeitsbildung der Fachkräfte.

Per definitionem dokumentiert sich die Qualität der Dienstleistung in den 1:1-Betreuungssituationen.

Voraussetzung für die Trainingsteilnahme von Rückenschmerzpatienten ist prinzipiell das Vorliegen der ärztlichen Diagnose sowie einer ärztlichen Unbedenklichkeitsbescheinigung.

Nur **intensiv individuell betreutes Training** ist qualitativ hochwertiges Training und nur qualitativ hochwertiges Training ermöglicht effizientes Training mit breitbandspektraler Wirkung. Die Effizienz des Trainings steigt mit zunehmender Betreuungszeit pro Stunde kontinuierlich an. Pro Trainingseinheit dürfen von einer Fachkraft nicht mehr als 3 Patienten gleichzeitig betreut werden. Darüber hinaus sollte in jeder Trainings-/Therapieeinrichtung die Zahl der Kunden/Patienten pro Stunde in Abhängigkeit von der apparativen Ausstattung limitiert werden (Minimierung von Wartezeiten, Empfehlung: n≤12).

Eine vorbildliche Trainingseinrichtung zeichnet sich durch **kunden-/patientenorientierte Trainingszeiten** an möglichst vielen Tagen im Jahr, auch an Wochenenden und Feiertagen, aus (Grund: Die Teilnehmer trainieren in ihrer Freizeit).

Die Teilnehmer sollten ihre **Trainingstermine** möglichst frei und flexibel vereinbaren, verlegen und absagen können (Terminverlegungen und Terminabsagen mindestens 12 Stunden im voraus, Vermeidung von Wartelisten).

Kundenfreundliche Serviceleistungen wie Zurverfügungstellung von Trainingsbekleidung (falls vergessen), Handtüchern, Toilettenartikeln sowie Trinkwasser stellen sinnvolle Erleichterungen und flankierende Maßnahmen dar.

Die Rezeption der Trainingseinrichtung sollte permanent besetzt sein (Gewährleistung eines Ansprechpartners). Alle Mitarbeiter der Einrichtung sollten sich um **zuvorkommende und professionelle Dienstleistung** bemühen und sich durch ein vorbildliches äußeres Erscheinungsbild auszeichnen (Differenzierung von den Kunden anhand der Kleidung, Tragen eines Namenschilds).

Die **Dienstleistungen** einer Trainingseinrichtung sowie deren Kosten und Benefit sollten in Schriftform **konkretisiert** und für jedermann **transparent** sein (Verfügbarkeit von Informationsmaterialien und Broschüren). Jedem Kunden/Patienten muß es jederzeit möglich sein, die Trainingsteilnahme zu beenden. Längerfristige vertragliche Bindungen (Mitgliedsvertrag) sind nicht erforderlich.

Alle **Dienstleistungen** sollten entsprechend der individuellen Bedürfnisse **maßgeschneidert** werden. **Regelmäßig** alle 3 - 6 Monate **durchgeführte Folgenanalysen** kontrollieren und dokumentieren Effizienz und Nutzen der Maßnahmen gegenüber Teilnehmer und Kostenträger. Sie stellen darüber hinaus die Basis für die kontinuierliche Optimierung des Trainings dar.

EVALUATION VON BETREUUNGSQUALITÄT (MUSTER)

10.11
CHECKLISTE

Diese Checkliste ermöglicht die Evaluation der Betreuungsqualität einer Fachkraft anhand definierter Kriterien (z. B. im Rahmen des Coachings von Fachkräften oder einer Lehrprobe).

1) **Optischer Gesamteindruck/äußeres Erscheinungsbild:** • Haare (gewaschen? Frisur erkennbar?) • Bart (frische Rasur?) • Kleidung und Schuhe (entsprechend CD der Einrichtung, Hemd und Hose gewaschen, gebügelt und paßgenau?)

2) **Mentale Präsenz:** • ausgeschlafen? • frischer, geistig hellwachen Eindruck? • gestreßt? • Grad der Aufmerksamkeit? • Konzentrationsfähigkeit? • jederzeit ansprechbar? • Grad der Selbstkontrolle und Selbstbeherrschung?

3) **Vorbereitung/Begrüßung/Verabschiedung:** • Vorbereitung der analyse-/trainingsrelevanten Unterlagen? • pünktliches Erscheinen im Trainingsraum? • Empfang und Begrüßung des Kunden/Patienten mit Namen und Handschlag? • herzliche Verabschiedung des Kunden/Patienten

4) **Körpersprache:** • kontrollierte Körperhaltung? • freundliche Mimik? • Gähnen? • Gestik? • Positionierung sowie Distanz zum Kunden/Patienten (inkl. Vermeidung frontaler Positionierung und der Zuwendung des Rückens?)

5) **Kommunikationsfähigkeit und Kontaktfreudigkeit:** • Freundlichkeit? • positive oder negative Äußerungen? • Ausdrucksfähigkeit, Redegewandheit? • Vermeidung zwanghafter Kommunikation und kontroverser Themen? • Schaffung einer partnerschaftlichen Atmosphäre?

6) **Fachliche Primäraspekte:** • paßgenaue Einstellung der Geräte? • Kontrolle und Korrektur der Bewegungsausführungen? • Einhaltung der vorgegebenen Trainingssteuerung • präzise formulierte Zielvorgaben? • unmittelbares Feedback? • Vermittlung von Hintergrundinformationen?

7) **Motivationsfähigkeit:** • gezielte Motivation? • Motivation zum richtigen Zeitpunkt? • Dosierung der Motivation? • Fähigkeit zur Differenzierung in Abhängigkeit von Persönlichkeitsmerkmalen des Kunden? • situative Wendigkeit?

8) **Improvisationsfähigkeit/Kreativität:** • Erkennen von Situationen, die Improvisation erfordern? • Beherrschen von Ausnahmesituationen? • Reaktion auf Störgrößen? • Eignung der getroffenen Maßnahmen? • breiter Fundus an (Ersatz)übungen?

9) **Problemlösungsfähigkeit:** • Sensibilität für Probleme? • Bereitschaft zuzuhören und nachzufragen? • prinzipielle Reaktion auf Problemkunden sowie Provokationen? • tatsächliche Eignung der Problemlösungen?

10) **Teamfähigkeit:** • Verhalten und Hilfsbereitschaft gegenüber den anderen Trainern/Therapeuten? • Integration in das momentan anwesende Trainer-/Therapeutenteam? • Homogenität der Betreuungsqualität im Vergleich zu den anderen Trainern/Therapeuten?

10.12
MODULE

QUALITÄT DER DOKUMENTATION/WISS. BEGLEITUNG

1. **Multidimensionale Analytik sowie Effizienz-, Nutzen- und Qualitätskontrolle** (Kernparameter)
2. **Standardisierte Datenerhebung, -erfassung, -auswertung u. -dokumentation** (Einheitlichkeit)
3. **Regelmäßige und vollständige Datenerfassung** (Lückenlosigkeit)
4. **Ausschließliche Erfassung von Primärdaten** (hochwertige Datenqualität)
5. **Lückenlose Protokollierung aller Trainingseinheiten** (Trainingskarte)
6. **Systematische Erfassung aller Drop-outs** (Kasuistik)
7. **Gewährleistung der Anonymität bei Qualitätskontrollbefragungen** (inkl. Verbesserungsvorschläge)
8. **EDV-Einsatz** (flexible Weiterverarbeitung und Datentransfer)
9. **Jederzeitige Transparenz der Datenlage** (für Patient und Kostenträger)
10. **Professionelle Archivierung aller Daten** (inkl. Software-Backups)

Kriterienliste zur Überprüfung der Qualität von Dokumentation und wissenschaftlicher Begleitung

Rückenprobleme haben multifaktorielle Ursachen und Einflußfaktoren, intensives körperliches Training eine breitbandspektrale Wirkung. Diesem Sachverhalt kann nur eine **multidimensionale Analytik** gerecht werden. Das Potential qualitätsgesicherter Trainingsmaßnahmen offenbart sich erst bei differenzierter Betrachtung.

Multiple Standardisierungen bei der Datenerhebung, -erfassung, -auswertung und -dokumentation (Apparaturen, Meßtechnik, Methoden, Testprotokolle, Fragebögen, Testbedingungen, Softwareprogramme) gewährleisten die Kontrolle der wichtigsten externen und internen Variablen und ermöglichen einen intra- und interindividuellen Datenvergleich.

Sämtliche Meß- und Befragungsdaten müssen **in regelmäßigen Abständen jeweils vollständig erfaßt** werden, so daß die statistischen Auswertungen auf weitgehendst lückenlose Datensätze zurückgreifen können.

Nur **Primärdaten** garantieren eine hochwertige Datenqualität. Die analyseberechtigten Trainer und Therapeuten einer Einrichtung sollten daher stets nur solche Daten erfassen, die sie selbst erfragt bzw. gemessen haben und zu denen sie kompetent Stellung nehmen können.

Die Datendokumentation umfaßt nicht nur Analyse-, sondern auch Trainingsdaten. Der Einsatz standardisierter Trainingskarten ermöglicht die **lückenlose Protokollierung und Dokumentation aller Trainingseinheiten**.

Die Frage „who are the good responders" läßt sich für eine Methode i. d. R. erst dann beantworten, wenn man die Fälle, in denen diese nicht funktioniert hat, im Detail analysiert hat. Sämtliche **Drop-outs** müssen daher systematisch und vollständig erfaßt werden (in Form einer **Kasuistik**). Für die medizinische Trainingstherapie im Bereich der Wirbelsäule hat sich das nebenstehende Raster zur Erfassung von Drop-outs praktisch bewährt und als sehr hilfreich erwiesen.

Bei Qualitätskontrollbefragungen von Patienten muß die **Anonymität** der Auskunfterteilenden **gewährleistet** sein (z. B. durch Aushändigung eines an die Trainings-/Therapieeinrichtung adressierten und frankierten Rückumschlags für den Fragebogen bzw. Aufstellen von transparenten Behältern zum Einwurf des Fragebogens innerhalb der Einrichtung).

Die bei multidimensionalen Analysen anfallenden Datenmengen machen einen **EDV-Einsatz** unverzichtbar. Die erfaßten Daten können dadurch flexibel weiterverarbeitet sowie zwecks Bildung von Datenpools und für die Evaluation und Qualitätskontrolle (in anonymisierter Form) an Dritte weitergereicht werden.

Für den Trainingsteilnehmer sowie den bzw. die involvierten Kostenträger müssen die vorhandenen Daten jederzeit in der jeweils aktuellsten Form **transparent** und Einzel- bzw. Gruppenauswertungen quasi **auf Knopfdruck** möglich sein.

Alle erfaßten Daten sollten in der Trainingseinrichtung professionell archiviert werden. **Software-Backups** müssen täglich erstellt und einrichtungsintern sowie -extern aufbewahrt werden.

RASTER ZUR ERFASSUNG VON DROP-OUTS

1. Persönliche Daten	Name, Vorname ____ Krankenkasse ____ Arbeitgeber ____
2. Trainingsprogramm	Welches **Programm** wurde abgebrochen? ☐ Aufbauprogramm A10 ☐ Aufbauprogramm A24 ☐ Trainingsprogramm zur weiterführenden Prävention
3. Zeitpunkt des Abbruchs	Nach wievielen **Trainingseinheiten** wurde das **Aufbauprogramm** abgebrochen? ____ Einheiten Nach wievielen **Trainingsmonaten** wurde das **Trainingsprogramm zur weiterführenden Prävention** abgebrochen? ____ Monate
4. Gründe für den Abbruch	☐ Drop-out **aus medizinischen Gründen** ☐ Drop-out **aus Gründen, welche die Therapieeinrichtung zu verantworten hat** ☐ Drop-out **aus beruflichen oder privaten Gründen**
5. Spezifizierung von Drop-outs aus medizin. Gründen	☐ **organische Gründe** ☐ **psychosomatische Gründe** ☐ Wirbelsäule ☐ andere Organe *Lokalisation* ☐ HWS ☐ LWS/BWS *Diagnose zutreffend?* ☐ ja ☐ nein *Schmerzzunahme im Verlauf des Trainingsprogramms?* ☐ ja ☐ nein
6. Bemerkungen	____ ____

Kriterien zur standardisierten Erfassung, Evaluation und Quantifizierung von Drop-outs (© FPZ Köln)

10.14
ANSATZ

INTERNE UND EXTERNE QUALITÄTSKONTROLLE

Die Qualität eines Konzepts bedarf der Kontrolle. Die **Qualitätskontrolle** gehört zum Prozeß der **Qualitätssicherung**. Voraussetzung für die Kontrollierbarkeit der Qualität ist die Definition von Qualitätszielen (10.3). Die Qualität kann dann durch Dokumentation der Abläufe und der Ergebnisse gemessen und nachgewiesen werden. Im Prinzip ist die Qualitätssicherung nichts anderes als „say what You do and do what You say" (Gallien 1995). Die Qualitätssicherung hat nur dann eine Chance auf Verwirklichung, wenn sie von der Überzeugung und dem Bestreben des einzelnen getragen wird, qualitativ hochwertige Leistungen zu erbringen, das eigene Tun einer kontinuierlichen Überprüfung und Verbesserung zu unterziehen und es mit anderen zu vergleichen (Bundesärztekammer 1997).

Die **Einrichtung eines Qualitätssicherungssystems** dient als Standortbestimmung und Ausgangsbasis für die zukünftige Entwicklung (Gallien 1995). Die Qualität kann nicht durch bloße externe Kontrollen erzielt werden. Diese wirken dann eher kontraproduktiv (Umgehungs- und Abwehrstrategien, Klima des Mißtrauens). Lernen durch Rückmeldung, d. h. Lernen am eigenen Handeln und seinen Ergebnissen, geschieht erfahrungsgemäß dann am erfolgreichsten und besonders motivierend, wenn dies im angstfreien Rahmen, ohne Androhung direkter Konsequenzen, stattfindet (Schaefer u. Herholz 1996).

Im ersten Schritt sollte daher jede Einrichtung, die Analyse und Training der wirbelsäulenstabilisierenden Muskulatur anbietet, die Qualität in eigener Kompetenz kontrollieren. Jede einzelne Fachkraft und jede Trainings-/Therapieeinrichtung müssen zunächst für sich selbst überprüfen, ob sie alles entsprechend den Vorgaben erledigt haben (= Qualitätssicherung durch Selbstkontrolle, **interne Qualitätskontrolle**). Hierfür sollten in regelmäßigen Abständen (Empfehlung: ≥ 2 mal pro Jahr) eine hausinterne Evaluation des vorhandenen Datenbestandes und der anonymisierten Qualitätsbewertungen der Kunden/Patienten (9.2/9.18) durchgeführt sowie die Gesamtqualität anhand der 60-Punkte-Checkliste (10.4) beurteilt werden. In einem zweiten Schritt sollte sich jede Trainings-/Therapieeinrichtung von einer außenstehenden objektiven Seite kontrollieren und beurteilen lassen (= **externe Qualitätskontrolle**, Gallien 1995). Die externe Qualitätssicherung soll primär zur Verbesserung der internen Qualitätssicherung motivieren.

Das Forschungs- und Präventionszentrum zur Analyse und Optimierung der Funktion von Wirbelsäule und Bewegungsapparat (FPZ) Köln bietet Einrichtungen, die Analyse- und Trainingsmaßnahmen für die wirbelsäulenstabilisierende Muskulatur durchführen, die **Möglichkeit einer institutionalisierten externen Qualitätssicherung** auf freiwilliger Basis. Deren Grundlagen sind:

1. das von dem interdisziplinären Qualitätszirkel FPZ-Gruppe (10.2) definierte und in diesem Kapitel dokumentierte Qualitätsmanagementsystem sowie
2. ein speziell entwickeltes Softwareprogramm zur standardisierten Datenerfassung, -auswertung und -dokumentation (FPZ Profile).

Die externe Qualitätssicherung soll Einheitlichkeit, hochwertige homogene Qualität sowie die Einhaltung der gemeinsam erarbeiteten Qualitätskriterien sicherstellen. Sie beinhaltet im wesentlichen folgende alle 6 Monate durchgeführten **Maßnahmen**:

1. zentrale Datenevaluation,
2. Check-up-Inspektion der Einrichtung.

Die Trainings-/Therapieeinrichtungen übermitteln hierfür 2mal pro Jahr das mit Hilfe des Softwareprogramms erfaßte Datenmaterial an das FPZ Köln. Eine spezielle Datenexportfunktion stellte dabei softwareintern die Anonymisierung der Daten sicher. Ebenfalls 2mal pro Jahr evaluiert und quantifiziert das FPZ die Arbeit der Trainings-/Therapieeinrichtung vor Ort. Bei diesen sogenannten Check-up-Inspektionen - sie werden jeweils einen Tag im voraus angemeldet und erfolgen in Anwesenheit von Funktionsträgern der Einrichtung - wird die Qualität der Einrichtung anhand einer 40-Punkte-Checkliste bewertet (pro Kriterium werden zwischen 1 und 5 Punkten vergeben). Diese Checkliste beruht auf der 60-Punkte-Checkliste zur Evaluation der Gesamtqualität (10.4-10.13).

Das transferierte Datenmaterial sowie die Ergebnisse der Check-up-Inspektionen werden dann vom FPZ zentral mit leistungsfähigen Softwareprogrammen bezüglich der Realisierung der Qualitätsziele statistisch ausgewertet. Die dabei ermittelten Ergebnisse werden in dem alle 6 Monate erscheinenden **FPZ-Qualitätsbericht** dokumentiert und quantifiziert. Durch diese **regelmäßige multizentrische Datenevaluation** erhält jede Einrichtung umfassende Informationen über Effizienz und Qualität der eigenen Arbeit im Vergleich mit sich selbst (aktuelle Standortbestimmung und Longitudinalvergleiche) sowie im Vergleich mit anderen Einrichtungen (Betriebsvergleiche).

SEITE INHALT

KAPITEL 11: LITERATUR UND SACHVERZEICHNIS

Kapitel 11

Literaturverzeichnis

Alder J (1997) Lumbar Spine: 12th Instructional Course, Prag 1.-3. Mai 1997. Manuelle Medizin 4: 222–225

American College of Sports Medicine (1990) The recommended quantity and quality of exercise for developing and maintaining cardiorespiratory and muscular fitness in healthy adults. Medicine and Science in Sports and Exercise 22: 265–274

Amonoo-Kuofi HS (1983) The density of muscle spindles in the medial, intermediate and lateral columns of human intrinsic postvertebral muscles. Journal of Anatomy 136/3: 509–519

Andersson E, Swärd L, Thorstensson A (1988) Trunk muscle strength in athletes. Medicine and Science in Sports and Exercise 20/6: 587–593

Basmajian JV, De Luca CJ (1985) Muscles alive. Baltimore/USA

Berg HE, Berggren G, Tesch PA (1994) Dynamic neck strength training effect on pain and function. Arch Phys Med Rehabil 75: 661–665

Bergquist-Ullman M, Larsson U (1977) Acute low back pain in industry. A controlled prospective study with special reference to therapy and confounding factors. Acta Orthop Scand, Suppl. 170

Biedermann HJ, Shanks GL, Forrest WJ, Inglis J (1991) Power spectrum analyses of electromyographic activity. Spine 16/10: 1179–1184

Biedermann HJ, Forrest WJ (1989) EMG power spectrum analysis of paraspinal muscles. Informationsschrift der Queen's University, Department of Rehabilitation Medicine, Kingston, Ontario/Canada

Biering-Soerensen F (1983) A prospective study of low back pain in a general population. Scandinavian Journal of Rehabilitation Medicine 15/1: 71–96

Billeter R, Hoppeler H (1994) Biologische Grundlagen der Muskelkontraktion. In: Komi PV (Hrsg) Kraft und Schnellkraft im Sport. Deutscher Ärzte-Verlag, Köln, S 51–73

Bosco C (1992) Eine neue Methodik zur Einschätzung und Programmierung des Trainings. Leistungssport 5: 21–28

Braith RW, Graves JE, Pollock ML, Leggett SH, Carpenter DM, Colvin AB (1989) Comparison of 2 vs 3 days/week of variable resistance training during 10- and 18-week programs. International Journal of Sports Medicine 10: 450–454

Bührle M (1985) Grundlagen des Maximal- und Schnellkrafttrainings. Verlag Karl Hofmann, Schorndorf

Bührle M, Werner E (1985) Muskelquerschnittstraining der Bodybuilder. In: Bührle M (Hrsg) Grundlagen des Maximal- und Schnellkrafttrainings. Verlag Karl Hofmann, Schorndorf, S 199–212

Carpenter DM, Graves JE, Pollock ML (1988) Effect of visual feedback on repeated trials of full range of motion isometric strength. Medicine and Science in Sports & Exercise 20(2): S4

Carpenter DM, Pollock ML, Graves JE, Leggett SH (1991) Cervical extension normative data for males and for females. Informationsschrift der University of Florida, Center for Exercise Science, Gainesville/Florida

Carpenter D, Brigham T, Welsch M, Foster D, Graves J, Hepler D, Fulton M, Pollock M (1994) Low back strength comparison of elite female collegiate athletes. Medicine and Science in Sports & Exercise 26/5: S113

Clade H (1994) Strenge Qualitätskriterien obligatorisch. Deutsches Ärzteblatt 91/27: 1193–1194

Clarkson PM, Nosaka K, Braun B (1992) Muscle function after exercise-induced muscle damage and rapid adaptation. Medicine and Science in Sports and Exercise 24/5: 512–520

Conley MS, Meyer RA, Bloomberg JJ, Feeback DL, Dudley GA (1995) Noninvasive analysis of human neck muscle function. Spine 20/23: 2505–2512

Conley MS, Stone MH, Nimmons M, Dudley GA (1997) Specificity of resistance training responses in neck muscle size and strength. European Journal of Appl. Physiology 75/5: 443–448

Cooper RG, Freemont AJ, Alani SM, Jayson MIV (1990) Atrophy of erector spinae in patients with low back pain. Proceedings of Int. Soc. Study Lumbar Spine, Boston/USA

Cooper RG, Clair Forbes WST, Jayson MIV (1992) Radiographic demonstration of paraspinal muscle wasting in patients with chronic low back pain. British Journal of Rheumatology 31: 389–394

Dal Monte A (1989) Belastungsmeßverfahren und Ergometer. In: Dirix A, Knuttgen HG, Tittel K (Hrsg) Olympia Buch der Sportmedizin. Deutscher Ärzte-Verlag, Köln, S 113–134

Daniels L, Worthingham C (1992) Muskeltest. 6. Aufl. Gustav Fischer Verlag, Stuttgart

Darden E (1978) How Your muscles work - featuring Nautilus training equipment. Winter Park/USA

Darden E (1985) The Nautilus Book. 14. Aufl. Contemporary Books, Chicago/USA

De Lorme TL, Watkins AL (1957) Progressive Resistance Exercise. 2. Aufl. Appleton-Century-Crofts Medical, NewYork

De Luca CJ (1985) Myoelectrical manifestations of localized muscular fatigue in humans. Critical Reviews in Biomedical Engineering 11/4: 251–279

De Michele PL, Pollock ML, Graves JE, Foster DN, Carpenter DM, Garzarella L, Brechue W, Fulton M (1997) Isometric torso rotation strength: effect of training frequency on its development. Arch Phys Med Rehabil 78/1: 64–69

Denner A (1995) Muskuläre Profile der Wirbelsäule. Sport und Buch Strauß, Köln

Denner A (1997a) Rekonditionierung subakuter und chronischer Rückenpatienten. Vorstellung des qualitätsgesicherten FPZ-Konzepts für ambulantes Rückentraining. Physikalische Therapie 18/5: 278–285

Denner A (1997b) Die wirbelsäulenstabilisierende Muskulatur chronischer Rückenpatienten. Dekonditionierung versus Rekonditionierung. Manuelle Medizin 35/2: 94–102

Denner A (1997c) Wirksamkeit standardisierter muskulärer Aufbauprogramme bei Patienten mit subakuten und chronischen Rückenschmerzen. In: Hildebrandt J, Pfingsten M (Hrsg) Rückenschmerz - Wege aus dem Dilemma. Göttingen

Denner A (1998) Alters- und geschlechtsspezifische Referenzdaten für die FPZ SYSTEMS developed by Schnell. Köln

Denner A, Schifferdecker F, Kozirjatskij A, Schmitz K, Uhlig H (1997) Die Effizienz des FPZ-Konzepts für ambulantes Rückentraining am Beispiel einer Längsschnittstudie mit 674 subakuten und chronischen Rückenpatienten. In: Radandt S et al (Hrsg) Prävention von arbeitsbedingten Gesundheitsgefahren und Erkrankungen. Monade Verlag, Leipzig, S 169–182

Drosdowski G et al. (1994) Duden. Das große Fremdwörterbuch. Dudenverlag, Mannheim

Dvorak J, Panjabi M, Gerber M, Wichmann W (1987) CT-Functional diagnostics of the rotatory instability of the upper cervical spine. Part 1: An experimental study on cadavers. Spine 12/3: 197–205

Dvorak J, Hayek J, Zehnder R (1987) CT-Functional diagnostics of the rotatory instability of the upper cervical spine. Part 2: An evaluation on healthy adults and patients with suspected instability. Spine 12/8: 726–731

Dvorak J, Froehlich D, Penning L, Baumgartner H, Panjabi MM (1988a) Functional radiographic diagnosis of the cervical spine: flexion/extension. Spine 13/7: 748–755

Dvorak J, Penning L, Hayek J, Panjabi MM, Grob D, Zehnder R (1988b) Functional diagnostics of the cervical spine using computer tomography. Neuroradiology 30: 132–137

Dvorak J (1994) Ursachen für altersbezogene Störungen der LWS und HWS. Persönliche Mitteilung, Vantaa/Finnland, März 1994

Ehlenz H, Grosser M, Zimmermann E (1983) Krafttraining. BLV Verlagsgesellschaft, München

Elkeles T (1994) Der Rückenschmerz. WZB-Mitteilungen 66, Dezember 1994

Engelhardt M, Freiwald J (1996) Neuromuskuläre Dysbalancen im Sport. Sportorthopädie - Sporttraumatologie 12.4: 245–251

Fleissner G (1996) Rhythmizität, zirkadiane Rhythmik und Schlaf. In: Dudel J, Menzel R, Schmidt RG (Hrsg) Neurowissenschaft. Springer, Berlin, S 519–537

Foster DN (1992) Strength curves in athletic populations. Vortrag anläßlich des Symposiums Spine and Strength, San Diego/USA

Foster D, Avillar M, Pollock M, Graves J, Dudley G, Woodard D, Carpenter D (1993) Adaptations in strength and cross-sectional area of the lumbar extensor muscle following resistance training. Medicine and Science in Sports and Exercise 25: S47

Franz C, Pfingsten M (1994) Einfluß der Bewertung von Aktivität und Bewegung auf die subjektive Beeinträchtigung bei Patienten mit chronischen Rückenschmerzen. Der Schmerz 8: S17

Freiwald J (1998) Zum Dehnen vor, während und nach Krafttraining. Persönliche Mitteilung

Freiwald J, Engelhardt M (1996) Beweglichkeit und Dehnung in Sport und Therapie. Physikalische Therapie 11: 883–892 u. 12: 966–969

Freiwald J, Engelhardt M (1997) Neuromuskuläre Dysbalancen in Medizin und Sport. Neuere Denkmodelle. Physikalische Therapie 18/3: 146-148 und 18/4: 225–230

Freiwald J, Engelhardt M, Gnewuch A (1998) Dehnen - Möglichkeiten und Grenzen. Therapeutische Umschau (in Vorbereitung).

Fry AC, Kraemer WJ (1997) Resistance exercise overtraining and overreaching. Sports Medicine 23/2: 106–129

Frymoyer JW, Pope MH, Clements JH, Wilder DG, MacPherson B, Ashikaga T (1983) Risk factors in low-back pain. The Journal of Bone and Joint Surgery 65-A/2: 213–218

Fulton MN, Jones GP, Pollock ML, Graves JE, Cirulli J, Leggett SH, Carpenter DM, Jones A (1990) Rehabilitation and testing ....conservative treatment for lower-back and cervical problems. Informationsschrift der University of Florida, Gainesville/USA

Gallien R (1995) Läßt sich Qualität in der Medizin sichern und kontrollieren? Jatros Orthopädie 10/12: 6–11

Gardner GW (1963) Specificity of strength changes of the exercised and non-exercised limb following isometric training. Research Quarterly 34: 98–101

Geissner E (1996) Die Schmerzempfindungs-Skala: (SES). Hogrefe Verlag, Göttingen

Glaeske G (1998) Management der Rückenpatienten in der Zeit begrenzter Ressourcen. Vortrag anläßlich des Symposiums Neurorthopädie 8, Koblenz 14.03.1998

Goldspink G (1994) Zelluläre und molekulare Aspekte der Trainingsadaptation des Skelettmuskels. In: Komi PV (Hrsg) Kraft und Schnellkraft im Sport. Deutscher Ärzte-Verlag, Köln, S 213–231

Goldspink G, Ward PS (1979) Changes in rodent muscle fibre types during post-natal growth, undernutrition and exercise. Journal of Physiology 296: 453 ff

Gollnick PD, Armstrong RB, Saltin B, Saubert CW, Sembrowich WL, Shepherd RE (1973) Effect of training on enzyme activity and fiber composition of human skeletal muscle. Journal of Applied Physiology 34: 109 ff

Gotshalk LA, Loebel CC, Nindl BC, Putukian M, Sebastianelli WJ, Newton RU, Häkkinen K, Kraemer WJ (1997) Hormonal responses of multiset versus single-set heavy-resistance exercise protocols. Canadian Journal of Applied Physiology 22/3: 244–255

Graff KH, Prager G (1986) Der Kreuzschmerz des Leistungssportlers. Teil 1: Aspekte zur Sportpraxis. Leistungssport 4: 14–22

Graves JE, Pollock ML, Leggett SH, Braith RW, Carpenter DM, Bishop LE (1988) Effect of reduced training frequency on muscular strength. International Journal of Sports Medicine 9/5: 316–319

Graves JE, Pollock ML, Jones AE, Colvin AB, Leggett SH (1989) Specificity of limited range of motion variable resistance training. Medicine and Science in Sports and Exercise 21/1: 84–89

Graves JE, Pollock ML, Carpenter DM, Leggett SH, Jones A, Mac-Millan M, Fulton M (1990a) Quantitative assessment of full range-of-motion isometric lumbar extension strength. Spine 15/4: 289–294

Graves JE, Pollock ML, Leggett S, Carpenter D, Fix C, Fulton M (1990b) Non-specificity of limited range-of-motion lumbar extension strength training. Medicine and Science in Sports and Exercise 22(2): S19

Graves JE, Webb D, Pollock ML, Matkozich J, Leggett S, Carpenter D, Cirulli J (1990c) Effect of training with pelvic stabilization on lumbar extension strength. International Journal of Sports Medicine 11: 403

Graves JE, Pollock ML, Foster D, Leggett SH, Carpenter DM, Vuoso R, Jones A (1990d) Effect of training frequency and specificity on isometric lumbar extension strength. Spine 15/6: 504–509

Graves JE, Leggett SH, Carpenter DM, Fix C, Cirulli J, Matkozich J, Fulton M (1990e) Effect of frequency, volume, and mode of training on cervical extension strength. Vortrag anläßlich der APTA Annual Conference, Anaheim/USA

Graves JE, Welsch M, Pollock ML (1991) Exercise training for muscular strength and endurance. IDEA Today 19/7: 33–40

Graves JE, Holmes BL, Leggett SH, Carpenter DM, Pollock ML (1991b) Single versus multiple set dynamic and isometric lumbar extension strength training. Vortrag anläßlich des Symposiums Spinal Rehabilitation Update '91, Daytona Beach/USA

Graves JE, Pollock ML, Leggett SH, Carpenter DM, Fix CK, Fulton MN (1992) Limited range-of-motion lumbar extension strength training. Medicine and Science in Sports and Exercise 24/1: 128–133

Graves JE, Szuba S, Iriso J, Udermann B (1995) Activation of the lumbar extensors during exercise with and without pelvic restraint: a case study. Vortrag anläßl. des Symposiums Exercise Rehabilitation of the Spine: Update '95, Orlando/USA

Gregersen GG, Lucas DB (1967) An in vivo study of the axial rotation of the human thoracolumbar spine. Journal of Bone and Joint Surgery 49A: 247–262

Grigutsch V (1998) Anforderungen des Bundesgesundheitsministeriums an Leitlinien. Vortrag anläßlich des Symposiums Neurorthopädie 8, Koblenz 14.03.1998

Grosser M, Neumaier A (1982) Techniktraining. BLV Verlagsgesellschaft, München

Grosser M, Brüggemann P, Zintl F (1986) Leistungssteuerung in Training und Wettkampf. BLV Verlagsgesellschaft, München

Hägg GM (1992) Interpretation of EMG spectral alterations and alteration indexes at sustained contractions. American Physiological Society: 1211-–1217

Häggmark T, Thorstensson A (1979) Fibre types in human abdominal muscles. Acta Physiol Scand 107: 319–325

Hanavan EP (1964) A mathematical model of the human body. AMRL-TR-64-102, Wright-Patterson Air Force Base, Ohio

Harms-Ringdahl K, Ekholm J, Schüldt K, Nemeth G, Arborelius UP (1986) Load moments and myoelectric activity when the cervical spine is held in full flexion and extension. Ergonomics 29/12: 1539–1552

Harms-Ringdahl K, Schüldt K (1988) Maximum neck extension strength and relative neck muscular load in different cervical spine positions. Clinical Biomechanics 4: 17–24

Harter W, Hildebrandt J, Niklas A (1998) Methodenentwicklung zur qualitativen und quantitativen Bestimmung funktioneller Störungen der Bewegungsmuster bei der Rumpfextension. Göttingen

Hasenbring M (1993) Biopsychosoziale Grundlagen der Chronifizierung. In: Zenz M, Jurna I (Hrsg) Lehrbuch der Schmerztherapie. WVG, Stuttgart S 85–94

Hay JG (1994) Biomechanische Grundlagen der Kraftentwicklung. In: Komi PV (Hrsg) Kraft und Schnellkraft im Sport. Deutscher Ärzte-Verlag, Köln, S 200–209

Heliövaara M, Mäkelä M, Sievers K, Melkas T et al. (1993) Musculoskeletal diseases in Finland. In: Publications of the Social Insurance Institution, Helsinki/Finnland

H - K

Hennig E, Podzielny S (1994) Die Auswirkungen von Dehn- und Aufwärmübungen auf die Vertikalsprungleistung. Deutsche Zeitschrift für Sportmedizin 45/6: 253–260

Hides JA, Stokes MJ, Saide M, Jull GA, Cooper DH (1994) Evidence of lumbar multi-fidus muscle wasting ipsilateral to symptoms in patients with acute/subacute low back pain. Spine 19/2: 165–172

High DM, Howley ET, Franks BD (1989) The effects of static stretching and warm-up on prevention of delayed-onset muscle soreness. Research Quarterly for Exercise and Sport 60/4: 357–361

Hildebrandt J (1994) Das Göttinger Rücken Intensiv Projekt. Informationsschrift der Georg-August-Universität Göttingen, Zentrum Anaesthesiologie, Rettungs- und Intensivmedizin

Hoffmann SO, Franke TW (1993) Der lange Weg in die Schmerzkrankheit. Faktoren der Chronifizierung. In: Egle UT, Hoffmann SO (Hrsg) Der Schmerzkranke. Schattauer, Stuttgart, S 155–172

Hollmann W, Rost R, Dufaux B, Liesen H (1983) Prävention und Rehabilitation von Herz-Kreislaufkrankheiten durch körperliches Training. 2. Aufl. Hippokrates, Stuttgart

Hollmann W, Hettinger T (1990) Sportmedizin - Arbeits- und Trainingsgrundlagen. 3. Aufl. Schattauer, Stuttgart

Hollmann W, De Meirleir (1990) Gehirn metabolische, hämodynamische und psychische Aspekte bei Arbeit und Training. In: Graul EH, Pütter S (Hrsg) Medicenale XX, Iserlohn

Hollmann W, De Meirleir K, Fischer HG, Holzgraefe M (1993) Über neuere Aspekte von Gehirn, Muskelarbeit, Sport und Psyche. Deutsche Zeitschrift für Sportmedizin 10/44: 478–490

Holmes B (1993) Lumbar extension testing for prevention and rehabilitation. Vortrag anläßlich des Symposiums „Exercise Rehabilitation of the Spine: Update '93", Orlando/Florida, 08.-10.07.1993

Huijing PA (1994) Mechanische Muskelmodelle. In: Komi PV (Hrsg) Kraft und Schnellkraft im Sport. Deutscher Ärzte-Verlag, Köln, S 155–172

Hultman G, Nordin M, Saraste H, Ohlsen H (1993) Body composition, endurance, strength, cross-sectional area, and density of mm. erector spinae in men with and without low back pain. Journal of Spinal Disorders 6/2: 114–123

Hurri H, Mellin G, Korhonen O, Harjula R, Harkapaa K. Luoma J (1991) Aerobic capacity among chronic low-back-patients. Journal of Spinal Disorders 4/1: 34–38

Hutton RS (1994) Neuromuskuläre Grundlagen des Stretching. In: Komi PV (Hrsg) Kraft und Schnellkraft im Sport. Deutscher Ärzte-Verlag, Köln, S 41–50

Iai H, Moriya H, Goto S, .Takahashi K, Yamagata M, Tamaki T (1993) Three-dimensional motion analysis of the upper cervical spine during axial rotation. Spine 18/16: 2388–2392

Israel S (1989) Beziehungen zu chronischen Krankheiten. In: Dirix A, Knuttgen HG, Tittel K (Hrsg) Olympia Buch der Sportmedizin. Deutscher Ärzte Verlag, Köln, S 289–300

Israel S, Freiwald J, Engelhardt M (1995) Bewegungsindizierte Adaptationen und Körpernormkonzept. Gesund und leistungsfähig - Idealnorm ist das Ziel. TW Sport + Medizin 7/1: 45–49

Johnson MA, Polgar J, Weightman D, Appleton D (1973) Data on the distribution of fibre types in thirty-six human muscles. Journal of the neurological Sciences 18: 111–129

Jones A, Pollock M, Graves J, Fulton M, Jones WE, MacMillan M, Baldwin DD, Cirulli J (1988) Safe, specific testing and rehabilitative exercise for the muscles of the lumbar spine. Sequoia Communications, Santa Barbara/USA

Jones A (1993) The lumbar spine, the cervical spine and the knee. Testing and rehabilitation. Fa. MedX Corp., Ocala/USA

Jones DA, Rutherford OM, Parker DF (1989) Physiological changes in skeletal muscle as a result of strength training. Quarterly Journal of Experimental Physiology 74/3: 233–256

Junghanns H (1986) Die Wirbelsäule in Forschung und Praxis. Bd 100: Die Wirbelsäule unter den Einflüssen des täglichen Lebens, der Freizeit, des Sports. Hippokrates, Stuttgart

Kankaanpää MJ, Taimela S, Airaksinen OV, Hänninen OO (1996) Increased gluteal muscle fatigability of the low back pain patients during static back endurance test at seated posture. Vortrag anläßl. des American College of Sports Medicine 43rd Annual Meeting, 29.05.-01.06, Cincinnati/Ohio

Kapandji A (1985) Funktionelle Anatomie der Gelenke Bd 3: Rumpf und Wirbelsäule. Enke Verlag, Stuttgart

Karagiannidis N (1993) Die Objektivierung und Quantifizierung des Funktionszustandes der Wirbelsäule bei Fußballern unterschiedlicher Leistungsklassen. Diplomarbeit der Deutschen Sporthochschule Köln

Kessler M, Neef P, Grupp B, Kollmannsberger A, Traue H (1994) Veränderungen des Schmerzerlebens durch Muskeltraining bei Rückenschmerzpatienten. Physikalische Therapie 15/6: 387–392

Keul J, Doll E, Keppler D (1969) Muskelstoffwechsel. München

Knapik JJ, Mawdsley RH, Ramos NU (1983) Angular specificity and test mode specificity of isometric and isokinetic strength training. Journal of Orthop. and Sports Phys. Therapy 5: 58–65

Knebel KP (1985) Funktionsgymnastik. Rowohlt, Reinbek

Knuttgen HG, Komi PV (1994) Basale Definitionen der muskulären Aktivität. In: Komi PV (Hrsg) Kraft und Schnellkraft im Sport. Deutscher Ärzte-Verlag, Köln, S 15–18

Kolwes M (1991) Gesamtausgaben für Probleme des Rückens und der damit zusammenhängenden Leiden. Informationsschrift der AOK Köln, Mai 1991

Komi PV (1985) Dehnungs-Verkürzungs-Zyklus bei Bewegungen mit sportlicher Leistung. In: Bührle M (Hrsg) Grundlagen des Maximal- und Schnellkrafttrainings. Verlag Karl Hofmann, Schorndorf, S 254–270

Komi PV (1986) Training of muscle strength and power: interaction of neuromotoric, hypertrophic, and mechanical factors. International Journal of Sports Medicine 7: 10–15

Komi PV (1994) Der Dehnungs-Verkürzungs-Zyklus. In: Komi PV (Hrsg) Kraft und Schnellkraft im Sport. Deutscher Ärzte-Verlag, Köln, S 173–182

Komi PV, Rusko H (1974) Quantitative evaluation of mechanical and electrical changes during fatigue loading of eccentric and concentric work. Scandinavian Journal of Rehabilitation Medicine Suppl 3: 121–126

Komi PV, Häkkinen K (1989) Maximalkraft und Schnellkraft. In: Dirix A, Knuttgen HG, Tittel K (Hrsg) Olympia Buch der Sportmedizin. Deutscher Ärzte-Verlag, Köln, S 157–167

Konrad P, Freiwald J, Engelhardt M, Denner A, Schmitz K, Schifferdecker F (1998) Neuromuscular evaluation of trunk training exercises (in Vorbereitung).

Kraemer WJ (1994) Endokrine Reaktionen und Adaptationen unter einem Krafttraining. In: Komi PV (Hrsg) Kraft und Schnellkraft im Sport. Deutscher Ärzte-Verlag, Köln, S 290–301

Kröner-Herwig B, Denecke H, Glier B, Klinger R, Nilges, P, Redegeld M, Weiss L (1996) Qualitätssicherung in der Therapie chronischen Schmerzes. IX. Multidimensionale Verfahren zur Erfassung schmerzrelevanter Aspekte und Empfehlungen zur Standarddiagnostik. Der Schmerz 10: 47–52

Kumar S (1988) Moment arms of spinal musculature determined from CT scans. Clinical Biomechanics 3: 137–144

Lee JH, Ooi Y, Nakamura K (1995) Measurement of muscle strength of the trunk and the lower extremities in subjects with history of low back pain. Spine 20/18: 1994–1996

Leggett SH, Graves JE, Pollock ML, Carpenter DM, Foster D, Holmes B, Fix C, Shank M, Tucci J, Fulton M (1990a) Effect of order of multiple joint angle testing for the quantification of isometric lumbar extension strength. Medicine and Science in Sports and Exercise 22(2): S 20

Leggett SH, Graves JE, Pollock ML, Foster D, Carpenter DM, Vuoso R (1990b) Specificity of lumbar extension strength training. International Journal of Sports Medicine 11: 403–404

Leggett SH, Graves JE, Pollock ML, Shank M, Carpenter DM, Holmes B, Fulton M (1991a) Quantitative assessment and training of isometric cervical extension strength. American Journal of Sports Medicine 19/6: 653–659

Leggett SH, Defilippo G, Trinkle J, Graves JE, Pollock ML, Carpenter DM (1991b) Effect of training frequency on cervical rotation strength. Vortrag anläßlich des American College of Sports Medicine Annual Meeting

Lemire J, Yong-Hing K (1996) Reliability of repeated measurements of cervical isometric strength in a symptomatic population. Vortrag anläßlich des Symposiums „Comprehensive Spine and Joint Care - From Exercise to Outcomes", San Diego/USA, 18.-20. Juli

Lewit K (1997) Manuelle Medizin. 7. Aufl. Ambrosius Barth Leipzig

Lindh M (1979) Increase of muscle strength from isometric quadriceps exercises at different knee angles. Scandinavian Journal of Rehabilitation Medicine 11: 33–36

Lindstrom I, Ohlund C, Eek C, Wallin L, Peterson LE, Nachemson A (1992) Mobility, strength, and fitness after a graded activity program for patients with subacute low back pain. Spine 17/6: 641–652

Loebl WY (1967-1968) Measurement of spinal posture and range of spinal movement. Annals of Physical Med. 9: 103–110

Logan GA (1960) Differential applications of resistance and resulting strength measured at varying degrees of knee extension. Diss. Abs. Int. 20: 4027–4031

Lohaus A (1992) Kontrollüberzeugungen zu Gesundheit und Krankheit. Zeitschrift für Klinische Psychologie 21: 76–87

Lühr-Giernalczyk C (1998) Cost of Illness Rückenschmerzen. Vortrag anl. des Symp. Neurorthopädie 8, Koblenz 14.03.1998

MacDougall D (1994) Hypertrophie und/oder Hyperplasie. In: Komi PV (Hrsg) Kraft und Schnellkraft im Sport. Deutscher Ärzte-Verlag, Köln, S 232–239

MacDougall JD, Ward GR, Sale DG, Sutton JR (1977) Biochemical adaptation of human skeletal muscle to heavy resistance training and immobilization. Journal of Applied Physiology 43: 700 ff

MacDougall JD, Sale DG, Moroz JR, Elder GCB, Sutton JR, Howald H (1979) Mitochondrial volume density in human skeletal muscle following heavy resistance training. Medicine and Science in Sports and Exercise 1: 164 ff

Macintosh JE, Pearcy MJ, Bogduk N (1993) The axial torque of the lumbar back muscles: torsion strength of the back muscles. Aust N Z J Sug (Australia) 63/3: 205–212

Mäkelä M, Heliövaara M, Sievers K, Impivaara O, Knekt P, Aromaa A (1991) Prevalence, determinants and consequences of chronic neck pain in Finland. American Journal of Epidemiology 134: 1356–1367

Manniche C, Lundberg E, Christensen I, Bentzen L, Hesselsoe G (1991) Intensive dynamic back exercises for chronic low back pain: a clinical trial. Pain 47: 53–63

Mayer TG (1985) Using physical measurements to assess low back pain. The Journal of Musculoskeletal Medicine 6: 44–59

Mayer TG (1992) Whole person functional testing. Vortrag anläßlich des internationalen Symposiums Spine and Strength, San Diego/USA, 17./18. Juli 1992

Mayer TG, Tencer AG, Kristoferson S, Mooney V (1984) Use of noninvasive techniques for quantification of spinal range-of-motion in normal subjects and chronic low-back dysfunction patients. Spine 9/6: 588–595

Mayer T, Gatchel R, Betancur J, Bovasso E (1995) Trunk muscle endurance measurement. Spine 20/8: 920–927

McGuff D (1997) The mystery of exercise induced headache. The Super Slow Exercise Standard 5/3

Meerson FS (1973) Mechanismus der Adaptation. Wissenschaft in der UDSSR 7: 425

Meinel K, Schnabel G (1977) Bewegungslehre. 2. Aufl. Berlin, S 392–410

Mellin G (1986) Measurement of thoracolumbar posture and mobility with a Myrin inclinometer. Spine 11/7: 759–762

Mellin G (1987) Correlations of spinal mobility with degree of chronic low-back pain after correction for age and anthropometric factors. Spine 12/5: 464-468

Mellin G, Kiiski R, Weckstroem A (1991) Effects of subject position on measurements of flexion, extension and lateral flexion of the spine. Spine, 16/9: 1108–1110

Miller DI, Nelson RC (1976) Biomechanics of Sport. A Research Approach. Philadelphia/USA

Moga PJ, Erig M, Chaffin DB, Nussbaum MA (1993) Torso muscle moment arms at intervertebral levels T10 through L5 from CT scans on eleven male and eight female subjects. Spine 18/15: 2305–2309

M - R

Mooney V, Gulick J, Perlman M, Levy D, Pozos R, Leggett S, Resnick D (1997) Relationships between myoelectric activity, strength, and MRI of lumbar extensor mu-scles in back pain patients and normal subjects. Journal of Spinal Disorders 10/4: 348–356

Müller G (1996) Moderne Rehabilitation von Kreuzschmerzpatienten: Hamburger Modell. Informationsschrift des Allgemeinen Krankenhaus Barmbek

Müller G (1997) Trainingstherapie im Rahmen der Manuellen Medizin. Manuelle Medizin 35/4: 210–19

Müller G, Hille E (1996) Muskuläre Dysbalancen im Rumpf - Möglichkeiten und Grenzen der klinischen und maschinellen Diagnostik in der Sportmedizin. Deutsche Zeitschrift für Sportmedizin 47/7u.8: 431–434

Nemeth G, Ohlsen H (1985) In vivo moment arm lengths for hip extensor muscles at different angles of hip flexion. Journal of Biomechanics 18/2: 129–140

Nemeth G, Ohlsen H (1986) Moment arm lengths of trunk muscles to the lumbo-sacral joint obtained In Vivo with computed tomography. Spine 11/2: 158–160

Neumann G (1995) Zur Begriffsbestimmung muskulärer Dysbalancen. Skript zum Vortrag anläßlich des 3. Internat. Symposiums Sport und Medizin, Frankfurt am Main, 16./17.09.95

Nickel U (1995) Entwicklung und Erprobung eines Fragebogens zur Erfassung von Kontrollüberzeugungen bei Wirbelsäulenerkrankungen und Rückenbeschwerden (KÜ-WS). Dissertationsschrift der Friedrich-Alexander-Universität Erlangen-Nürnberg

O'Brien M (1989) Übertraining und sportpsychologische Überlegungen. In: Dirix A, Knuttgen HG, Tittel K (Hrsg) Olympia Buch der Sportmedizin. Deutscher Ärzte-Verlag, Köln, S 509–516

Paffenbarger RS, Ling AL, Hydt RT (1978) Physical activity as an index of heart attack risk in college alumni. American Journal of Epidemiology 108/161

Paffenbarger RS, Hydt RT (1984) Exercise in the prevention of coronary heart disease. Preventive Medicine 13/23

Parkkola R Kujala U, Rytökoski U (1992) Response of the trunk muscles to training assessed by magnetic resonance imaging and muscle strength. European Journal of Applied Physiology 65: 383–387

Parviainen A, Denner I, Denner A (1992) A complete handbook for David Back Clinic. Part 2: Treatment Program. Handbuch der Fa. David Fitness & Medical Ltd., Vantaa/Finnland

Pearcy MJ (1985) Stereo radiography of lumbar spine motion. Acta Orthopaedic Scandinavia Supplementum no. 212, vol. 56: 3–45

Pearcy M, Portek I, Shepherd J (1984) Three-dimensional x-ray analysis of normal movement in the lumbar spine. Spine 9/3: 294–297

Pearcy M, Tibrewal SB (1984) Axial rotation and lateral bending in the normal lumbar spine measured by three-dimensional radiography. Spine 9/6: 582–587

Pearcy M, Portek I, Shepherd J (1985) The effect of low-back pain on lumbar spinal movements measured by three-dimensional x-ray analysis. Spine 10/2: 150–153

Pearson AM (1990) Muscle growth and exercise. Food Science and Nutrition 29/3: 167–196

Penning L, Wilmink JT (1987) Rotation of the cervical spine. A ct study in normal subjects. Spine12/8: 732–738

Pfingsten M, Ensink FB, Franz C., Hildebrandt J, Saur P, Schwibbe G, Steinmetz U, Straub A (1993) Erste Ergebnisse eines multimodalen Behandlungsprogrammes für Patienten mit chronischen Rückenschmerzen. Zeitschrift für Gesundheitswissenschaften 3 Vj: 224–244

Pfingsten M, Kaluza G, Hildebrandt J (1996) Rückenschmerzen. In: Basler HD (Hrsg) Psychologische Schmerztherapie. Springer, Berlin, S 375–399

Plagenhoef S (1971) Patterns of Human Motion. A cinematographic analysis. Englewood Cliffs, New Jersey/USA

Pollock ML, Graves JE, Jones AE, Colvin A, Leggett S (1987) Specificity of limited range of motion exercise on the response to strength training. Medicine and Science in Sports and Exercise 19(2): S 87

Pollock M, Carpenter D, Blanton J, Graves J, Leggett S (1990a) Reliability and variability of isometric torso rotation strength measurement. Medicine and Science in Sports and Exercise 22(2): S 20

Pollock ML, Carpenter D, Trinkle J, Graves J, Leggett S, Fulton M (1990b) Quantitative assessment of full range-of-motion cervical rotation strength. Vortrag anläßlich des Cervical Spine Society Annual Meeting, San Antonio, Dezember 1990

Pollock ML, Graves JE, Bamman MM, Leggett SH, Carpenter DM, Carr C, Cirulli J, Matkozich J, Fulton M (1993) Frequency and volume of resistance training: effect on cervical extension strength. Arch Phys Med Rehabil 74/10: 1080–1086

Raspe HH (1991) Epidemiologische und sozialmedizinische Aspekte von Rückenschmerzen. Vortrag anläßlich des Symposiums „Rückenschmerzen bei Erkrankungen der Wirbelsäule als interdisziplinäre Aufgabe", Köln, 08.06.1991

Raspe H, Kohlmann T (1993) Rückenschmerzen - eine Epidemie unserer Tage? Deutsches Ärzteblatt 90/44: C1963–C1967

Reichel HS, Seibert W, Geiger L (1995) Präventives Bewegungstraining. Gesundheit-Dialog Verlag, Oberhaching

Reid JG, Costigan PA (1985) Geometry of adult rectus abdominis and erector spinae muscles. The Journal of Orthopaedic and Sports Physical Therapy 6/5: 278–280

Reis E, Frick U, Schmidtbleicher D (1995) Frequency variations of strength training sessions triggered by the phases of the menstrual cycle. International Journal of Sports Medicine 16: 545–550

Rheault W, Albright B, Byers C, Franta, M, Johnson A, Skowronek M, Dougherty J (1992) Intertester reliability of the cervical range of motion device. Journal of Orthopaedics and Sports Physical Therapy 15/3: 147–150

Riede D (1998) Irrungen und Verirrungen an Rückenpatienten. Vortrag anläßlich des Symposiums Neurorthopädie 8, Koblenz 14.03.1998

Rizzi M, Bivetti J, Covelli B, Lüthi B (1976) Einfache Meßmethode zur Berechnung der biomechanischen Kräfte der Nakkenmuskulatur. Zeitschrift für Unfallmedizin und Berufskrankheiten 69/1: 9–17

Robinson ME, Mac Millan M, O'Connor P, Fuller A, Cassisi JE (1991) Reproducibility of maximal versus submaximal efforts in an isometric lumbar extension task. Journal of Spinal Disorders 4/4: 444–448

Robinson ME, Cassisi JE, O'Connor PD, Mac Millan M (1992) Lumbar iEMG during isotonic exercise: Chronic low back pain patients versus controls. Journal of Spinal Disorders 5/1: 8–15

Rohmert W (1984) Das Belastungs-Beanspruchungs-Konzept. Zeitschrift für Arbeitswissenschaft 38: 193–200

Roy RR, Edgerton VR (1994) Bau und Funktion der Skelettmuskulatur. In: Komi PV (Hrsg) Kraft und Schnellkraft im Sport. Deutscher Ärzte-Verlag, Köln, S 121–134

Roy SH, De Luca CJ, Casavant DA (1989) Lumbar muscle fatigue and chronic lower back pain. Spine 14/9: 992–1001

Roy SH, De Luca CJ, Emley M, Buijs RJC (1995) Spectral electromyographic assessment of back muscles in patients with low back pain undergoing rehabilitation. Spine 20/1: 38–48

Sale DG (1994) Neurale Adaptation im Verlaufe eines Krafttrainings. In: Komi PV (Hrsg) Kraft und Schnellkraft im Sport. Deutscher Ärzte-Verlag, Köln, S 249–265

Schade F (1995) Zur Verbesserung der konditionellen Leistungsvoraussetzungen im Formelrennsport, dargestellt am Beispiel eines Formel-3000-Fahrers. Diplomarbeit der Deutschen Sporthochschule Köln

Schaefer OP, Herholz H (1996) Qualitätssicherung - eine Herausforderung für Ärzte. Deutsches Ärzteblatt 93/5: A238–A240

Schmidtbleicher D (1985) Diagnose des Maximal- und Schnellkraftverhaltens. In: Bührle M (Hrsg) Grundlagen des Maximal- und Schnellkrafttrainings. Verlag Karl Hofmann, Schorndorf, S 112–120

Schmidtbleicher D (1994) Training in Schnellkraftsportarten. In: Komi PV (Hrsg) Kraft und Schnellkraft im Sport. Deutscher Ärzte-Verlag, Köln, S 374–387

Schmidtbleicher D (1995) Neuere Ergebnisse der Forschung im Kraft und Schnelligkeitsbereich und ihre Übertragung auf die praktische Anwendung im Fitneßtraining.Informationsschrift der J.-W.-Goethe-Universität, Institut für Sportwissenschaften, Frankfurt/Main

Schmidtbleicher D (1997) Zum Maximalkraftverhalten der Rumpfextensoren und -flexoren in Abhängigkeit von der Tageszeit. Persönliche Mitteilung

Schmidtbleicher D (1998) Zum hypertrophieauslösenden Reiz beim Krafttraining. Persönliche Mitteilung

Schmitt N (1990) The Mainz Pain Staging System (MPSS) for Chronic Pain. Pain (Suppl) 5: 484

Schober H, Kraft W, Wittekopf G, Schmidt H (1990) Beitrag zum Einfluß verschiedener Dehnungsformen auf das muskuläre Entspannungsverhalten des M. quadrizeps femoris. Med. Sport 30/3: 88–91

Schomburg EG G (1995) Spinale Mechanismen zur Steuerung neuromuskulärer Balance. Vortrag anläßlich des 3. Internationalen Symposiums „Sport und Medizin", Frankfurt am Main, 16./17.09.1995

Seeger D, Koch D, Heinemann R., Saur P, Hildebrandt J (1997) Krankengymnastische Untersuchung im Rahmen ambulanter Rehabilitation von Patienten mit chronischen Rückenschmerzen. Teil I: Diagnostische Befunderhebung. Krankengymnastik 49/1: 7–34

Shcherbina YV (1988) Changes in electrical activity and muscle strength after physical exertion performed at different times of the day. Soviet Sports Review 23/2: 79–80

Sirca A., Kostevc V (1985) The fiber type composition of thoracic and lumbar paravertebral muscles in man. Journal of Anatomy 141: 131–137

Smidt GL, Blanpied PR (1987) Analysis of strength tests and resistive exercises commonly used for low-back disorders. Spine12/10: 1025–1034

Smidt GL, Amundsen LR, Dostal WF (1980) Muscle strength at the trunk. The Journal of Orthopaedic and Sports Physical Therapy 1/3: 165–170

Smidt G, Herring T, Amundsen L, Rogers M, Russell A, Lehmann T (1983) Assessment of abdominal and back extensor function. A quantitative approach and results for chronic low-back patients. Spine 8/2: 211–219

Soderberg GL (1986) Kinesiology: Application to Pathological Motion. Baltimore/USA, S 268–270

Solberg HE (1994) Establishment and use of reference values. In: Burtis CA, Ashwood ER (Hrsg) Tietz Textbook of clinical chemistry. 2. Aufl. New York, S 454–484

Spring H (1997) Chronifizierung von Rückenschmerzen - Multizenterstudie Rückenrehabilitation. Deutsche Zeitschrift für Sportmedizin 48/2: 73–74

Starkey DB, Pollock ML, Ishida Y, Welsch MA, Brechue WF, Graves JE, Feigenbaum MS (1996) Effect of resistance training volume on strength and muscle thickness. Medicine and Science in Sports & Exercise 28/10: 1311–1320

Steffen R, Krämer J (1992) Schmerzen durch Zwangshaltung. Den Arbeitsplatz ergonomisch gestalten. Therapiewoche 42/22: 1358–1362

Steinhöfer D, Könning U (1996) Bioelektrische Impedanzanalyse und Dynavit-Wert: Sportliche Leistungsfähigkeit - ist sie dadurch quantifizierbar? TW Sport + Medizin 8/1: 41–48

Stokes IAF (1987) Axis for dynamic measurement of flexion and extension torques about the lumbar spine. A computer simulation. Physical Therapy 67/8: 1230–1233

Stone MH (1994) Anpassungserscheinungen unter einem Krafttraining im Bereich von Bindegewebe und Knochen. In: Komi PV (Hrsg) Kraft und Schnellkraft im Sport. Deutscher Ärzte-Verlag, Köln, S 277–289

Summerer B (1993) Zur Überprüfung des Funktionszustandes der Wirbelsäule und Rumpfmuskulatur an ausgewählten LeichtathletInnen. Diplomarbeit der Deutschen Sporthochschule Köln

Taimela S (1997) Chronische Schmerzen des unteren Rückens. Prinzipien und prognostische Faktoren gymnastischer Übungen. Manuelle Medizin 35/4: 194–205

Tesch PA (1994) Kurzzeitige und langfristige histochemische und biochemische Adaptationen im Skelettmuskel. In: Komi PV (Hrsg) Kraft und Schnellkraft im Sport. Deutscher Ärzte-Verlag, Köln, S 240–248

T - Z

Thorstensson A, Arvidson A (1982) Trunk muscle strength and low back pain. Scandinavian Journal of Rehabilitation Medicine 14: 69–75

Thorstensson A, Nilsson J (1982) Trunk muscle strength during constant velocity movements. Scandinavian Journal of Rehabilitation Medicine 14: 61–68

Thorstensson A, Carlson H (1987) Fibre types in human lumbar back muscles. Acta Physiol. Scand 131: 195–202

Thorstensson A, Oddsson L, Andersson E, Arvidson A (1985) Balance in muscle strength between agonist and antagonist muscles of the trunk. In: Winter DA, Norman RW et al. (Hrsg) Biomechanics IX-B, Champaign/Illinois, S 15–20

Tidow G (1997) Zur Wirkungsspezifizität ausgewählter Krafttrainingsmethoden auf das neuromuskuläre System. Deutsche Zeitschrift für Sportmedizin 48/2: 69–70

Tittel K (1981) Beschreibende und funktionelle Anatomie des Menschen. 9. Aufl. Gustav Fischer Verlag, Stuttgart

Tittel K, Wutscherk H (1994) Anthropometrische Faktoren. In: Komi PV (Hrsg) Kraft und Schnellkraft im Sport. Deutscher Ärzte-Verlag, Köln, S 183–199

Tomczak J (1997) BIA-Handbuch für Körperanalysegeräte. Köln

Tracy MF, Gibson MJ, Szypryt EP, Rutherford A, Corlett EN (1989) The geometry of the muscles of the lumbar spine determined by magnetic resonance imaging. Spine 14/2: 186–193

Traue HC, Kessler M (1992) Myogene Schmerzen. Zeitschrift für Medizinische Psychologie 1: 10–22

Tucci SM, Hicks JE, Gross EG, Campbell W, Danoff J (1986) Cervical motion assessment: A new, simple and accurate method. Arch Phys Med Rehabil 67: 225–230

Tucci JT, Pollock ML, Carpenter DM, Graves JE, Leggett SH (1990) Effect of reduced training frequency and detraining on lumbar extension strength. Medicine and Science in Sports and Exercise 22/2: S 18

Udermann B, Iriso J, Graves JE (1995) Effect of pelvic restraint on hamstring, gluteal, and lumbar muscle emg activation. Vortrag anläßlich des Symposiums Exercise Rehabilitation of the Spine: Update '95, Orlando/USA

Uhlig H (1997) Die Trainierbarkeit chronischer Rückenpatienten mit muskulären Insuffizienzen am Beispiel von ausgewählten Einzelfallstudien mit klassischen orthopädischen Diagnosen. Vortrag anläßlich des 2. Bad Krozinger Symposiums „Der funktionsgestörte Muskel", 28./29.06.1997

Uhlig H, Denner A, Jäger K (1997) Die Rekonditionierbarkeit chronischer Rückenpatienten mit muskulärer Insuffizienz unter den Rahmenbedingungen einer orthopädischen Praxis. Orthopädische Praxis 6: 411–416

Vie LL, Highland TR (1996) MRI comparison of active lumbar extensors in MedX Lumbar Extension and a 45° Roman Chair. Vortrag anläßlich des Symposiums Com-prehensive Spine and Joint Care - From Exercise to Outcomes, San Diego/USA

Von Zerssen D (1976) Die Befindlichkeits-Skala. Beltz Test Gesellschaft, Weinheim

Waddell G et al. (1993) A fear-avoidance beliefs questionnaire (FABQ) and the role of fear-avoidance beliefs in chronic low-back pain and disability. Pain 52: 157–168

Wallin D, Ekblom P, Grahn R, Nordenborg T (1985) Improvement of muscle flexibility. A comparison between two techniques. The Am. Journal of Sports Medicine 13/4: 263–268

Weber BR, Grob D, Dvorak J, Müntener M (1997) Posterior surgical approach to the lumbar spine and its effect on the multifidus muscle. Spine 22/15: 1765–1772

Weh L (1997) Dekonditionierung als pathogenetisches Prinzip. Extracta orthopaedica 20/10: 3

Wentz R (1995) Quantifizierung von Mobilität und muskulärer Sicherung des Rumpfes bei American Football- und Baseballspielern im oberen Leistungsbereich (1. Bundesliga & Nationalmannschaft). Diplomarbeit der Dt. Sporthochschule Köln

White AA, Panjabi MM (1978) Clinical Biomechanics of the Spine. Philadelphia/USA, S 49–50

Wiemann K (1991) Beeinflussung muskulärer Parameter durch ein zehnwöchiges Dehnungstraining. Sportwissenschaft 21/3: 295–306

Wiemann K (1993) Stretching. Grundlagen, Möglichkeiten, Grenzen. Sportunterricht 42: 91–105

Wirhed R (1984) Sport-Anatomie und Bewegungslehre. Schattauer, Stuttgart

Wydra G (1993) Zwischenbericht zu bisherigen Untersuchungen mit dem DAVID-Analysesystem. Informationsschrift der Bosenberg Klinik St. Wendel

Ylinen J, Ruuska J (1994) Clinical use of neck isometric strength measurement in rehabilitation. Arch Phys Med Rehabil 75: 465–469

Zaciorskij VM, Aruin AS, Selujanov VN (1982) Massengeometrie des menschlichen Körpers I und II. Theorie und Praxis der Körperkultur 6: 416-423 und 7: 533–541

Zaciorskij VM, Aruin AS, Selujanov VN (1984) Biomechanik des menschlichen Bewegungsapparates. Sportverlag, Berlin

Units, Terms and Standards in the Reporting of EMG Research (1990) Informationsschrift der International Society of Electrophysiological Kinesiology (ISEK)

Guides to the evaluation of permanent impairment (1992). 3. Aufl. Informationsschrift der American Medical Association

Mühsamer Weg zur Qualitätssicherung (1997) 10 Thesen zur Qualitätssicherung und Qualitätsverbesserung der Bundesärztekammer. Medizin heute 10: 43

Kapitel 11

Sachverzeichnis

M - S